T0275094

Crianza sin gurús

Guía y acompañamiento para padres primerizos y reincidentes

*Del "¡queremos tener un bebé!"
hasta sus primeros pasos*

Elisa Gaona

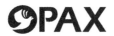

CRIANZA SIN GURÚS

Portada: Raymundo Ríos Vázquez

Primera edición: noviembre 2022

© 2022, Elisa Gaona
© 2022, Editorial Terracota bajo el sello Pax

ISBN: 978-607-713-548-7

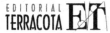
EDITORIAL
TERRACOTA

DR © 2022, Editorial Terracota, SA de CV
Av. Cuauhtémoc 1430
Col. Santa Cruz Atoyac
03310 Ciudad de México

Tel. +52 55 5335 0090
www.terradelibros.com

2026   2025   2024   2023   2022
  5   4   3   2   1

Te deseo días de armonía y redescubrimiento,
de viajes para adentro y afuera,
de retos disfrutables y tiempo pausado,
de sabores que transportan
y amigos que hacen alegre el camino.

Almudena Laris

Contenido

Prefacio   9
Karla A. Miravete
Introducción   13
Agradecimientos   15

Capítulo 1. Embarazo: ¡hay que darnos permiso para gozarlo!   17
  ¿Estás buscando embarazarte?   19
  Preparación del cuerpo   20

Capítulo 2. Lo que tienes que saber antes del gran y esperado
momento   33
  Alimentación   35
  Suplementación   35
  Actividad física   36
  Autocuidado   36
  Revisiones médicas   37
  Primer trimestre   37
  Segundo trimestre   41
  Cursos de preparación para el parto   52
  Tercer trimestre   53
  Qué adquirir y qué no para los primeros meses
de vida de nuestro bebé   65

Capítulo 3. Nacimiento. La importancia de saberse mamíferos   93
  La hora de oro   102

Capítulo 4. Posparto o la transfiguración del ser   113
  Baby-blues, depresión posparto, psicosis posparto   125

Capítulo 5. La lactancia materna soñada y la real   129
    Cuatro consejos prácticos para favorecer una
    lactancia exitosa   133
    Baja producción de leche por deficiencias
    nutricionales en la madre   146
    Entorno emocional de mamá   148
    Mitos y realidades de las razones para no
    continuar con la lactancia materna   154
    Contraindicaciones absolutas de la lactancia materna   155
    ¿Qué hay del uso del biberón?   161

Capítulo 6. Sueño infantil: Mitos y realidades   167
    Estoy agotada y siento que por no dormir no logro
    ser persona   179

Capítulo 7. Los primeros tres meses, ¡el principio del caos!   195
    Miniguía con diez aspectos prácticos para bebés
    de 0 a 3 meses   199

Capítulo 8. Del primer bocado al primer paso   257
    Siguiente nivel: de los 6 a los 12 meses de edad   263
    ¿Qué hay de la sal?   279
    Hablemos de grasas y aceites   283
        Con la doctora Andrea Díaz-Villaseñor
    Baby-led weaning (BLW) o alimentación guiada por el bebé   291
    Alimentando una nueva relación con la comida   303
        Erika de Urquijo
    Dientes   305
    Enfermedades infecciosas   309
    Gateo, marcha y lenguaje   326
    Nuestro peque de un año de edad   328
    La alimentación del peque a partir del año de edad   332
    Pensamientos finales   339

    Glosario   341
    Bibliografía   349
    Acerca de la autora   367

Prefacio
Reflexiones de una mamá primeriza

De repente te ves ahí con un resultado positivo en la prueba de embarazo, aparece como por arte de magia en tu espalda una mochila llena de expectativas propias y ajenas, te sientes como si estuvieras frente a un mar de incertidumbre en el que flotan miles de preguntas y un torbellino de emociones te envuelve, pero tu corazón te susurra que la gran aventura está por comenzar, tu vida está a punto de cambiar. ¿No sería increíble tener a la mano un mapa que por lo menos nos sirviera de referencia para tantear un poco el terreno? O incluso si la llegada de un bebé es aún un plan sin concretarse, una semilla que se está cultivando en nuestra mente y en nuestro corazón, ¿no nos gustaría tener una poco de ayuda para saber por dónde empezar? Eso es lo que *Crianza sin gurús* nos ofrece: una oportunidad para no navegar a ciegas en el mar del porvenir, una guía de acompañamiento para este gran viaje.

Muchas veces escuché que los hijos no venían con un manual bajo el brazo, pero ahora en esta era de la información, donde prácticamente todo está al alcance de un clic, puede resultar abrumador querer buscar ese "manual" navegando por internet. Hay tanta información, tantos blogs de mamás y cuentas de Instagram de pediatras; cómo saber por dónde empezar, qué *googlear*, cuál libro comprar. Tener a la mano una guía de referencia puede resultar valioso para comenzar a informarnos y tocar base mientras exploramos el camino de la maternidad, porque informarnos es un acto de amor hacia nuestros hijos y también hacia nosotros mismos. Somos mente, cuerpo y emociones en constante cambio y cada día es una nueva oportunidad para reinventarnos con base en las experiencias y conocimientos adquiridos. Como bien dice Elisa en su texto: "El conocimiento empodera y da calma, nos prepara para todo el universo de cosas y situaciones que no podemos controlar, ofreciéndonos herramientas para decidir mejor".

Ya sea que seamos padres primerizos o que este sea nuestro segundo o tercer bebé, cada llegada de un nuevo miembro a la familia se convierte en una ventana de oportunidad para actualizarnos y reevaluar la forma de crianza que queremos ejercer. En esta guía, Elisa ha estructurado una serie de sugerencias e información médica basada en su experiencia como pediatra que se entrelazan con sus reflexiones y vivencias como madre. Comparte recomendaciones y datos que dejan la puerta abierta para que cada madre y padre tome las ideas que quiera incorporar a la forma de crianza con la que se sienta más cómodo. Es como el mapa que muestra distintos caminos que podemos seguir durante la crianza, caminos que somos libres de explorar, cuestionar e investigar más a fondo, para decidir cuál es mejor para nuestra familia.

Con sus relatos y reflexiones este libro te alienta a confrontar las emociones que se producen con cada vivencia de este proceso de aprender a ser madre o padre, a hacerlas conscientes para redefinir tus estrategias para enfrentar la realidad. Te invita a seguir tu intuición y validarla para tomar decisiones informadas de cómo criar a tus hijos con amor. Te anima a fortalecer el vínculo con ellos para tatuarles en el alma la certeza de que contigo tendrán siempre un lugar seguro en donde resguardarse. Además, nos recuerda que cuando vemos esta línea del tiempo a la distancia es en realidad un periodo muy corto el que nuestros bebés serán así de pequeños, tanto como relevante nuestra presencia a su lado; por eso resulta tan importante ser empáticos con ellos y no querer ver todo a través de la lupa de la adultez, para acompañarlos en su crecimiento respetando sus procesos y gozar la vida a través de sus ojos, que nos ofrecen la oportunidad de redescubrir el mundo, para aceptarlos como son y no como queremos que sean, de esta manera en un futuro ellos mismos se aceptarán y amarán tal cual son.

En estas páginas se exploran temas y puntos de vista que parece que se contraponen —lactancia materna vs. fórmula láctea, pañal de tela vs. pañal desechable—, pero que si analizamos con una mente abierta descubriremos que incluso se pueden complementar para facilitarnos el día a día. Es un texto que te invita a dejar de lado los prejuicios y avanzar en la crianza con tu propio ritmo, aquel que les permita a ti y a tu familia fluir en armonía, sentirse en paz con lo que deciden que es mejor para su forma de crianza; dejar de nadar contracorriente para tratar de cumplir con expectativas de cómo debería vivirse la llegada de este nuevo integrante a la familia.

Al leer las sinceras y valientes narraciones que Elisa comparte sobre su propia experiencia como madre, se devela la importancia de poner en palabras nuestras emociones y llamar a las cosas por su nombre, pues esto trae consigo una fuerza liberadora que ayuda a restarle puntos a la culpa que podemos sentir por experimentar ciertas emociones. Vernos reflejadas en sus palabras nos hace sentir acompañadas a la distancia, al descubrir que mucho de lo que sentimos o que estamos por experimentar no solo nos pasa a nosotras. Cuando nos convertimos en madres muchas veces no nos atrevemos a reconocer, y menos a platicarle a alguien más, que nos sentimos abrumadas, exhaustas o hasta un poco perdidas, pues si bien es innegable el amor y la dicha que la maternidad trae consigo, falta mucho camino por recorrer para normalizar los retos que vienen de la mano de la crianza y liberarnos de esta idea de tener que ser la mamá perfecta que puede con TODO. Se vale pedir ayuda, se vale querer darse un tiempo, abrazarnos a nosotras mismas y entender que un mal día no nos convierte en una "mala" mamá.

La maternidad se puede convertir en una oportunidad para reconfigurar nuestro ser, para recalcular nuestra ruta de viaje mientras damos paso a nuestra esencia y dejamos de lado las expectativas ajenas del "deber ser", para redefinir nuestras prioridades, pero sobre todo para revalorar nuestra fortaleza y descubrir, tras los momentos más oscuros de este proceso, nuestra resiliencia. Es como si la llegada a nuestra vida de estos seres pequeños y llenos de luz elevara nuestro potencial al máximo, claro, siempre y cuando estemos dispuestas a sumergirnos en este viaje de manera consciente y con los ojos del alma bien abiertos, nos tengamos paciencia y no nos juzguemos tan duramente: estamos pasando, al igual que ellos, por un proceso de aprendizaje continuo.

Nuestros hijos con su intuición innata encontrarán siempre la forma de regresarnos al momento presente cuando nos sientan lejanas en mente o aisladas por nuestras emociones a pesar de tenernos físicamente a su lado, es cierto que no siempre lo hacen de la forma más agradable, a veces se valen de un berrinche o de pedir pecho siete veces en una misma noche para lograrlo, pero nos obligan a vivir el momento, a recordar que si bien no podemos controlar todo si podemos tomar un respiro del barullo mental para validar lo que estamos sintiendo, expresarlo si es necesario y regresar a la calma para disfrutar con ellos cada etapa de su crecimiento.

En este camino de la maternidad nada es estático. Cuando uno cree que ya entendió de qué va esto, las reglas vuelven a cambiar, por lo que aprender a adaptarnos se convierte en un superpoder que nos puede ahorrar muchas frustraciones y ayudarnos a gozar el viaje. Por eso tener al menos una idea de los cambios que se avecinan adquiere un gran valor para definir cómo queremos avanzar, porque la única constante de la vida es el cambio.

Este amor que sentimos por nuestros hijos es una fuente inagotable de fuerza que nos permitirá seguir en pie sin importar la categoría del huracán que nos quiera derribar. Claro que requiere un esfuerzo extra ser mamá y seguir teniendo una vida profesional, social y un desarrollo individual, pero si algo nos enseña la maternidad es que somos más fuertes de lo que creíamos, que si estamos logrando algo tan complejo como criar a otro ser humano, podremos reinventarnos y perseguir nuestros sueños. Pronto estarás planeado tu próximo proyecto mientras tu hijo está en la escuela.

Deseo desde lo más profundo que nuestra brújula sea siempre el amor, que nos dejemos guiar por la intuición, que nuestro mapa sea el conocimiento y nuestras herramientas, la curiosidad, la paciencia y las ganas de aprender. Que no olvidemos que podemos abrir nuestra mochila para guardar nuevas ideas, transformarlas y desechar las que ya no funcionan. Que llevemos siempre un par de binoculares enfocados hacia nuestras emociones para hacerlas conscientes y visibles, solo así podremos trabajarlas y no depositarlas sin filtro en la crianza. Porque al convertirnos en madres y padres no se extingue nuestro yo como individuo, más bien este se nutre para seguir sembrando autoconocimiento, para aprender a ser más flexibles, para amplificar nuestra intuición, para liberarnos de las expectativas y trasminar en nuestra forma de crianza el infinito amor que sentimos por nuestros hijos.

Karla A. Miravete

Introducción

Al cabo de los años he observado que la belleza,
como la felicidad, es frecuente. No pasa un día
en que no estemos, un instante, en el paraíso.
Jorge Luis Borges

Como padres muchas veces nos sentimos perdidos, agotados, con ganas de tirar la toalla, frustrados y con miedo. No queremos equivocarnos ni repetir patrones que nos causaron dolor. Abrumados en un mundo de información acerca de la salud y la crianza de los niños, en donde un experto contradice al otro, dudamos cuál ruta tomar, qué voz escuchar.

Nunca dejamos de ser padres primerizos, pues cada hijo es distinto y en constante transformación. Aunque los niños no nacen con manual, nos convertimos en padres con más conocimiento del que creemos tener: contamos con una guía interior.

El camino para tener acceso a esta sabiduría no es otro sino escucharse a uno mismo y recuperar la confianza en nosotros y en nuestros peques. Confianza e intuición —que hemos sepultado bajo tantas opiniones de terceras personas— que son nuestra herencia, legado de nuestros ancestros y regalo de la Naturaleza misma, que nos ha perpetuado como especie hasta la fecha.

Visualicé este libro como una lámpara de mano para iluminar algunos de los senderos que podemos tomar en la travesía de ser padres. Con intención amorosa, ofrezco información con un sustento actualizado y que he experimentado de primera mano y en colectivo como madre y pediatra, que permita a los lectores empoderarse para cuestionarse acerca de diversos temas de salud y crianza y así encontrar sus propias respuestas. No hay un único camino a seguir ni un traje que nos quede a todos. Las recetas de cocina y soluciones rápidas no existen y no pretendo dar ninguna. He aprendido que somos aprendices, no gurús.

Escribí estos capítulos no solo para aquellos que están por embarcarse en la aventura de ser padres, sino también para ofrecer una invitación reflexiva para quienes ya pasaron por los primeros dos años de sus hijos, pues nunca dejamos de aprender.

El valor de la crianza reside en estar presentes, una y otra vez, y en retomar el sendero cuando nos alejamos de él, sin juzgarnos y con gentileza para nosotros y los otros. Repasar las decisiones que tomamos bajo una nueva luz, nos puede encaminar a elegir nuevos senderos que tal vez no habíamos considerado.

En estas páginas, procuré compartir mi vulnerabilidad y mis vivencias sin maquillar la emoción, con el deseo de que mis experiencias acompañen la confusión y el caos que a veces vivimos como padres, de la manera más honesta posible, y podamos apreciar la belleza que existe en nuestra cotidianidad con todos sus ángulos, los ásperos y los lisos.

Crianza sin gurús tiene como propósito ofrecer una visión informada y sostenedora, empática y real, para darnos la libertad de gozar la crianza de nuestros peques, sabiendo que lo hacemos de la mejor manera, nuestra manera.

Quiero resaltar que, para facilitar la lectura, no escribí con un lenguaje inclusivo de género. Pero en todo momento que lean "niños" piensen en "niñes", "padres" en "xadres" y los masculinos en neutro. Mi propósito es ir más allá del lenguaje, y centrarme en la esencia que compartimos como habitantes de este planeta.

Me formé como médico pediatra y gastroenteróloga pediatra en el Hospital Infantil de México Federico Gómez, situado en la Ciudad de México. He ejercido en el ámbito privado desde 2011 y he aprendido día a día de mis pacientes y de sus padres, así como de mis colegas. Al momento de escribir este texto, soy esposa de un hombre amoroso y comprensivo, madre de un crío y otro en camino y amiga de un perro de 15 años de edad, que me acompañaron en el proceso de escribir este libro.

Y a ti, querido lector, te abrazo, aún sin conocerte.

Agradecimientos

Son muchas las personas que, aun sin saberlo, contribuyeron a la creación de este libro.

De manera particular, deseo agradecer, por su luz para escribir estos capítulos, a Wendy Picasso, Gisela Reyes, Luisa Fernanda Mariscal, Lourdes González, Guadalupe Machado, Claudia Welsh, Natalia Téllez, Luis Espinosa, Mariana Gutiérrez, Elizabeth Pérez Jandette, Nivardo Silva, Graciela Hess, Norma Oliva, Berenice Reyes, Michel Durán, Flor Álvarez, Mónica Reyes, Perrin Haydon-Rowe, Fernando González Ledón, Salvador Villalpando, Miguel Ángel Guagnelli, Gabriela Ramírez, Georgina Pérez Liz, Regina Robles, Brigitte Mendoza, Alejandra Toledo, Andrea Díaz-Villaseñor, Ixchel Anaya, Nayeli Gayosso, Iris Rentería, Alma Cruz, Mariana Montoya, Carlos Chávez Trillo, Erika Hernández y Sandra García Velten.

Agradezco también a mis pacientes, que he conocido ya sea de manera presencial o en línea, y a sus padres, por abrirme sus corazones y permitirme acompañarlos.

Gracias a mi mamá y a mi abuela, por ser mi herencia en el amor.

A Danú Hernández y Antonio Reina, por confiar en mí y abrirme las puertas al fascinante mundo de la escritura.

Por supuesto, a mi amado esposo Franz y a mi hijo Otto, por su enorme paciencia y acompañamiento.

Finalmente, y de manera especial, a Karla Miravete, Almudena Laris y Erika de Urquijo, para quienes no tengo suficientes palabras de agradecimiento

Capítulo 1

Embarazo: ¡hay que darnos permiso para gozarlo!

El momento de un milagro es
un relámpago infinito.
Dylan Thomas

Siempre creí que en cuanto me dejara de cuidar quedaría inmediatamente embarazada. Tantas precauciones antes de desear tener un hijo seguramente no habían sido en balde. Sin embargo, la realidad fue otra.

No pegó a la primera, ni a la tercera. Pasaron uno, dos, tres años y nada. Me sentía la típica mujer en sus treinta y tantos que invirtió toda la energía en su carrera profesional, en viajar, en buscar a la pareja ideal. Y cuando por fin estaba lista para ser madre, ¡zas! Cero resultados. No estaba acostumbrada a no conseguir aquello por lo que trabajaba duro y con pasión. ¡Ah, qué pasión! Como decía una amiga: "donde pones el ojo pones la bala". No obstante, en el caso del embarazo, parecía que la historia era otra.

Y ya sabes, todo el mundo comenta: "relájate y cuando menos lo desees, pegará". Pero ¿cómo se deja ir ese deseo de ser madre?, ¿cómo se libera uno de la tristeza de que llegue tu menstruación después de haberlo intentado todo? Cómo soltar el control cuando lo único que me había permitido sobrevivir hasta mi vida adulta era justamente eso: ¡el control!

Tenía miedo de desgastar mi relación de pareja en búsqueda de la familia soñada. Lo había visto dolorosamente en otras personas, pero sobre todo tenía terror de no ser suficientemente buena persona para ser madre. No quedarme embarazada, ¿acaso era un castigo?, ¿era una señal de algo que no estaba viendo? Parecía que todas las mujeres se quedaban embarazadas menos yo. Sentimientos encontrados: felicidad por la realidad del otro, total frustración por la mía.

No deseaba que el embarazo se convirtiera en la "búsqueda del Santo Grial", pero parecía que por ahí iba. Hicimos casi todo. Desde el masaje maya bajo los rayos de la luna hasta el programa intensivo de salud para mejorar la fertilidad. Fuimos a terapia para trabajar si el deseo de ser padres era genuino o si el anhelo de "tener" un hijo era parte de la fantasía de conformar la foto perfecta e ideal de la familia feliz. Realmente, genuino es algo propio de cada pareja. No existe la respuesta correcta, sino la decisión tomada con consciencia.

Mi reloj biológico avanzaba inclemente y me consolaba pensando en Santa Ana, embarazada en la senectud; en artistas famosas que fueron madres a los 45 años. Las noches eran largas y parecía que se me agotaban los recursos antes de optar por técnicas de reproducción asistida. El único que parecía dormir tranquilamente era mi esposo. Él tenía claro que tendríamos hijos y que solo era cuestión de confiar.

Confianza. ¿Dónde se compra? ¿Amazon? ¿Junto con pastillas de fluye y suéltalo en la sección de "también podría interesarte"?

A la par de nosotros, unos amigos queridos buscaban también bebé. Estábamos en el mismo camino, haciendo casi todo igual. Nos echábamos porras reproductivas. Después de un tiempo, desgastados en dinero y alma, decidieron parar la búsqueda. No sucedió el trillado "cuando dejas de buscar, llega". Simplemente, no pasó.

Fue para mí una lección de vida durísima. Me di cuenta de que no por echarle todas las ganas, por invertir todo tu dinero, por poner toda tu energía en algo que deseas, se vuelve realidad. ¿Las razones? No lo sé. Mi frase de "todo pasa por algo" se sentía tan hueca, tan superficial. Su realidad era dolorosa, pero era real. Era lo que había. Pararon antes de ser deglutidos por su propio anhelo. ¿Tendría yo esa valentía y sabiduría para saber cuándo parar?

Una tarde, fui con mi acupunturista para una alineación y balanceo. "Sigues buscando embarazarte", me preguntó con esa tranquilidad que tanto lo caracteriza. "En eso estamos. Más relajados", contesté. "Más relajada, querrás decir", sonrió con picardía. ¡Argh! Me conocía demasiado bien. "¿Y estás tomando ácido fólico?", me quedé en silencio y con ojos de plato. ¡Lo más básico de lo básico y no lo estaba haciendo! ¿Sería que una parte de mi cerebro quería ser madre y la otra no?

Empecé a tomar ácido fólico, fuimos a un temazcal e hicimos el amor por el simple gusto de gozarlo. Poco tiempo después, regresé con mi acupunturista estrella, me tomó el pulso y me dijo que estaba embarazada.

¿Qué, de todo lo que hice, ayudó para que pegara? Tal vez todo o nada. Tal vez era solo cuestión de tiempo, de confiar. De comprender que no es premio ni castigo. Que no tengo el control de nada. Enseñanza que refuerzo cada día como madre... como ser humano. Lo que es, es. Y lo que no, también. Así mi nueva filosofía de vida.

¡Hola, soy Franz!

Perdón por inmiscuirme así en el libro de mi esposa. Sé que no me esperaban, pero quiero aportar mi versión de los hechos.

En efecto, parecía que estaba muy tranquilo, pero tienen que entender que si estamos aplicando todo lo que está en nuestras manos, todo lo que nos es posible realizar, ya hicimos nuestra tarea. Lo demás ya no nos toca. Y lo que sigue es adaptarnos a las circunstancias. Que sean las que deseamos o no, que nos gusten o no; no podemos cambiarlas. Entonces es mejor relajarse, fluir y confiar.

Ya me voy. ¡Buena lectura!

¿Estás buscando embarazarte?

Cada vez sabemos más acerca de la importancia de cuidarnos, incluso antes del embarazo y cómo nuestras decisiones y acciones repercuten favorablemente en la salud de nuestros hijos, incluso hasta la vida adulta.

Lo ideal es empezar esta programación fetal tres meses antes del embarazo, pero claro está, no sabemos cuándo ocurrirá la concepción.

La intención de albergar una nueva vida en tu cuerpo, de prestar tu ombligo y darle cabida en tu espíritu a un nuevo ser, ya está. Ponemos de nuestra parte y que lo demás se acomode y tome su curso a su propio ritmo.

Debemos considerar una preparación tanto para la madre como para el padre, de ser posible, contemplando todos los aspectos: mente-cuerpo y emociones.

Preparación del cuerpo

No somos lo que comemos,
somos lo que digerimos y absorbemos.
Alejandra Toledo

Alimentación

El papel que tiene la alimentación en nuestra salud física, mental y emocional es innegable. Pensar bien, tener suficiente energía, sentirnos bien anímicamente y que nuestro cuerpo funcione de manera óptima requiere nutrirnos a conciencia. Sin embargo, este conocimiento parece abstracto y lejano. Consideramos que comer de manera saludable es un privilegio de aquellos que tienen tiempo para cocinar, ir al mercado a elegir sus alimentos y, además, pueden darse el lujo de pagar productos "orgánicos y naturales". Aunque si bien es cierto que para un gran número de personas en América Latina es más accesible tomarse un refresco de cola, dada la escasez de agua potable, muchos de nosotros no estamos en esa situación y es solo cuestión de quitarle el halo de misterio y de dificultad para elegir mejor lo que nos llevamos a la boca. Si hacemos cuentas hasta nos sale más barato optar por semillas, granos, leguminosas, frutas y verduras que alimentos procesados, enlatados y cárnicos. Requiere un poquitín más de planeación al ir de compras, porque lo rápido es ir a la tiendita de la esquina. Pero una vez agarrado el ritmo, es de volada.

El intestino se conoce como el segundo cerebro, con más de 130 millones de neuronas. La sutil interacción entre lo que comemos, la integridad de nuestro intestino y nuestro microbioma —el material genético de los parásitos, hongos, bacterias y virus que habitan nuestro cuerpo— interviene en gran parte en nuestras emociones, en la regulación hormonal y de neurotransmisores y en nuestra respuesta inmune (Wang y Wang, 2016). Nuestro microbioma incluso tiene que ver con la predisposición a algunos padecimientos como diabetes, trastornos de ansiedad y depresivos, entre otros (Haung y Wu...).

Procurar nuestra salud digestiva eligiendo bien lo que comemos, hace toda la diferencia en nuestra calidad de vida. Si nuestro intestino no está íntegro, es decir si está inflamado, los nutrientes no llegan a la célula, no se aprovechan.

Aquí la pregunta obligada es, ¿qué inflama nuestro intestino? Una alimentación rica en grasas saturadas —proteínas de origen animal, alimentos procesados—, azúcares añadidos y baja en fibra —verduras, semillas y frutas—. ¡Madre mía! ¿Ahora, qué comeremos?

No nos enfoquemos en lo que no podemos comer. Lo prohibido se antoja el doble y sabe más rico. Recuerdo una vez que visité a un médico funcional y salí con una lista tan larga de alimentos prohibidos que vi el mundo gris e imposible. Me parece que la clave es generar conciencia, paso a paso, un bocado a la vez. Con amor y paciencia.

Comer debe hacernos sentir bien, ser un goce. Estamos mal acostumbrados a hacerlo deprisa, a vivir con colitis, gastritis, a estar estreñidos. Y sí, a veces no nos da la vida para comer sino lo que hay a la mano. Solo no lo hagamos un hábito. No pongamos excusas para vivir bien y saludables.

Mi invitación no es hacer cambios extremos, pero sí tomar conciencia de lo que comemos y cómo lo hacemos. Estos buenos hábitos no son solo para el embarazo, sino para la vida. Es una elección familiar. Sin miedo, sin prejuicios.

¡Manos a la obra!

- Procura cocinar rico, con sal, pimienta, ajo, cebolla, cilantro, perejil, especias, hierbas de olor, etcétera.
- Reduce tu ingesta de lácteos a máximo dos veces por semana.
- Prefiere proteínas de origen animal (pollo, res, cerdo, cordero) no más de dos veces por semana; pescado una a dos veces por semana. El resto del tiempo opta por recetas basadas en plantas y leguminosas, incluyendo semillas, germinados, frutas y verduras de temporada.
- Consume fermentados: búlgaros, tibicos, kéfir, pan de masa madre, entre otros.
- Busca opciones de pasta con ingredientes distintos del trigo.
- Hidrátate bien: un litro y medio o dos litros al día de agua simple, agua de frutas sin azúcar añadida, infusiones herbales naturales como zacate limón, hierbabuena, manzanilla. Si tienes duda de alguna

tisana, puedes revisar el sitio www.e-lactancia.org el cual ofrece una buena guía de medicamentos y productos naturales que puedes tomar durante el embarazo y la lactancia.

Revisa tu alacena y refrigerador para vaciarlos o tener lo mínimo de:

- Embutidos: salchichas, jamón, salami, pepperoni, etcétera.
- Enlatados.
- Productos con azúcares añadidos (fíjate que en la etiqueta mencionen explícitamente "sin azúcares añadidos").
- Procesados, refinados y empacados: si viene en un paquete, piénsalo dos veces. Tienen conservadores, colorantes, saborizantes, exceso de azúcar y sal. Ejemplos: pan de caja, cereales comerciales, gelatinas comerciales, bebidas carbonatadas, sazonadores comerciales y mil cosas más.

Trata de balancear tus hormonas[1]

Las mujeres somos seres cíclicos por naturaleza, nos regulamos por ciclos como el día (24 horas) en el que según la medicina tradicional china contamos con un reloj interno, que permite al cuerpo sincronizarse con el tiempo para regular sus procesos metabólicos como generar energía, depurar toxinas, reparar órganos, formar tejidos, inducir el sueño y producir hormonas.

Además, desde que comienza nuestra etapa reproductiva nos regimos por el ciclo menstrual que es un proceso mensual (esto es lo ideal) en el que el cuerpo experimenta una serie de cambios que preparan al cuerpo para un posible embarazo. Si bien en todas las mujeres consta de cuatro fases (proliferativa, ovulatoria, lútea y menstrual) el periodo menstrual es único en cada mujer.

[1] Agradezco la lucidez y generosidad de Alejandra Toledo, nutrióloga funcional y especialista en salud digestiva, por compartirnos este segmento sobre las hormonas y su importancia en nuestra salud integral.

Estos ciclos tan importantes para nuestro óptimo funcionamiento están regulados por varias hormonas que deberían producirse en tiempo y forma además de interactuar entre ellas en sincronía perfecta (tal cual como una melodía) para mantener nuestro bienestar y lograr un embarazo. La producción óptima, la transformación y hasta la eliminación de estas hormonas depende completamente de los hábitos diarios y el estilo de vida. Esto incluye la alimentación, el tiempo que invertimos en el descanso, nuestra hidratación, la cantidad de estrés al que nos sometemos y hasta la integridad de ciertos órganos como el intestino y el hígado.

¿Qué son las hormonas?

Las hormonas son sustancias químicas que actúan como mensajeros del cuerpo. Circulan a través de la sangre hacia nuestros órganos y tejidos para darle indicaciones a las células de cómo actuar y controlar así diversas funciones, como el desarrollo, el metabolismo y la reproducción. Por si fuera poco, pueden afectar el estado de ánimo y las emociones.

¡Imagina su poder! Por eso, antes de planear un embarazo es muy importante asegurarse de que las hormonas trabajen en equilibrio, ya que tanto el embarazo como la salud dependen en gran medida de estas.

Las hormonas que idealmente debemos tener en orden, antes de buscar un embarazo, son las siguientes:

- *Estrógeno.* Favorece el crecimiento folicular y la maduración de los ovocitos (óvulo inmaduro).
- *Progesterona.* Como su nombre indica, es la hormona que promueve la gestación. Es la encargada de mantener el óvulo en buen estado y cambia la estructura del endometrio (tejido que reviste internamente al útero) para que el óvulo fertilizado pueda implantarse.
- *Testosterona.* Mantiene la libido y controla el deseo sexual, entre otras funciones.
- *Folículoestimulante (FSH).* Regula los estrógenos y favorece la producción de los ovocitos.

- *Luteinizante (LH).* Desencadena la ovulación.
- *Prolactina.* Controla y regula la liberación de las hormonas folículoestimulante y luteinizante, responsables de la ovulación.
- *Cortisol.* Es la hormona del estrés. Su sobreproducción puede disminuir los niveles de progesterona y afectar las hormonas tiroideas.
- *Hormonas tiroideas.* Estas hormonas trabajan de la mano de la progesterona y los estrógenos para que los ovarios funcionen con normalidad y los óvulos maduren a su debido tiempo.

Es importante saber que estas hormonas fluctúan durante el ciclo menstrual, y sus valores varían según el día del ciclo en que se cuantifican, por eso vale la pena consultar con un médico especialista en endocrinología o ginecología con experiencia en medicina perinatal, para conocer el momento ideal para tomar una muestra de sangre en el laboratorio e interpretar sus valores correctamente.

Las condiciones de salud relacionadas con desbalances hormonales van en aumento en mujeres en edad reproductiva y son un factor determinante para la fertilidad. Desafortunadamente, muchas veces no se toman en cuenta cuando se busca un embarazo. A continuación, algunas de las causas más comunes de desbalances hormonales:

Síndrome de ovario poliquístico: Es una alteración endocrinológica en la que los ovarios fabrican más andrógenos (hormonas sexuales masculinas) que alteran la fabricación y desarrollo del óvulo. Se manifiesta con la falta de ovulación, menstruaciones irregulares, ausencia de menstruación, aumento de peso sin causa aparente, excesivo vello corporal y acné.

Alteración de la función tiroidea: Es una condición en la que la que se encuentra alterada la producción hormonal de la glándula tiroides. En algunos casos, disminuye la producción de sus hormonas (hipotiroidismo) y en otros, acelera la producción de estas (hipertiroidismo), lo que afecta el funcionamiento de los ovarios y la maduración correcta de los óvulos.

Endometriosis: Este trastorno consiste en el crecimiento de tejido similar al que normalmente recubre el interior del útero (endometrio) pero fuera del útero. Afecta en general la zona abdominal, ovarios,

trompas de Falopio y la pelvis, acompañándose casi siempre de dolor abdominal. Este tejido puede obstruir las trompas de Falopio, o disminuir la calidad o reserva de ovocitos.

Encuentra tu equilibrio. Si te identificas con alguno de los síntomas anteriores, posiblemente estás experimentando un desbalance hormonal o alguna de las condiciones mencionadas. ¡No te desanimes, porque nada está escrito sobre piedra! Según los últimos estudios epigenéticos[2] sabemos que el ambiente en el que vivimos puede direccionar nuestros genes de manera favorable. Solo es cuestión de conocer y conectar en un nivel más profundo con nuestro cuerpo, para así transformar nuestros hábitos de vida. ¡El cuerpo humano es una creación perfecta! Ofreciéndole a nuestro organismo un buen entorno, este tiende a buscar su propio balance.

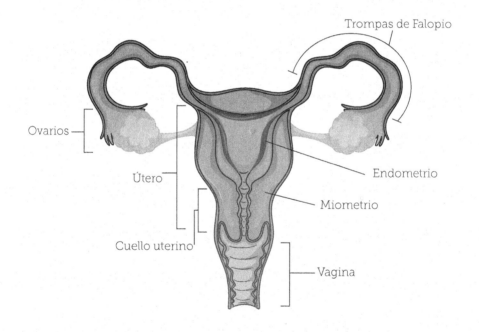

Figura 1. Aparato reproductor femenino.

[2] Todas las palabras que están destacadas en gris en el libro se encuentran explicadas en el Glosario.

Síntomas comunes de que tus hormonas no andan bien

- Ciclos menstruales irregulares
- Síndrome premenstrual
- Cansancio crónico
- Insomnio
- Estreñimiento
- Piel reseca
- Caída de cabello
- Aumento de peso sin razón aparente
- Pérdida de memoria
- Frío constante
- Ansiedad
- Cambios súbitos e inexplicables de humor
- Acné

Salud bucal

Una salud integral incluye también la boca: lengua, dientes y encías. Algunos estudios han demostrado una asociación entre enfermedad periodontal y la dificultad de algunas mujeres para embarazarse (Khanna *et al.*, 2017; Machado *et al.*, 2020). El cuidado de nuestra salud bucal debe continuar aún durante la gestación, pues no solo se ha observado la relación entre una buena higiene oral y la disminución en la aparición de caries en los infantes al iniciar su dentición, sino que una mala higiene oral puede ser un factor de riesgo para un parto antes de la fecha esperada. Visitar semestralmente al odontólogo es una excelente inversión.

Recuerda que una higiene oral completa debe seguir este orden:

1. Hilo dental
2. Limpiar lengua con limpia lenguas idealmente de acero inoxidable
3. Enjuagar con agua

4. Lavado de dientes con pasta con flúor. ¡Ojo con la cantidad! No más del tamaño de un chícharo (arveja, guisante). No enjuagar después para que la pasta actúe sobre los dientes. Con esa cantidad, no tienes por qué temer los efectos nocivos del flúor.

En las mañanas, al despertar y en ayunas, puedes hacer buches con una cucharadita cafetera de aceite de coco sin diluir y directo a la boca. Aceite de coco en su forma sólida. Idealmente, diez minutos. Mientras te bañas y vistes. ¡Si no, parece eterno! Escupe el aceite en un pedazo papel higiénico y tíralo a la basura. No al desagüe o lo taparás. Enjuaga la boca con agua tibia y ¡lista para comenzar el día! Te ayudará a remover toxinas acumuladas durante la noche, para mejorar tu salud general.

Alejandra Echeverría

Terapeuta certificada en medicina ayurvédica

Salud física general

- *Estudios generales* para los dos miembros de la pareja, con biometría hemática, química sanguínea, perfil tiroideo, niveles de vitamina D, ácido fólico, hierro, examen general de orina y coprológico. Estos estudios deben personalizarse y son sugerencias generales.
- *Panel de portadores*, de la mano de un genetista perinatal, con la finalidad de saber si como mamá o como pareja tenemos mayor o menor riesgo para alguna condición o enfermedad específica, para tomar decisiones conscientes, sin miedo y con información. Algunas enfermedades que se pueden valorar son aquellas ligadas al x (hemofilia, distrofia muscular de Duchenne, etc.), enfermedades recesivas (fibrosis quística, fenilcetonuria, entre otras), enfermedades metabólicas hereditarias; entre otras.
- *Revisión médica general y ginecológica.* Dicho de manera coloquial, esto es como un traje a la medida y tus médicos de cabecera sabrán guiarte de la mejor manera.

Suplementación

Cuando estudié medicina y gastropediatría, aprendí que con una alimentación balanceada era más que suficiente para recibir todo el aporte de vitaminas y minerales que nuestro cuerpo necesita. Este concepto lo empecé a cuestionar al ver cada vez más adultos y niños con una aparente dieta balanceada y deficiencia de vitamina D o anemia, por nombrar algunas.

Al investigar encontré que los alimentos que generalmente consumimos tienen menos niveles de nutrientes que hace 30 años o más. ¿Por qué?

- La contaminación y sobreexplotación de los mantos acuíferos y océanos.
- El agotamiento de los nutrientes en los terrenos de cultivo, debido a la poca rotación de los sembradíos y a la producción acelerada para abastecer los requerimientos excesivos de consumo.
- Si el suelo en el cual crecen frutas y verduras son deficientes en nutrientes, también lo son los alimentos que consumimos.
- Asimismo, la calidad nutricional de las carnes que ingerimos depende de lo que los animales coman. No es lo mismo una vaca que pasta que otra que come solo maíz.
- Si a todo esto le sumamos que nuestra dieta incluye muchos alimentos que se procesan en exceso, comemos sin alimentarnos.

Los ciclos de reproducción de la naturaleza no son tan rápidos como el ciclo de rotación del capital.

Dr. Jorge Veraza
Economista

De ahí la importancia de complementar una dieta saludable, balanceada y basada en alimentos de temporada y frescos, con suplementos nutricionales de alta calidad, es decir, que lleguen a la célula para hacer su trabajo.

Elegir suplementos no es tarea sencilla, pero tampoco imposible. Debemos observar que estos contengan vitaminas, minerales y antioxidantes esenciales, y es recomendable tomar también omega-3; lo más importante es que lleguen en su mayor parte a la célula y que no terminen en una "orina cara". Los suplementos deben tener la misma calidad de producción y seguridad que un medicamento. ¡Imaginemos un antihipertensivo que no llegue a la célula y cumpla su función!

Consulta con tu médico de cabecera, quien también ajustará la dosis de los suplementos con base en tus niveles de vitamina D, ácido fólico y hierro. Evita autorrecetarte. Lo que tú necesitas es distinto de lo que necesita tu prima, tu mejor amiga o tu vecina. No te guíes por recomendaciones generales sacadas de las redes sociales.

Por cierto, los suplementos no engordan y, bien elegidos, puedes tomarlos de manera continua sin descansar de ellos.

Preparación de la mente y el espíritu

Nunca estaremos al cien por ciento listos para ser padres. Es la verdad. Por más libros que leamos, *podcasts* que escuchemos, terapias que tomemos... siempre hay algo que descubrir. Es un proceso de autoconocimiento y consciencia. Pero la Naturaleza no se equivoca. Por algo nos ofrece un periodo reproductivo corto. La sabiduría de nuestro ser no busca la perfección sino el mejor escenario posible para ser padres lo suficientemente buenos.

Me explico. Al hablar con una amiga de 84 años me dijo: "Creo que ahora sí podría ser madre; he trabajado en mi crecimiento personal, cuento con más herramientas para gestionar mis emociones y contener a otros, y procuro mi autocuidado. ¡A los 24 años no sabía nada de nada!".

Difiero de mi amiga. El camino no está en subestimarnos sino en confiar en la experiencia y las herramientas que tenemos, concentrar nuestra energía en gozar esta nueva etapa de nuestra vida, con calma, autocompasión y consciencia. Muchas veces nos agobiamos por las mil y una posibilidades que todavía no llegan, y predecimos escenarios imaginarios (buenos y malos), mientras nos perdemos el aquí y el ahora.

Mi angustia de hoy no va a redituar en calma mañana

Si siembro estrés desde antes de mi embarazo, no voy a cosechar tranquilidad cuando ya tenga a mi bebé en brazos. El periodo del posparto magnifica todo, como si viéramos lo que nos acontece y nos dicen a través de una lupa. Lo que antes podíamos pasar por alto, después del nacimiento será más evidente y palpable: el apoyo de mi pareja, mi ansiedad, exigirme perfección y cumplir expectativas ajenas.

Con mi primer embarazo, a los 38 años de edad, llegué al nacimiento de mi hijo sintiéndome a punto de presentar mi examen profesional ¡sin haber estudiado nada! Y eso que ya llevaba siete años de acompañar familias como pediatra, con muchas páginas leídas sobre crianza, puericultura y salud infantil, además de horas de práctica. **Síndrome del impostor** a todo lo que da, pero no como pediatra sino como mujer. También es verdad que dejar al "ya veremos" una etapa tan importante de nuestra vida, no es la mejor opción. Dar un espacio real y simbólico al nuevo integrante de la familia, abrirnos a la realidad de su llegada nos dará paz, pero también consciencia. Mi sugerencia es concentrarnos en construir herramientas prácticas y duraderas.

- ¿Existe un espacio en mi vida para mi bebé?
- ¿Qué tiempo imagino que le dedicaré, de manera realista?
- ¿Cómo participará en nuestra vida?
- ¿Cómo manejo mi estrés?, ¿cuando me estreso, en qué parte de mi cuerpo lo siento?
- ¿Qué hago cuando descubro que no puedo más, que me siento sobrepasada?
- ¿Tengo redes de apoyo? Con redes de apoyo me refiero a personas en quienes confío, que sé que van a estar cerca de mí sin criticarme ni depredarme.
- ¿Cómo me relaciono con mi trabajo, con el quehacer de la casa cuando estoy cansada, cuando tengo sueño?
- ¿Con cuánta compasión me trato hoy?
- ¿Me doy permiso de gozar mis días o postergo mi disfrute para cuando "llegue el momento adecuado"?
- ¿Dedico tiempo a mi autocuidado? No, no una vez al año en vacaciones. De manera rutinaria.

Caminos que nos facilitan los puntos anteriores hay muchos: atención plena o *mindfulness,* oración contemplativa, *jogging,* natación, yoga, pilates, cantar en un coro, qigong, senderismo, teatro, tejer, psicoterapia con una de sus diversas escuelas, acupuntura. La clave, desde mi perspectiva, es incorporarlos como prácticas de vida y no como estrategias de autorregulación del momento, para que perduren cuando queramos "regalar" a nuestro peque de tres años.

Lo poderoso es partir de donde estás, no de otro lugar. Pero eso requiere autoconocimiento, porque por lo general encubrimos y evadimos cómo nos encontramos realmente.

Erika de Urquijo

Psicoterapeuta de vínculo padres e hijos

Capítulo 2

Lo que tienes que saber antes del gran y esperado momento

Cada embarazo es distinto y solo podemos hablar desde la experiencia propia, pero en definitiva el embarazo es una invitación a encontrarnos con nosotras, desde dentro. Y esto puede llegar a ser muy incómodo. Habitamos nuestro cuerpo y nuestra alma sin realmente vernos al espejo. Así podemos pasar muchos años. No es sino la realidad de tener dentro a otro ser que, como una gran ola, nos baña con nuestra humanidad con toda su belleza y su sombra; vulnerable en sus claroscuros.

Al abrir mi corazón en estas páginas, puedo compartirles que algo que me está costando mucho trabajo en este segundo embarazo es la incomodidad física. ¡Y lo que me espera! Incomodidad física que me detona mal humor y frustración. Frustración entendida como esta mezcla de enojo y tristeza por lo que no puedo cambiar. No puedo evitar que se me hinchen los pies, sentirme cansada, que me falte el aire por mi vientre cada vez más prominente.

Me leo y parece una letanía de quejas. No es mi intención ser negativa, pero es cierto que pocas veces nos damos permiso de decir "no me gusta", "me siento incómoda", porque estamos ¡VIVIENDO EL MAYOR MILAGRO DE LA CREACIÓN! Y ese milagro debe estar bañado con una romántica luz de alegría, mejillas rosadas, brillo en la cara y ojos luminosos de feliz expectación. Todo eso es muy bonito: mujeres divinas, diosas gestantes en esas fotos color sepia con sábanas como vestidos. El foco de la cámara no siempre capta las agruras, la nariz que se te pone ancha, las hemorroides y las estrías. Eso lo ocultamos y no lo compartimos sin darnos cuenta de que al ser tan humano y tan real es belleza pura. Parecería que no hay lugar para ambivalencias, pero sí. El embarazo y la maternidad es la ambivalencia en pleno. Luchar contra ello genera dolor y más frustración.

Comprendo que todo es transitorio, pero no por eso más sencillo. Jaloneo con mi conciencia para concentrarme en ver esta etapa como una maravillosa oportunidad de ser amorosa conmigo, de consentirme y cuidarme para vivirla de la mejor manera posible. Un día a la vez.

¡Hola de nuevo!
Solo quería advertirles a ustedes, futuros padres, que la naturaleza no nos ahorró algunos inconvenientes al tener hijos. Y eso incluye el embarazo.

Les voy a contar una anécdota. Un día, mi esposa recién embarazada tuvo el maravilloso antojo de un pozole. El pozole es un platillo típico mexicano elaborado con una fusión de ingredientes, en donde el maíz y el chile no podían faltar. Como buen esposo, la llevé a comer pozole a su lugar favorito: Al llegar, mi esposa ordenó de inmediato y le describió al mesero como quería su platillo: "Un pozole blanco con todo: cebolla, rábanos y sardinas".

Se podía ver en su cara que ya lo estaba disfrutando. Llegó su pozole y, bueno, ¿qué les digo? El olor de la sardina entró por mi nariz, pasó por la garganta e invadió mi estómago: apenas y me dio tiempo de levantarme y correr al baño. ¡No pude regresar a la mesa! Entonces, me salí a dar una vuelta mientras que Elisa terminaba su pozole.

Con esta anécdota quiero ejemplificar que es normal para nosotros, como pareja, tener también síntomas durante el embarazo, como náuseas y vómito. ¡Ojalá fuera solo querer dormir todo el tiempo!

Después de estas palabras, me retiro, no sin antes sugerir a los futuros padres que, si todavía no saben cocinar, es el momento de aprender.

A continuación, les compartiré algunas sugerencias para disfrutar mejor el embarazo y sentirnos listas para el gran y esperado momento del nacimiento de una madre y de su bebé; este es tal vez el primer paso, la aceptación de nuestro cuerpo cambiante y en movimiento.

Alimentación

Come rico y saludable pero nunca a costa de tu tranquilidad. En ocasiones, buscamos tanta perfección en comer, actuar, deber ser, que salirnos de la rayita nos genera ansiedad y culpa. No hay realmente alimentos prohibidos. Es su frecuencia de consumo y la actitud que tenemos frente a ellos lo que nos hace daño. Comer unos frijoles enlatados o una galleta de chocolate no nos va a llevar al infierno de los comedores de chatarra, si es que existe. Ni afectará la programación metabólica de nuestros bebés de por vida. A veces, es lo que hay o lo que se antoja. El chiste, me parece, es llevarlo a la conciencia. Observarnos si es un impulso, un escudo o una lanza. Elegir con amor. Balancear nuestra alimentación no siempre es evidente, y más en el embarazo cuando debemos tomar en consideración que estamos formando a un nuevo ser; además, debemos estar listas para el nacimiento y el posparto, que implican una alta demanda energética y una nutrición de calidad.

Si tenemos dudas no está de más consultar a un especialista en nutrición perinatal. Porque no se trata de comer por dos.

¡Hidrátate! No tomes agua solo cuando te dé sed. Si lo estás haciendo así, estás tres pasos tarde. La sensación de sed se activa cuando nuestro cuerpo registra que estamos deshidratados. Mejor anticípate y convierte tomar agua en un hábito. Créeme, lo agradecerás cuando nazca el bebé y necesites estar bien hidratada, sobre todo si darás pecho.

Suplementación

Diversos estudios científicos hablan de la importancia de los omega-3 en el desarrollo del cerebro de nuestro bebé, entre otros órganos. Consulta con tu médico la dosis adecuada para ti, así como la de vitaminas y minerales, incluido el ácido fólico. Recuerda que la cantidad de hierro, vitamina D y ácido fólico que necesites tomar depende mucho de los niveles que tengas al momento de iniciar tu suplementación. No es lo mismo tomar de ácido fólico 0.4 mg, 5 mg o 10 mg. Esta suplementación debe continuar, lactes o no, durante los dos años posteriores al nacimiento de tu bebé. Tu yo del futuro te lo agradecerá con creces, pues finalmente hay un desgaste físico con el embarazo y la lactancia, que amerita que le ofrezcas a tu cuerpo todos los recursos que tengas a la mano para recuperarse. Por cómo la mayoría de nosotros obtenemos hoy nuestros alimentos, es necesario suplementarnos.

Actividad física

La idea es mejorar tu capacidad pulmonar, flexibilidad muscular y de articulaciones, darse una deliciosa dosis de endorfinas, regular tu metabolismo y despejar tu mente. Además de que dormirás mucho mejor.

Elige un ejercicio que disfrutes y que ayude a relajarte, como yoga, pilates o natación.

De igual manera, si no empezaste desde antes no estás tarde para cuidar de tu piso pélvico y de tu faja abdominal. Los ejercicios de piso pélvico y ejercicios hipopresivos te ayudarán a evitar o disminuir la incontinencia urinaria y problemas de la pared abdominal como hernias y diástasis de recto, además de que facilitarán el nacimiento vaginal y una mejor recuperación en caso de un nacimiento abdominal (cesárea).

Autocuidado

Nadie da lo que no tiene. Si tienes dolor de espalda, de cuello, estás durmiendo mal, difícilmente te sentirás tolerante para ser amorosa contigo y con los demás. Consentirse no es un lujo. Contacta a una fisioterapeuta, masajista, acupunturista. Lo que sea que necesites para cuidar tu cuerpo y, por ende, tu espíritu. Un consejo salvavidas para el segundo y tercer trimestres del embarazo es utilizar una pelota grande en lugar de una silla. Ayuda a mejorar tu postura, disminuyen las molestias en la espalda, el cuello y los dolores de cabeza. Te da oportunidad de moverte más libremente y agotarte menos. También se conocen como pelotas de gimnasia, de pilates, esferobalón, entre otros nombres. ¡No hay pierde! De igual manera, unas buenas medias de compresión reducen el cansancio al caminar, estar sentada o de pie, y disminuyen el riesgo de una mala circulación.

Revisiones médicas

Aunado a nuestra salud bucal y a repetir los estudios que comentamos en el capítulo anterior, y algún otro que considere tu médico de cabecera (hemoglobina glicosilada, por ejemplo), vale la pena considerar algunos puntos específicos que no siempre nos comentan durante el embarazo y que considero valen mucho la pena.

Primer trimestre

Visita al genetista perinatal

Estamos en pleno siglo xxi y debemos aprovechar los beneficios que la ciencia nos da. No es ciencia ficción, es contar con la información necesaria para prepararnos y recibir a nuestro bebé de la mejor manera. Así como en la década de 1980 era rarísimo hacerse ultrasonidos, hoy la visita al genetista debe ser parte de nuestro control prenatal en el primer trimestre.

En palabras de la doctora Luisa Fernanda Mariscal, genetista perinatal, "aunque es cierto que en 97% de los embarazos todo saldrá bien, un asesoramiento genético antes o durante el embarazo nos permite saber si podemos tener un mayor riesgo de que algo sea diferente y estar preparados, tanto emocionalmente como con los recursos médicos necesarios para asegurarle una buena calidad de vida a nuestro bebé".

A partir de la semana 9 y durante todo el embarazo, después de una consulta con un genetista perinatal, vale la pena realizarse un estudio llamado DNA placentario libre en sangre materna o Prueba prenatal no invasiva (NIPT, por sus siglas en inglés). Mucha gente lo conoce como DNA fetal.

El NIPT es una prueba de tamizaje, no diagnóstica. No es lo mismo que una amniocentesis —que es invasiva y con riesgos para el bebé—. Esta prueba es 100% segura para mamá y bebé. Consiste en tomar una muestra de sangre de mamá de la cual se obtienen los pedacitos de ADN tanto materno como placentario o fetal, y se hace un análisis para detectar el riesgo de algunas condiciones genéticas específicas a partir del material genético de la placenta fetal. Se pueden identificar cromosomopatías (enfermedades derivadas de alteraciones en los cromosomas), como síndrome de Down; condiciones monogénicas (faltas de ortografía de un solo gen), como el síndrome de Noonan, y algunas otras enfermedades como craneosinostosis y acondroplasia. Al ser un estudio de tamizaje, sabremos si existe ALTO RIESGO O BAJO RIESGO para alguna condición analizada. Todo resultado de alto riesgo debe ser confirmado con un estudio diagnóstico.[3]

Este estudio no está pensado únicamente para mujeres que, como yo, se embarazan después de los 35 años de edad, sino para toda mujer embarazada, pues nadie nos asegura que por ser más joven no exista el riesgo de una alteración genética en el bebé. Asimismo, cabe considerar que la edad paterna avanzada también representa un riesgo para enfermedades genéticas monogénicas, es decir, hombres mayores 40 de años. Este estudio no sustituye al ultrasonido estructural del primer trimestre, ni viceversa. Se complementan.

Aunque el NIPT es la mejor alternativa hasta el momento, no está disponible en todos lados y puede ser muy costosa. Hay otras opciones que incluso se ofrecen en los sistemas de salud pública tanto en México como en muchos países del mundo: el tamizaje sérico adicionado con el ultrasonido estructural del primer trimestre. Este tamizaje sérico se realiza idealmente entre las semanas 11 y 14 de gestación y se conoce como Dúo marcador o Dúo test. Este binomio de tamizaje adaptado con marcadores, como edad materna, tabaquismo y enfermedades de la madre, entre otros, tiene un buen índice de detección de algunas alteraciones cromosómicas: **trisomía 13, 18, 21, síndrome de Turner** y de **Klinefelter**. Es una buena alternativa y definitivamente, mucho mejor que no hacer ningún estudio de tamizaje. Al igual que con el NIPT, si saliese alterado debe corroborarse el diagnóstico con una amniocentesis diagnóstica, cordocentesis o una biopsia de vellosidades coriónicas. Si no pudiste tener acceso a estos estudios antes de la semana 14, por la razón que sea, la otra alternativa es hacer un triple o cuádruple marcador en el segundo trimestre de gestación junto con un ultrasonido estructural. De igual forma, detectan únicamente el incremento del riesgo de las alteraciones

---

[3] Como la NIPT es una prueba de tamizaje, en caso de tener un resultado de alto riesgo, este deberá confirmarse con estudios genéticos específicos, obteniendo el material genético a través de estudios invasivos. La elección del estudio depende de las semanas de gestación y van desde una biopsia de **vellosidades coriales**, una **amniocentesis** hasta una **cordocentesis**.

cromosómicas arriba mencionadas, que son las más frecuentes. Una pregunta que viene a la mente es precisamente qué hacer si el resultado informa un alto riesgo. Lo primero, es confirmar el diagnóstico. Después, tomar decisiones, que en mi caso no hubiera sido abortar sino prepararnos como madre, pareja y familia, con los profesionales de salud física y mental necesarios para acompañar a nuestro bebé y a nosotros mismos, en esa realidad distinta de la esperada.

En mis dos embarazos, la información que recibí de los estudios de NIPT que me realicé me dio gran tranquilidad, liberándome de muchos miedos y sintiéndome dispuesta a gozar todavía más mi embarazo. El conocimiento empodera y da calma. Nos prepara para todo el universo de cosas y situaciones que no podemos controlar, ofreciéndonos herramientas para decidir mejor.

Buenos hábitos para ir al retrete

No pude contener las ganas de decir "retrete", deliciosa palabra dominguera. Bueno, después de este minichistorete, que posiblemente en algunas partes del mundo no sea en lo absoluto gracioso, les quiero explicar a qué me refiero.

La prevención es ante todo el pilar de una buena salud y, en el caso del embarazo, es para madre y bebé. Evitar infecciones de vías urinarias, vulvovaginitis y enfermedad hemorroidal debería, en verdad, ocuparnos. Por si no lo tenían presente, las infecciones de vías urinarias y vulvovaginitis, además de ser molestas para la mujer, son factores de riesgo para parto pretérmino.

Necesitamos cosas muy sencillas para prevenir estas situaciones de salud:

- Evacuar con un banquito que permita que nuestras rodillas estén a la altura del ombligo, es decir, como si estuviésemos en cuclillas. Esta posición relaja los músculos puborrectales y permite que la última parte del intestino grueso, que se llama recto, adopte la posición por la cual le pusieron su nombre. De esa manera, podemos evacuar sin esfuerzo y evitar inflamación de las venas hemorroidales y estreñimiento. Además, se evacúa súper rico.

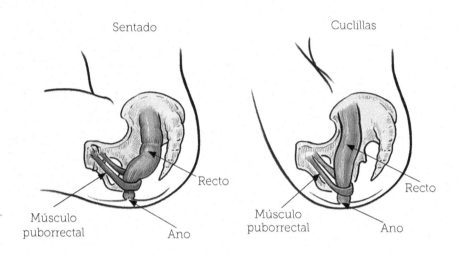

Figura 2. Ángulo anorrectal.

- Orinar con las piernas abiertas, para que no queden restos de orina en la vulva, e idealmente, usar un bidet para limpiarse en lugar de papel. El papel es para secarse, ¡sin tallar! Cuidemos nuestra vulva. Existen bidets que puedes instalar en tu baño, de manera económica y práctica. Si estás fuera de casa, hay bidets portátiles o hasta una botellita de mostaza funcionaría. Y si de plano no quieres usar agua para tu higiene después de orinar, aunque sea limpia tu vulva de adelante para atrás. Suena básico, pero más vale decirlo.
- Después de tener relaciones sexuales, visita el baño para orinar.

Dormir

La primera vez que me recomendaron el típico "duerme mientras puedas" me reí en la cara de quien me lo dijo. Ya con bebé en brazos, fui a pedirle disculpas por haberme burlado.

Aunque si bien es cierto que el sueño no es acumulativo, es totalmente cierto que tooooodo lo que podamos descansar y dormir a nuestras anchas lo recordaremos con alegría y, sobre todo, llegar bien descansados al nacimiento significa una gran diferencia.

Además, el sueño durante el embarazo es delicioso. La progesterona se encarga de darnos un sueño profundo y reparador. Entonces, a depositarse en los brazos de Morfeo.

Segundo trimestre

Cuidar nuestra piel

La realidad es que tener estrías depende mucho de nuestro tipo de piel, que es una característica con la que nacemos. Pero siempre podemos ayudar a nuestra genética.

- Buena hidratación a lo largo de todo el embarazo.
- ¿Comezón? Mejor úntate crema. Cuanto más lastimemos nuestra piel, más probabilidad de tener estrías.

El cuidado de la piel vale la pena continuarlo aun después del nacimiento de nuestro retoño. No bajemos la guardia durante el periodo en el que nuestro cuerpo retoma su forma de antes del embarazo.

¡Cero estrías!

Les comparto este consejo que me dio una querida amiga para ayudar a humectar y reafirmar la piel durante el embarazo y el posparto.

- Manteca de karité (*raw shea butter*)
- Vitamina E
- Aceite de Argán

Mezcla en un bote de boca ancha (para que te quepa la mano) los tres ingredientes. Revuelve muy bien con un palito para incorporarlos. Quedará una manteca súper aceitosa. Aplica todas las noches en el abdomen, parte baja de la espalda y pechos (incluyendo el área junto a la axila). Ponte una camiseta debajo de la pijama para no mancharla.

El masaje puede ser un bonito momento de calma para compartir con tu pareja y tu primer hijo, si lo tienes, acariciando y charlando con el bebé.

Vacúnate para proteger a tu bebé

A partir de la semana 27 de gestación, y en cada embarazo, debes vacunarte con DPT (difteria, tosferina y tétanos).

Lo ideal es que tu pareja y aquellas personas que estarán cerca de tu bebé o cuidándolo, también se vacunen. Para ellos, con que se vacunen cada 10 años es suficiente.

Lo que buscamos, sobre todo, es proteger al bebé contra tosferina o pertussis. Especialmente, si hay más hermanos y estos tienen todas sus vacunas, porque ellos se encuentran protegidos, pero pueden ser portadores de la infección.

La tosferina se manifiesta en adultos y en niños vacunados como una gripa cualquiera, sin embargo, en bebés antes de su cuarta aplicación de vacuna (a los 18 meses), puede manifestarse como neumonía con una tos característica (coqueluche) que puede comprometer su vida. Hay un video que explica bien la importancia de proteger a nuestros bebés contra pertussis o tosferina protagonizado por la madre, actriz y cantante, Jennifer López.[4]

Y ya que tocamos el tema de vacunas durante el embarazo, se recomienda también vacunarse contra influenza y SARS-CoV-2 sin importar la edad gestacional en la que te encuentres.

En relación con la vacuna de la influenza, me gustaría puntualizar algunas cosas:

- Un error que cometemos con frecuencia es considerar que nos debemos vacunar de manera anual y no por temporada. Es decir, la cobertura para las mutaciones del virus está disponible de septiembre-octubre de un año a marzo-abril del año siguiente. Por ejemplo, la temporada de vacunación de influenza 2022-2023 irá de septiembre de 2022 a abril de 2023. Si me vacuné en enero de 2022, estoy cubierta con la vacuna de la temporada 2021-2022, no con la temporada 2022-2023. Lo ideal es vacunarnos al inicio de cada temporada.
- Tenemos una protección 2x1, la mamá y el bebé durante los primeros meses de vida. Sobre todo, cuando sabemos que un

[4] https://youtu.be/Vz6jxcUCG1g Jennifer Lopez Spanish language PSA about Pertussis (Whooping Cough).

bebé menor de seis meses no puede ser vacunado contra influenza.

- La vacuna no puede provocar una infección por influenza. Hemos escuchado incontables veces "¡nunca me había dado tan fuerte la gripa hasta que me puse la vacuna! ¡Ya nunca me la vuelvo a poner!". Lo que realmente sucedió, fue algo distinto. Para explicar por qué la vacuna de la influenza, y otras tantas, no pueden ser el origen de su propia enfermedad, debemos tener algunos detalles de las vacunas.

Existen dos tipos de tecnología en las vacunas que regularmente se aplican: aquellas hechas de bichos vivos atenuados (BCG, SRP, varicela) y las elaboradas a partir de fracciones de bichos (influenza, neumococo, hexavalente, meningococo).

Las fabricadas de bichos vivos atenuados son como zombis: aunque están vivos, no tienen la capacidad de reproducirse y atacan más torpe y débilmente que un humano vivito y coleando (seguro los expertos en zombis dirán que son más mortíferos que cualquier humano, pero bueno, es solo un ejemplo).

Por eso, la reacción a la vacuna es más intensa pero nunca tan feroz como la propia enfermedad. Observemos a la vacuna de varicela. Puede producir ronchas y fiebre de diez a catorce días después de su aplicación, como una minienfermedad, pero incapaz de agravarse o contagiarse.

En cambio, las vacunas hechas a partir de fracciones del bicho son como la mano del zombi: te pegan un mega susto que te prepara para defenderte contra el zombi, dueño de la mano, pero no puede matarte ni lastimarte. Si la mano del zombi te quiere atacar, pues la pateas y ya. Es inofensiva.

Entonces, ¿por qué me sentí tan mal después de la vacuna de influenza si no puede generar enfermedad? Esto puede suceder por una de dos razones:

1. Justo al momento de la vacunación, estaba incubando ya una infección por otro virus, o incluso por la misma influenza, y después de la vacuna ¡pum! ¡Gripa sin misericordia!

2. El cuerpo ha montado una respuesta inmunológica muy efectiva, incluso exagerada, y se manifestó con síntomas de gripa.

Pero ya que el embarazo aumenta la gravedad de la infección por influenza, con un incremento en el riesgo de pérdida del bebé o parto antes de tiempo, no vale la pena arriesgarse ni poner en peligro a nuestro peque, ante una enfermedad prevenible por vacunación.

Armar un buen equipo de atención para el parto

No dejes para el tercer trimestre lo que puedes hacer desde el segundo. La realidad es que nos confiamos dejando todo hasta el final. Y, ¡cómo no! Muchas de nosotras acabamos de salir de un primer trimestre similar a haber estado en un barco bajo una tormenta tropical y lo que queremos es comer sin correr al baño y gozar un poco de nuestra pancita que se asoma. Pero el tiempo vuela, y cambiarse de gineco-obstetra (en caso necesario) es mejor hacerlo con buen tiempo.

¿Y por qué querría cambiarme de gineco?

Muchas de nosotras vamos con quien nos ha acompañado durante años y en quien tenemos toda la confianza del mundo. No obstante, un buen gineco no necesariamente es un obstetra, no solo familiarizado sino un médico practicante de nacimientos realmente humanizados. Aquí se reiría mi gineco-obstetra adorado, Luis Espinosa, diciendo que todos los nacimientos son humanizados porque somos humanos, pero no. Él sí los conoce y tiene años de experiencia, pero no todos son así.

Algunos ginecos te dirán que harán todo lo que pidas (esperar al momento en el que bebé decida nacer, libre movimiento durante el trabajo de parto, no medidas invasivas innecesarias, trabajar con doulas, retraso en el pinzamiento del cordón, alojamiento conjunto, etc.), que facilitan nacimientos humanizados. "¡Ni que fueran inhumanas mis prácticas!", argumentan. Sin embargo, a la hora de la verdad, al no tener suficiente experiencia, actuarán como la gran, gran mayoría (esperemos que esto cambie pronto): tal y como aprendieron y llevan años haciéndolo. No digo que sea por dolo, no obstante, muchos médicos caen en prácticas que se pueden interpretar como violencia obstétrica, sin siquiera darse cuenta.

A continuación, comparto una lista para conocer si estás frente a un gineco-obstetra con experiencia en nacimientos humanizados, ya sea por vía vaginal o abdominal (cesárea). Cabe mencionar que los nacimientos respetuosos y humanizados son lo correcto para permitirle a la mujer y al bebé una transición amorosa, tanto física como emocional, sin incurrir en prácticas de violencia obstétrica. No son una moda. No son prácticas *hippies*, alternativas o inseguras. Las especificaciones de un nacimiento humanizado y respetado están dadas por la Organización Mundial de la Salud (oms) y se replican en normas oficiales de salud en varios países.

12 preguntas para elegir un gineco-obstetra que realmente tenga experiencia en nacimientos humanizados

1. ¿Realiza un tacto vaginal en cada cita, pese a llevar un embarazo sin complicaciones y ser una mujer sin riesgo que amerite dicha exploración? Lo ideal es que no sea así. No es necesario realizar un tacto vaginal en cada visita de forma rutinaria.
2. ¿Qué opina de trabajar con doulas? Algunos gineco-obstetras las consideran un obstáculo durante el trabajo de parto, que cuestionan cualquier intervención del médico pero que se lavan las manos ante alguna complicación. La literatura científica ha demostrado que un buen acompañamiento de una doula facilita el trabajo de parto y disminuye intervenciones innecesarias, así como un menor requerimiento de anestesia epidural (Jou *et al.*, 2014; Bohren *et al.*, 2017).
3. ¿Cuál es su opinión sobre el uso de una tina de agua? La tina no es exclusiva para partos en agua, sino como facilitadora para un parto con menos dolor y mayor movilidad. Es muy relajante sentirte flotar en el agua y las contracciones se viven de una manera más fluida. En varias mujeres ha hecho toda la diferencia para usar o no anestesia epidural.
4. ¿Incluye en el protocolo estándar de toda mujer en trabajo de parto canalizar y mantenerla en ayuno? Estas intervenciones no son la norma. Al contrario, la oms las desalienta, así como el rasurado de la zona genital y la aplicación de enemas de manera rutinaria. Las indicaciones son muy específicas y siempre personalizadas.
5. ¿Cuáles son sus indicaciones para cesárea? ¡Ojo! Si cuenta como indicaciones de cesárea: edad materna avanzada, placenta calcificada,

doble circular de cordón, estrechez de caderas o talla baja de la madre, embarazo con más de 39 semanas de gestación y cesárea previa, es altamente probable que no tenga experiencia en partos vaginales y, mucho menos, en partos humanizados.

6. ¿A partir de cuántos centímetros de dilatación considera que debes estar en el hospital? Son 6 centímetros. No antes a menos que las condiciones específicas de la mujer o el bebé así lo requieran.

7. ¿Con qué frecuencia realiza **episiotomías**? La respuesta debe ser cero. Para proteger el periné se debe permitir a la madre el libre movimiento, acompañarla a estar más relajada para vivir mejor el dolor del trabajo de parto y cuidar su periné. No cortarlo.

8. ¿Está de acuerdo con darle a la mujer libertad de posición y movimiento desde el inicio del trabajo del parto y hasta el momento del nacimiento? Nuestros cuerpos son sabios y estamos diseñadas para parir. La necesidad de movernos y adoptar diferentes posiciones permite que nuestro bebé se acomode para transitar por el canal del parto, de acuerdo con el movimiento de los huesos de nuestra cadera. Contrario a lo que podríamos pensar, la cadera no es estática. Se mueve y abre gracias a la laxitud de sus ligamentos para facilitar el nacimiento. Una posición de la mujer acostada boca arriba puede ser muy cómoda para quien atiende el parto, pero incomodísima para la madre.

9. ¿Qué opina de la epidural? La **epidural** es de gran alivio y puede facilitar la última parte del trabajo de parto, en mujeres que así lo requieran. Sin embargo, no es el único recurso para hacer más llevadero el dolor e, indicada muy pronto, puede detener el trabajo de parto y llevar a más intervenciones. Es importante recordar que nuestro cuerpo es perfecto. La epidural puede ocasionar una relajación de los músculos pélvicos y no ofrecer la resistencia necesaria para que el bebé rote y descienda con cada contracción, lo cual facilita un sufrimiento fetal. Por otra parte, algunos medicamentos utilizados en la epidural pueden afectar al bebé, alterando su comportamiento, como los movimientos mano-boca y la succión, necesarios para un buen inicio de la lactancia al nacer.

10. ¿Trabaja en **salas** LPR (labor, parto, recuperación)? O te pide que le digas qué significa. Si no está familiarizado con el término puede ser que atienda partos en salas de quirófano o cuartos de hospital, que no cuentan con todos los recursos para que vivas una experiencia de par-

to positiva. ¡Ojo! también puedes tener una maravillosa vivencia en salas no LPR, pero si cuentas con más recursos, mucho mejor.

11. ¿Qué opina de la hora de oro y del alojamiento conjunto? Sobre este tema profundizaremos en el siguiente capítulo, pero en breve, se espera que tu gineco-obstetra facilite la hora dorada y el contacto piel a piel con la madre inmediatamente después del nacimiento, siempre y cuando las condiciones del bebé y de la madre lo permitan. No se trata de un besito en la frente y que mamá no vuelva a ver a su bebé sino minutos u horas después. Eso no es hora de oro. Tampoco que se lo lleven a dormir a un cunero, sino que pueda dormir contigo y tu pareja en el mismo cuarto desde el inicio.

12. En cuanto al retraso en el pinzamiento del cordón umbilical, ¿cuánto tiempo después del nacimiento lo pinza y corta? ¿Comenta que es incompatible recolectar un poco de sangre del cordón umbilical para donación si retrasa el pinzamiento de este? El pinzamiento tardío del cordón umbilical, indicación de la OMS y varias academias y sociedades de pediatría y de gineco-obstetricia, permite abastecer las reservas de hierro de tu bebé en más de 50% y prevenir anemia en los meses por venir. Otros beneficios para el bebé son la disminución en el riesgo de hemorragia intraventricular (cerebral) y de septicemia, así como enterocolitis necrosante, que son padecimientos que ponen en riesgo su vida.

Los recién nacidos en quienes se retrasó el pinzamiento del cordón pueden tener mayor incidencia de ictericia, es decir, de ponerse amarillos. Pero no ictericia grave que amerite tratamiento intrahospitalario. Solo con aumentar la frecuencia en la lactancia materna es más que suficiente. Ni siquiera están indicados los baños de sol.

Debe pinzarse el cordón, si las condiciones del bebé y la madre lo permiten, cuando este deje de latir. Durante este periodo, puede recolectarse sangre para su donación a bancos de trasplante de médula ósea.

Si te da pena hacerle estas preguntas a tu obstetra, tal vez valdría la pena buscar a alguien en quien realmente confíes, o bien, trabajar la confianza en ti misma. Confiar en nuestra capacidad por naturaleza de ser madres y parir, así como depositarnos en un profesional de la salud que nos acompañe en este proceso, marca toda la diferencia. Te invito a considerarlo.

Guardar o donar las células
del cordón umbilical

Cuando hablamos de guardar el cordón umbilical, en realidad estamos hablando de guardar la sangre contenida en este. Esta sangre es rica en células madre hematopoyéticas, que se encargan de formar los diferentes elementos de la sangre, tales como glóbulos rojos, glóbulos blancos y plaquetas.

Existen enfermedades, como las leucemias, que se pueden beneficiar de un trasplante de células hematopoyéticas, conocido popularmente como trasplante de médula ósea.

Con frecuencia, durante el embarazo nos ofrecen guardar las células de cordón umbilical como una especie de seguro para un futuro trasplante. Sin embargo, es necesario considerar una serie de datos para elegir bien.

- Alrededor de 60% de las unidades de sangre del cordón que se recolectan no son útiles para un trasplante futuro. Esto se debe a causas tan diversas como una baja dosis celular, tiempos prolongados entre la recolección y el procesamiento, por mencionar las más comunes.
- Otro problema que enfrentamos al momento de considerar el uso de las células del cordón es que es una dosis limitada, y habitualmente, al momento de un trasplante, es necesario una dosis acorde con el peso del paciente. Mientras para un paciente de 5 años esa dosis es suficiente, puede ser que para uno de 10 años ya no lo sea, obligando a considerar otras fuentes de células hematopoyéticas.
- Finalmente, en el caso de las leucemias en niños, se busca reemplazar la médula ósea enferma con la médula ósea sana de otro donador, como un hermano, e incluso de los padres de nuestro paciente o un completo desconocido que sea compatible. Por lo que no se recomienda usar el propio cordón del paciente para el trasplante.

Por estas razones, siempre recomendamos la opción de donar sobre guardar las células. Así, podemos regalarle una opción de vida a quien más la necesita.

Dr. Carlos Chávez Trillo, hematólogo
y trasplantólogo de médula ósea

¿Cesárea?

Una entrañable amiga, otorrino pediatra y mamá de dos, me compartió que ella en donde más cómoda se sentía para que sus hijos nacieran era en un quirófano. Ahí estaba como pez en el agua. Aunque ahondaremos más en el siguiente capítulo, las necesidades que tiene cada mujer son distintas. Lo valioso es contactar con nosotras mismas y nuestros bebés, para tomar decisiones no desde el miedo ni el desconocimiento, sino desde el más genuino sentimiento de confianza. Aceptando nuestro ser vulnerable, pero también la fortaleza que nos caracteriza en esta herencia milenaria de mujeres que saben dar a luz.

El equipo médico que realiza cesáreas respetando el nacimiento humanizado nos permite disfrutar de una vivencia maravillosa. Afortunadamente, contamos con los recursos médicos para que, en caso necesario, las cesáreas sean una elección segura. Les comparto las indicaciones por las cuales una cesárea es la mejor opción.

Las indicaciones absolutas para practicar una cesárea son:

1. Presentación pélvica o de nalgas del bebé con un obstetra o partera sin experiencia en estos nacimientos por vía vaginal.
2. Sufrimiento fetal.
3. Placenta previa.
4. Incisión uterina corporal previa, es decir, vertical a lo largo del útero.
5. Presentación de cara o transversa del bebé al momento del inicio del trabajo de parto.
6. Prolapso del cordón umbilical (es cuando este precede al bebé a través de la vagina, pudiendo interrumpir el flujo sanguíneo).
7. Hidrocefalia.
8. Gemelos unidos.
9. Condilomas que obstruyen el canal del parto.

¿Quién recibirá a tu bebé al nacer?

Y, por supuesto, es importante también entrevistarse con el pediatra o neonatólogo con quien trabaje tu gineco-obstetra o partera.

Check list **para evitar al pediatra y neonatólogo que no quieres en tu equipo**

💜 No practica el contacto piel con piel con la madre de manera inmediata al nacimiento.

💜 Revisa, limpia y pesa al recién nacido en la cuna radiante, haya nacido por parto o cesárea, e incluso si la madre no tiene ninguna complicación. La cuna radiante es un aparato diseñado para proporcionar un ambiente de confort térmico a los recién nacidos prematuros o de bajo peso con problemas de termorregulación o algún padecimiento.

💜 No puede describirte con detalle todos los pasos de la hora dorada (los comentaremos en el siguiente capítulo).

💜 Te recomienda que el bebé duerma las primeras horas o noches en el cunero para que descanses y te repongas, en lugar de ofrecerte alojamiento conjunto.

💜 Considera que el alojamiento conjunto es peligroso porque se te puede caer el bebé, enfriarse o enfermarse y que estará más seguro en el cunero.

💜 No trabaja de la mano con una asesora certificada en lactancia, a menos que además de pediatra o neonatólogo también lo sea.

💜 Te da de alta a casa con una lata de fórmula infantil en lugar de una cita con la asesora de lactancia.

Piel con piel

Recordemos que lo más, más importante es facilitar el contacto piel con piel y el inicio de la alimentación al pecho materno desde el momento del nacimiento, si las condiciones de salud de la madre y del bebé lo permiten —lo que sucede en 95% de los casos—. La práctica de papá canguro no debe restarle la oportunidad a la díada madre-bebé de hacer la hora de oro u hora dorada. Me explico mejor.

El método de papá-mamá canguro se implementó en 1978 por médicos colombianos, quienes observaron que los bebés prematuros y aquellos que necesitaban una incubadora tenían un mejor pronóstico si en lugar de usarlas de forma rutinaria, pegaban piel con piel al recién nacido sobre el pecho descubierto de su padre o madre. Los resultados fueron impresionantes y maravillosos: disminuyó la mortalidad de los bebés prematuros, se redujo el tiempo de estancia intrahospitalaria y se empoderó a las familias en el cuidado de sus peques (Kostandy y, Ludington-Hoe, 2019; Bound *et al.*, 2019).

Hasta el día de hoy, su uso se ha extendido al nacimiento de bebés que no requieren necesariamente de una incubadora (Moore *et al.*, 2016), con el propósito de ofrecerle al padre o pareja un primer momento de contacto con el recién nacido. Sobre todo, en caso de cesárea o en alguna otra circunstancia en donde deba postergarse el contacto inmediato con la madre.

La única recomendación es tener en mente que la prioridad es el contacto piel con piel con la madre durante la primera hora de vida del recién nacido, facilitando la hora dorada, si la salud de la díada lo permite. La hora de oro la describiré con detalle en el siguiente capítulo.

Estas estrategias son parte de los nacimientos humanizados y respetados, avaladas y promovidas por instancias internacionales como la Organización Mundial de la Salud. Ahora bien, aunque son la recomendación reconocida y sugerida, no todos los hospitales facilitan este tipo nacimientos, por eso la decisión más importante y que marca toda la diferencia es contar con un equipo que tenga experiencia y no solo conocimiento al respecto. Antes de pagar cualquier plan de parto, habla con tu equipo estrella para encontrar un hospital o casa de partos que sean verdaderamente amigos de la madre y del recién nacido.

Otra opción es buscar un nacimiento en casa, para lo cual, contar con un gineco-obstetra o partera comprometidos, certificados y con buena experiencia es básico. Cabe mencionar que algunos hospitales (deberían ser todos) trabajan con parteras, por lo que también puede ser una buena opción.

Requisitos para un parto en casa de manera segura

- Embarazo de bajo riesgo y sin complicaciones. Es decir, sin presencia de enfermedades maternas preexistentes y significativas, así como ausencia de enfermedades que se iniciaron durante el embarazo, como diabetes gestacional o preeclampsia, entre otras.
- Parto vaginal previo.
- Presentación cefálica del bebé al inicio del trabajo de parto.

- 💜 No gestación múltiple.
- 💜 Bebé sano (estudios estructurales normales).
- 💜 Inicio del trabajo de parto espontáneo fuera del hospital.
- 💜 Embarazo entre 37 y 42 semanas.
- 💜 Casa a diez minutos del hospital.
- 💜 Un plan B bien establecido y preacordado con los hospitales correspondientes, por si fuese necesario.
- 💜 Partera o gineco-obstetra certificados y actualizados (que no sea un obstetra que haga partos en casa porque no lo aceptan en hospitales).

Todo nacimiento debe estar hecho a la medida, con recomendaciones de acuerdo con cada embarazo, mujer, bebé y familia. Si deseas una cesárea, estás en todo tu derecho de solicitarla. Lo importante es que tomes la decisión con buena información y sin miedo. Porque incluso un nacimiento por vía abdominal puede y debe ser humanizado y respetuoso para el bebé y la madre.

Cursos de preparación para el parto

Me parecen una excelente opción para conocer nuestro cuerpo gestante, disipar miedos, disminuir ansiedad y saber qué esperar del nacimiento, lactancia y posparto. Hay muchas escuelas y métodos (Lamaze, hipnoparto, Bradley, Alexander, entre otros). Los hay en línea y presenciales. Informarse al respecto y pedir referencias es aconsejable. Solo tengo dos sugerencias:

1. *Confiar en ti y en la sabiduría de tu cuerpo.* Nadie conoce tu cuerpo mejor que tú. Ni tu médico ni tu partera, ni tu doula o pareja y mucho menos la vecina con sus consejos bien intencionados, aunque haya tenido 16 embarazos. Sintonizarte contigo misma es esencial. Con lo que reconoces por instinto que tiene sentido para ti y está bien, y con aquello que es distinto y te llama la atención. Estamos diseñadas para parir y también para darnos cuenta cuando algo no va bien. Nos ha-

bituamos y normalizamos depositar nuestras decisiones en terceras personas, que saben más que nosotras, que son expertas en el tema; sin embargo, la verdadera experta en su cuerpo, en su embarazo y, por lo tanto, en el nacimiento de su bebé eres tú. Los profesionales de la salud, pareja y familiares están para acompañarnos y guiarnos, pero quien toma las decisiones somos nosotras. Somos las constructoras de nuestro parto.

2. *Abre tu corazón a todas las posibilidades, con amor propio y humildad.* Me explicaré de manera más amplia en el siguiente capítulo, pero lo que viví y he observado de manera frecuente es que llegamos con expectativas muy altas, ideales y perfectas al nacimiento de nuestros bebés. Y cuando las cosas no salen como lo teníamos planeado, nuestro corazón se rompe en dos, nos sentimos frustradas, llenas de culpa, desconsoladas y fracasadas como mujeres. No estoy diciendo que no vivamos un duelo, que es necesario, porque nuestro plan de parto fue distinto del que soñamos. Mi invitación es tener la suficiente compasión y humildad para abarcar distintos escenarios, sin obstinarse con ninguno, ni dejándonos de escuchar y a nuestros bebés, con la certeza y tranquilidad de contar con un buen equipo que te acompañe y guíe en la toma de decisiones.

Vale mucho la pena tener un plan de parto, pero siempre estar dispuestas a que las cosas cambien y se adapten. Nuestro cuerpo mamífero sabe parir y nuestros bebés saben nacer. Hay que seguir nuestros instintos.

Regina Robles
Doula y educadora para el parto Lamaze

Tercer trimestre

Exudado recto-vaginal

Se trata de una prueba indolora que suele hacerse entre las semanas 35 y 37 de gestación, con el objetivo de detectar una bacteria a nivel del ano y la vagina llamada estreptococo β hemolítico del grupo B (EGB) o *Streptococcus agalactiae*. Una mujer embarazada infectada puede tener mayor riesgo de ruptura prematura de membranas (romper la fuente antes de tiempo), nacimientos pretérmino y, sobre todo, de transmitirle la bacteria al bebé durante el trabajo de parto y el parto, lo que puede causarle neumonía, meningitis y otras enfermedades graves.

Todas estas infecciones son la principal causa de muerte y discapacidad en el recién nacido. En el caso de que tengas la bacteria, se puede erradicar con un tratamiento antibiótico acompañado de probióticos.

Asesoría en lactancia, incluyendo a la pareja, y ojalá a la familia cercana

Saber a lo que vamos y qué esperar, hace toda la diferencia cuando llega la realidad. Aunque lo comentaremos de manera más amplia en el capítulo sobre lactancia, es verdad que llegamos al nacimiento de nuestros bebés con algunas ideas erróneas sobre la lactancia, una que otra expectativa alta y a veces, poca información.

La teoría sobre lactancia es una experiencia totalmente diferente de la práctica con el bebé de carne y hueso. Una asesoría en lactancia durante el embarazo nunca sustituirá a una con el bebé ya en nuestros brazos. De hecho, esta última es necesaria y nunca un lujo. No esperemos a que se nos dificulte, la suframos o sintamos que nuestro bebé se queda con hambre.

Lo que desde mi perspectiva implica toda la diferencia en el tema de la lactancia es que nuestra pareja o quienes nos apoyen en el primer mes de vida de nuestro peque (mamá, suegra, vecina) hayan tomado un curso o asesoría en lactancia. En esos momentos en los que nos duele dar pecho, nos lastima la espalda y no aguantamos los pezones necesitamos alguien que piense claro y nos apoye, oriente y eche porras.

Gran, gran parte de haber podido dar pecho a mi primer crío hasta los 2 años 10 meses fue el apoyo de mi esposo. Compartimos los momentos más oscuros y desesperantes, así como aquellos plenos de luz y calma.

Hablemos de sueño infantil, vacunas, circuncisión y seguridad

¡Uff! Me faltó agregar "hablemos de la primera infancia y su relación con los problemas existenciales de la vida adulta". Créanme que no los quiero agobiar, sino más bien ofrecerles herramientas que me han servido como madre y que han sido una buena guía para las familias a quienes he tenido el honor de acompañar en el crecer de sus peques como pediatra.

El chiste es llegar bien informados para tomar mejores decisiones para nosotros y nuestros hijos.

Sueño infantil: Moisés, bambineto, cuna que se transforma en cama, cuna colecho, dormir en la misma cama. En mi cuarto, en su cuarto, hasta cuándo, por qué, cómo. *Coaches* de sueño, dejar llorar acompañado, no dejar llorar, llorar juntos. ¡En fin! Profundizaremos más en el capítulo "Sueño infantil: mitos y realidades", pero me interesa mucho adelantarles algo de información.

La clave para tomar decisiones en relación con el sueño de nuestros peques es tener en mente dos cosas: somos mamíferos y adultos y bebés no somos iguales.

En cuanto a somos mamíferos, por más *Homo sapiens* que seamos y tengamos teléfonos inteligentes, YouTube y sondas espaciales, nuestro instinto de supervivencia y el cableado que tienen nuestras crías con nosotros están intactos y son idénticos a los de nuestros ancestros prehistóricos. Nuestro bebé no tiene ni idea de si está dormido en un espacio seguro y libre de depredadores, en un cuarto decorado con motivos de El Principito, con una máquina de ruido blanco y un monitor para su supervisión desde la sala o si está durmiendo a la mitad de una pradera o en una cueva.

Por eso mismo, su necesidad de sentirse seguro en el momento más vulnerable del día y de la noche, que es el sueño, lo lleva a buscar y pedir —algunos bebés lo piden de forma más enérgica que otros— contacto físico de su cuidador primario. Este cuidador es, idealmente, aquel con quien ha estado en contacto a través de sus sentidos desde el útero: mamá. Tocar, oler, percibir a mamá, pegada a su cuerpo, le da calma, tranquilidad y le permite crecer, aumentar de peso y hacer conexiones neuronales de una mejor manera. Los bebés pueden tener suficiente alimento, cambios frecuentes de pañal y baño diario, pero si no los tocan, acarician, cargan, si no les hablamos y compartimos nuestras emociones, se enferman. Hay un sobrediagnóstico de alergia a la proteína de la leche de la vaca, intolerancia a la lactosa, cólico del lactante, reflujo. Cuando exploramos la dinámica familiar, el apoyo que tiene mamá en el posparto y las condiciones psicosociales del embarazo y del nacimiento nos damos cuenta de que hay mucho en donde trabajar antes que medicarlos.

Cargar no "embracila". Dormir con nuestros bebés en la misma cama no los "malacostumbrará" y, por el contrario, hará que nunca se independicen. Me parece vital como comunidad dejar atrás conceptos sin fundamento y reconocernos como lo que somos los seres humanos por diseño: mamíferos.

Si nuestra especie no tuviese necesidad del contacto estrecho y de ser cargados de manera constante, podríamos caminar desde el nacimiento como los becerros, y prosperar con recursos mínimos como las plantas.

Quiero que observen que he repetido varias veces la palabra "necesidad". Porque lo que pide el bebé no es un capricho, un mal hábito o un berrinche. Es un requisito imprescindible para bien vivir y crecer sano como ser humano, para que nuestros hijos florezcan y logren su potencial físico, mental y espiritual.

Al hablar de que los adultos y los bebés no son iguales me refiero, aunque parezca evidente, a temas de maduración cerebral. No podemos esperar lo mismo de un bebé recién nacido que de un niño de 3 años, un adolescente de 16 o un adulto. Nuestro cerebro tiene diferentes etapas de maduración, y por eso dormir tooooooda la noche sin ningún despertar o volverse a dormir sin un recurso de contención no es natural en las crías de humano. Podemos "educarlos" a dormir toda la noche sin que necesiten nuestra presencia, pero a un costo muy alto para su desarrollo emocional, seguridad personal y confianza, lo que se verá reflejado más adelante. Caras vemos, traumas infantiles desconocemos.

El sueño infantil es un momento importantísimo en el desarrollo de nuestros peques, que repercutirá en el resto de su vida. La propuesta es una opción amorosa y respetuosa no solo para el bebé, sino para todos los integrantes de la familia. Pero siempre partiendo de expectativas más aterrizadas con la realidad de nuestro ser mamífero y, en el caso de los bebés y niños, de su ser en evolución.

Vacunas

Tal vez no lo van a creer, pero aun siendo pediatra y habiendo sido testigo de las consecuencias devastadoras en la salud de los niños por enfermedades prevenibles por vacunación, me cuestioné estando embarazada si iba o no a vacunar a mi hijo y con cuáles vacunas.

Leí dos libros (Camp y Thompson, 2017; Fallon y Cowan, 2013) y algunos blogs de padres y profesionales de la salud antivacunas para tener su punto de vista completo. Investigué cada argumento a través de artículos publicados en revistas científicas indexadas, utilizando como buscador PubMed. Me encontré con un documental que me parece que tiene mucho sentido, porque no lo sentí tendencioso sino objetivo y claro. Se llama en inglés *Calling the shots* de 2014, realizado por la Public Broadcasting Service (PBS) una red de televisión pública de Estados Unidos. Me llamó la atención el juego de palabras del título, *Shots* es una palabra que se utiliza para hablar de vacunas inyectadas y *calling the shots* significa estar en una posición de toma de decisiones que influirá en una situación dada.

Y así sucede. Como padres buscamos elegir lo mejor para nuestros peques, poniendo en una balanza los pros y los contras, ¡decisión nada sencilla! Y con diversos comentarios e información que puede ser confusa y contradictoria.

Las vacunas no son inocuas. Dependiendo de la persona y sus características, puede responder ante las vacunas sin reacciones adversas o con ellas. Estas características no las podemos predecir, por ahora. Si bien no están libres de efectos adversos, la vacunación es de las intervenciones en salud más seguras con las que contamos. Los riesgos de reacciones graves son poco frecuentes, casi raros. Sin embargo, lo que me hizo inclinar la balanza hacia vacunar a mi hijo, fue darme cuenta de que no vivimos en una burbuja libre de tuberculosis, poliomielitis y que nadie ni nada (lactancia materna exclusiva, una excelente alimentación o no llevarlo a guardería) me puede garantizar que no tendrá complicaciones o secuelas de una enfermedad de la infancia, como sarampión.

Tampoco nadie me puede firmar un papel comprometiéndose a que mi peque no tendrá nunca una enfermedad que deprima su sistema inmune, volviéndolo susceptible a enfermarse más fácilmente.

Cuando tuve la oportunidad de trabajar en el Hospital Infantil de México pude darme cuenta de niños previamente sanos, sin factores de riesgo aparentes, que en su etapa preescolar o escolar eran diagnosticados con leucemia o hepatitis autoinmune, por mencionar algunas enfermedades que afectan el sistema inmunológico. Se me rompía el corazón al ver cómo una varicela cualquiera cobraba vidas, o el sufrimiento derivado de una meningitis por tuberculosis.

No podría perdonarme que alguno de mis hijos enfermara, aunque no tuviera complicación ni secuela alguna, de un padecimiento que pude haber prevenido. Porque la realidad es que velar por nuestros peques ardiendo en fiebre y con el corazón en la mano por el riesgo de que se pueda complicar, no es una situación que desees vivir como padre ni que tus críos la padezcan. Ya hay muchas enfermedades de las que no tenemos vacuna, y tendremos oportunidad de vivirlas para aprender de ellas. Que un niño crezca con la fiebre, no es solo por la liberación de la hormona del crecimiento, sino también porque te hace crecer como persona. Aprendemos como padres a acompañar a nuestros peques cuando están incómodos por los síntomas de la enfermedad y reconocemos que es un proceso temporal.

Vivir la enfermedad, con mocos y altas temperaturas, sin apetito ni fuerza para nada, nos hace apreciar lo que a veces damos por sentado: estar sanos.

Los pabellones de los hospitales pediátricos son tristes justamente por eso, porque hay niños, pero no gritos, risas ni travesuras.

Es importante mencionar que solo algunas vacunas que vienen en frascos multidosis contienen timerosal, que precisamente evita la contaminación microbiana. No obstante, las dosis de mercurio e incluso de aluminio son tan minúsculas, que más nos hace daño estar expuestos a metales pesados a través de comer con frecuencia atún, entre otros peces grandes, y lo que respiramos a diario en las grandes ciudades o poblaciones cercanas a fábricas. ¡Ni qué hablar de la contaminación de los mantos acuíferos! Como diría Paracelso "la dosis hace el veneno". Entonces, podemos quedarnos tranquilos de que, gracias a las vacunas, nuestros hijos no sufrirán daño alguno por metales pesados.

He escuchado el comentario de cómo algún adulto no recibió ninguna vacuna y goza de excelente salud, y nunca le pasó nada, incluso padeciendo alguna enfermedad cubierta por las inmunizaciones actuales.

Me parece que es suerte, buena fortuna. Igual que haber vivido toda una infancia sin sentarse jamás en un autoasiento o usar cinturón de seguridad y no haber sufrido ningún accidente automovilístico que generara lesiones graves o la muerte.

Pero la salud de nuestros peques no la podemos dejar en manos del azar, ni tampoco basarnos en las estadísticas que muestran que una secuela o muerte son poco frecuentes ante ciertas enfermedades prevenibles por vacunación. Nuestros hijos no son un número más. No podemos tomar decisiones basados en el miedo o en creencias sino en hechos bien fundamentados.

Circuncisión

El cuerpo es perfecto. No le falta ni le sobra nada. De ahí parto para sugerir que, a menos que sea por cuestiones religiosas o culturales, defendamos el prepucio. La piel que recubre la cabeza del pene o glande, llamada prepucio, es importante para la salud genital. Protege como una barrera antimicrobiana pero también física, evitando que la piel del glande se lastime. De hecho, si comparamos la piel de un glande circuncidado y la de otro que no, el que no tiene prepucio cambia su tejido, volviéndose más rugoso y seco. El glande protegido por el prepucio es suave y liso. Finalmente, el prepucio cumple también una función de lubricación, importante en la higiene del pene y, por supuesto, como zona erógena.

Cuando el prepucio no desciende se conoce como fimosis. Esta es normal en los niños y se espera que se resuelva en 50% de los casos antes de los 6 años de edad. Pero en el otro 50% el prepucio desciende en la pubertad y adolescencia. Mientras el niño no tenga dificultad para orinar, no tiene indicación de circuncisión. Tampoco están indicados los ejercicios para descender el prepucio. Ni siquiera en el consultorio médico con una crema anestésica. Debemos descender el prepucio de los niños, siempre pidiéndole permiso al peque (aunque no hable), hasta donde podamos hacerlo sin ejercer fuerza y con el propósito de limpiar el glande con agua. Bien dice mi querido Fernando González Ledón, excelente urólogo pediatra, que los ejercicios solo se los pueden hacer dos personas: ellos mismos o sus parejas. Nadie más. Bajando el prepucio con fuerza o de manera repetida cuando todavía no desciende fácilmente, puede lastimar y provocar un proceso inflamatorio (sinequias) y entonces sí presentar una verdadera obstrucción que requerirá manejo médico o cirugía.

En cuanto a las razones de por qué circuncidar, revisemos una por una.

Prevenir infecciones de vías urinarias y de transmisión sexual. La mejor herramienta para la prevención es la educación. Estar atentos a una buena higiene y cuando estén en edad para el romance, acompañarlos desde el amor y la comprensión, con información clara para que tomen las mejores decisiones y se cuiden al iniciar su vida sexual. Una cirugía no los va a exentar de infectarse. Aquí seguro nos preguntamos, qué dice la literatura científica. Para prevenir que un niño tenga una infección de vías urinarias se deben circuncidar ¡80 niños! (Lerman y Liao, 2001) y esto solo durante el primer año de vida. Después de los 12 meses de edad, niños circuncidados y no circuncidados tienen las mismas posibilidades. Definitivamente, siempre será mejor ofrecer un tratamiento temporal y con antibióticos por vía oral que uno preventivo pero irreversible. En cuanto a la disminución del contagio por virus de inmunodeficiencia humana (VIH) en hombres circuncidados, hay evidencia estadísticamente significativa de hombres en África Subsahariana, en donde la tasa de SIDA es muy elevada (Stegman *et al.*, 2019). Se ha observado una situación similar en barrios marginales de Estados Unidos con una alta tasa de transmisión de VIH. A la luz de esta información, me parece que recomendar circuncidar a todo recién nacido como una medida preventiva para estas infecciones es innecesario y radical.

Cáncer de pene o prepucio. Se debe operar a 100 mil niños para prevenir un caso de cáncer de prepucio (Larke *et al.*, 2011). El cáncer testicular es más frecuente y no por eso se recomienda, de manera profiláctica, removerlos quirúrgicamente. Yo digo.

Identificación con el padre. Es frecuente que los padres deseen que sus hijos estén circuncidados como ellos, por un tema de pertenencia familiar e identificación con el progenitor. Decisión de cada quien, pero considero que hay muchas otras maneras de fortalecer el vínculo padre-hijo que teniendo un pene que se vea similar. Un pediatra mayor me comentaba que todos sus hijos estaban circuncidados, pero ninguno de sus nietos. Finalmente, la cirugía no está libre de riesgos. En la estadística de González Ledón, 40 de 100 niños que son circuncidados presentan como complicación estenosis del meato urinario, es decir, que el orificio por donde sale normalmente la orina puede ser tan estrecho que les impide orinar adecuadamente. Algunos de ellos deberán someterse de nuevo a cirugía. Dos cirugías, una innecesaria y la otra necesaria, me parece un exceso.

La elección de circuncidar, aunque es de cada familia, considero que debe tomar en cuenta el hecho de que se está tomando una decisión irreversible sobre el cuerpo de un niño que no puede opinar al respecto. Entre los derechos de los peques, está el de la integridad de su cuerpo. Para que lo consideremos a la hora de decidir.

Seguridad

Prácticamente 90% de los accidentes en la población pediátrica sucede en casa o en el automóvil con un cuidador al lado. La mayoría de las veces no es por descuido, sino por falta de prevención. Pasan en cuestión de segundos y si no nos adelantamos a los hechos, es más fácil que ocurran. Hoy encontramos varios productos que nos facilitan la vida y nos ayudan a velar por la seguridad de nuestros peques. ¡No nos confiemos!

- Te invito a ponerte a gatas y recorrer toda tu casa. ¿Te das cuenta?: El mundo se ve totalmente distinto a 158 cm que a la altura que, aproximadamente, tendrá tu bebé al gatear y caminar. Detecta posibles peligros para tu bebé, cuya misión es descubrir el mundo y explorarlo con sus sentidos; la tuya, que lo haga de manera segura.
- Organiza los cables y cúbrelos. Acostúmbrate a dejar aparatos electrónicos que no utilices desconectados de las tomas de electricidad. Tu bebé podría jalar los cables y tirarse el aparato encima, o metérselos a la boca (sobre todo los cargadores de teléfonos celulares que tenemos la tendencia a dejar conectados sin el aparato). Compra protectores para las tomas de luz para evitar que introduzca sus deditos en los contactos y se electrocute.

- Si tienes escaleras, instala una puerta tanto para subir como para bajar, que no se retire fácilmente. No quieres que se ruede las escaleras en un minidescuido. Pon también una puerta para la cocina. Evitarás quemaduras por aceite que salpique o que se haga daño con un sin fin de cosas atractivas: cuchillos, productos de limpieza, ollas con contenido caliente. Ya tendrá edad para cocinar contigo.

- Baja tu cama al piso, aunque no duerman juntos. La gran mayoría de los golpes en la cabeza de los niños es por caídas de la cama: cuando le cambias el pañal y te volteas por las toallitas húmedas, cuando lo acuestas y te descuidas unos segundos, etc. El golpe será más leve si la distancia entre el colchón y el suelo no supera los 20 cm, y si además amortiguas la caída con un material suave en el piso, como foami.

- Retira de su alcance y de su vista productos de limpieza de la casa, higiene personal, maquillaje y medicamentos (ponlos bajo llave o con seguros diseñados para abrirse con llaves de imán).

- Cubre esquinas puntiagudas de mesas y muebles con protectores diseñados para ese fin.

- Toma un curso de primeros auxilios dirigido a cuidadores de bebés y niños. Invita a toda aquella persona que cuidará a tu bebé. Debe ser un curso que incluya maniobras de reanimación cardiopulmonar, técnicas para desatragantar, y qué hacer en caso de las emergencias más frecuentes en peques, como quemaduras, intoxicaciones, reacciones alérgicas, golpes en la cabeza y crisis convulsivas, entre otros.

- Desde el nacimiento hasta que sea un adulto cuida su seguridad en el automóvil. Autoasientos, *boosters* y cinturones de seguridad cuando viajen en los asientos traseros nunca deben faltar. Informarse del buen uso de cada uno y ponerlo en práctica, salva vidas. No se vale sacar al bebé con el auto en movimiento y llevarlo en brazos o darle de comer pecho porque está llorando. Vivo impresionada por cómo en mi país hay tan poca cultura vial en cuanto a la seguridad del niño pasajero. Como adultos, de manera automática nos sentamos detrás del volante y nos ponemos el cinturón de seguridad, pero ¿nuestros tesoros más preciados pueden estar sin protección mientras conducimos?

Afortunadamente, cada día son más los papás informados que buscan realizar una compra segura que les permita proteger la vida de sus hijos mientras viajan en el auto. A continuación, algunos consejos valiosísimos que todos debemos saber y que nos comparte Alma Cruz-Bañares, asesora certificada en seguridad del niño pasajero.

Desde recién nacidos hasta que alcancen los 145 cm de estatura, los niños deben viajar en un autoasiento cada vez que van en el automóvil. Debemos estar conscientes de que no basta con comprarlos, hay que aprender a utilizarlos correctamente para que cumplan su función.

Existen cinco categorías de sistemas de retención infantil (autoasientos):

- *Infantiles* o *huevitos*. Se utilizan a contramarcha únicamente. En la mayoría de los casos se pueden usar desde recién nacidos. El bebé se abrocha con un arnés de cinco puntos y duran en promedio un año.
- *Convertibles*. Se emplean a contramarcha y a favor de la marcha siempre sosteniendo al pasajero con un arnés de cinco puntos. Se pueden utilizar desde recién nacidos, la mayoría de las veces, y hasta los 5 o 6 años de edad.
- *Combinables*. Deben usarse a favor de la marcha. En un principio se pueden utilizar con arnés de cinco puntos y después se vuelven *booster* o elevador, y se utilizan directamente con el cinturón de seguridad del auto sobre el cuerpo del menor. Su uso es desde los 3 o 4 años de edad hasta los 10 años.
- *Boosters* o *elevadores*. Se utilizan directamente con el cinturón de seguridad del vehículo sobre el cuerpo del pasajero. Pueden emplearse desde los 5 años de edad o 18 kg y hasta que los niños midan 145 cm. Cabe mencionar, que cuanto más tiempo podamos beneficiar a nuestros peques con un autoasiento que emplee un arnés de cinco puntos, será mayor su seguridad. No todo es con base en el peso. Hay niños de 3 años que pesan 18 kilos y, definitivamente, no están listos para mantenerse sentados y erguidos en un *booster*.
- *Evolutivos*. ¡Todas las categorías en un mismo asiento!

¿Cómo elegir el más adecuado entre tantas opciones?

- Asegúrate de que esté certificado. Revisa en el manual y las etiquetas la certificación u homologación con la que cumple.
- Revisa el límite de peso y talla que permite en sus diferentes modalidades y compáralos con el peso y talla de tu bebé. De esta manera podrás darte una idea de cuánto tiempo te servirá.
- Si tu bebé tiene menos de 4 años de edad, procura elegir uno que se pueda utilizar a contramarcha, es lo más seguro.
- Lee el manual de tu vehículo para que conozcas las restricciones que puede tener. De ser posible, prueba el autoasiento en tu auto antes de comprarlo.
- Verifica cuál es el proceso de instalación. Mientras más sencillo sea instalarlo, menos riesgo habrá de cometer un error y, por lo tanto, más probabilidad de que funcione correctamente.

¿Cómo garantizar que un autoasiento funcione en caso de un accidente?

- No debe haber caducado (revisa la fecha de fabricación y caducidad en tu manual).
- Tener todas sus partes y piezas completas, y sin daño visible.
- No haber estado en un accidente.
- Haberse lavado de acuerdo con las instrucciones.

Cuando usamos un asiento de segunda mano podemos desconocer su historia, lo que implicaría que no sea seguro. Recuerda que adquirir un autoasiento es una inversión, no un gasto. Procura comprar siempre productos nuevos para garantizar su funcionamiento. Claro, también hay que usarlos bien.

Recuerda, es nuestra responsabilidad como adultos cuidar la vida de los niños y, dentro de los vehículos, la única manera de lograrlo es utilizando correctamente un autoasiento.

No importa si vas lejos o cerca, rápido o lento, todos los adultos debemos utilizar un cinturón de seguridad y los niños y niñas un autoasiento.

Alma Cruz-Bañares
Asesora certificada en seguridad del niño pasajero

Qué adquirir y qué no para los primeros meses de vida de nuestro bebé

Estar preparados materialmente para la llegada del nuevo integrante de la familia es mucho más económico de lo que pensamos, si hacemos compras bien pensadas.

Es frecuente invertir en cosas que nunca usaremos e ignorar otras que nos facilitarán la vida. Aunque cada familia es distinta, con gustos particulares y nunca nos podremos salvar del regalo bien intencionado, pero al que no le encontramos lugar en casa, aquí hay algunas opciones para estar listos para el gran y esperado momento.

☻ *Esterilizador de biberones*
No vale la pena. El tracto gastrointestinal no es estéril, y así como no esterilizamos nuestros pezones antes de pegarnos al pecho a nuestros bebés, tampoco es necesario esterilizar las mamilas. Con una buena limpieza con agua caliente, bicarbonato y escobilla o cepillo suave, es más que suficiente. No me gusta utilizar jabón porque al ser la mayoría de los biberones de plástico, con el uso se vuelven porosos y pueden alojar micropartículas residuales del jabón, que terminarán llegando al torrente sanguíneo de nuestros críos. Mejor evitarlo.

☻ *Calentador de toallitas húmedas*
Puede ser una opción, pero lo que más recomiendo por costo, practicidad y confort para el bebé es contar con algodón y agua calientita en un recipiente térmico portátil. Puedes adquirir una bolsa de algodón plisado, cortarlo en rectángulos de aproximadamente 15 cm de largo por 10 cm de ancho y guardarlos en una bolsa. Si deseas utilizar toallitas húmedas, busca aquellas que no tengan perfume, parabenos, sulfatos ni alcohol. Idealmente, aquellas hechas únicamente con agua.

☻ *Mueble cambiador para bebé, con o sin tina incluida*
Considéralo si puede transformarse más adelante en un mueble para colocar sus juguetes, libros o ropa. Es de gran ayuda si tuviste cesárea, porque agacharse es doloroso. Algunos tienen incluida la tina; esto implica que tienes que considerar la logística de llenarla con agua ti-

bia, que debes transportar desde el baño sin que se enfríe en el camino. Y bueno, considerar que quepa en tu cuarto y que no moje otros muebles o pisos no diseñados para ese fin. Nuevamente, para los primeros meses pueden ser una opción para tu comodidad. Pero después, si no lo puedes emplear para algo más, se vuelve un estorbo y la inversión no lo vale, desde mi perspectiva.

☺ Mochila multifunción

¡Soy fan! Nos regaló una mi mamá y fue una excelente opción en lugar de la tradicional pañalera. Tus hombros están cansados y lo último que quieres es cargarles más peso. Mejor distribuirlo en toda la espalda y llevarla a todas partes. Además, tienen múltiples bolsas y cierres que te facilitan la vida para guardar, y acceder fácilmente, tu cartera y teléfono móvil. ¡Una belleza que puedes seguir usando hasta que tu bebé sea adolescente!

☹ Cuna

Aun aquellas que se transforman en cama, terminan siendo el "guarda juguetes y ropa" más caro del mundo. La mayoría son grandes, pesadas y poco prácticas para la realidad de tener a un bebé recién nacido con el horario de sueño totalmente invertido y que, además, ¡desea comer cada 2 horas! Es preferible una cuna colecho, de aquellas que se pegan a la cama, y de preferencia, que se conviertan en un mueble que usarán más adelante. La marca mexicana Cunas Colecho, creada por Adriana Méndez, es una hermosura. Empieza como cuna colecho que se ajusta a diferentes alturas de cama, muy seguras y que se transforma en escritorio con pizarrón incluido y banca de lectura. Otra buena opción es agrandar tu colchón actual. Si tienes tamaño Queen cámbialo a King. Así podrán dormir todos juntos, seguros y, sobre todo, cómodos. ¡Para de sufrir!

☺ Asiento para el automóvil

¡Indispensable! Tengas o no auto propio, no puedes salir del hospital o de tu casa sin tener sentado y asegurado a tu bebé en un autoasiento. No es negociable. Muchas personas te aconsejarán llevarlo en tus brazos como el lugar más seguro. ¡Lo siento! No lo es. Te sentirás tentada de sacarlo de su sillita al primer llanto, ¡evítalo! Estás velando por su vida e integridad. Seguridad ante todo.

⊗ *Productos de higiene personal y cuidado de la piel*[5]

La piel del bebé es 20% más delgada que la del adulto, por eso, tiene mayor riesgo de que sustancias que para nosotros pueden ser inocuas para él sean dañinas. Las cremas con perfume, con ingredientes químicos que a veces ni podemos pronunciar, los aceites esenciales; pueden pasar a la sangre con un efecto a corto plazo (eccema, irritación de la piel) o a largo plazo (trastornos en el sistema inmune, neurológico, desequilibrio hormonal, entre otros). Aunque los efectos que estos productos pueden tener sobre cada persona dependen mucho de su predisposición o susceptibilidad, nadie puede garantizarnos que no pasará nada. Hace poco retiraron del mercado varios productos con parabenos y aluminio, pero se usaron durante muchos años, incluso en marcas que comercializan productos "naturales", sin darse cuenta de las consecuencias dañinas de su uso repetido y frecuente.

Es cierto que no podemos meter en una burbuja a nuestros peques, pero sí podemos disminuir la exposición de químicos en su día a día. Para darnos una idea, un adulto promedio utiliza mínimo cinco productos de higiene personal a diario: jabón, champú, acondicionador, crema corporal y desodorante. Lo cual implica que se expone a por lo menos 100 sustancias químicas en total. Sin tomar en cuenta los químicos que empleamos para el aseo de la casa, incluyendo lavar la ropa y trastes.

Aunque ciertos químicos pueden ser de gran ayuda, hay de químicos a químicos y no todos están regulados, y algunos no están bien estudiados en cuanto a efectos en nuestra salud a largo plazo. De hecho, la OMS reporta productos que contienen ciertos químicos que están prohibidos en algunos países, pero en otros no. Si dudamos de la presencia de químicos en los productos que usamos a diario, leamos las etiquetas del rímel, champú o desodorante. Busca aluminio o lauril sulfato sódico (SLS). Incluso, algunos jabones antisépticos y cremas para aclarar la piel o limpiarla de manchas, contienen mercurio y arsénico. Aunque las dosis son muy bajas, lo que cuenta es el uso diario y que todo suma: lo que respiramos, comemos y nos ponemos.

Esto no solo debemos tomarlo en cuenta en mujeres embarazadas y lactando, bebés y niños sino en toda la familia.

---

[5] Agradezco el apoyo de las doctoras Wendy Picasso, dermatóloga pediatra y Gisela Reyes, dermatóloga, por su contribución en este apartado

Por fortuna, hay muchas opciones accesibles en precio para productos de limpieza, maquillaje e higiene personal con menos químicos, y sin aquellos que sabemos que causan daño a nuestro organismo y al planeta, o son probados en animales. Debo mencionar tres cosas más:

- En la elección de *jabones* es preferible escoger uno con un pH ácido, no neutro. La piel tiene un pH ácido, si la lavas con un jabón neutro se puede resecar más fácilmente. Cuando el bebé es de piel sensible o con riesgo de dermatitis, una opción son los jabones sin jabón, conocidos como *syndets* (*synthetic detergents* o detergentes sintéticos). La ventaja es que, además de tener un pH similar al de la piel, respetan la grasita para evitar se reseque y disminuir la posibilidad de eccema. Mi recomendación es buscar aquellos que no contengan lauril sulfato sódico (SLS) o lauril sulfato éter sódico (SLES) que pueden ser dañinos a largo plazo tanto para la persona como para el medio ambiente. Ahora bien, podemos no utilizar jabón. Bañarnos con jabón es más un hábito que algo necesario. Como comenta Gisela Reyes Martínez, dermatóloga, "realmente quien se baña a diario y no se dedica a la mecánica, no acumula tanta mugre difícil de limpiar solo con agua. Podemos abstenernos del uso del jabón o, en su defecto, solo utilizarlo en sitios difíciles como axilas, en adolescentes y adultos".
- Lo *natural* no es garantía de salud. Desafortunadamente, las industrias y marcas artesanales han utilizado este término de manera indiscriminada, ya que su definición no es rigurosa ni clara. En general, cuando decimos que un producto o sus ingredientes son naturales, nos referimos a que están hechos a base de extractos de plantas y minerales, o bien, que contienen un mínimo de ingredientes químicos sintéticos. Pero su uso no está regulado, como el término *orgánico*, que precisa una certificación estricta por una autoridad competente y, aun así, hay abuso del término en el mercado.
- Los *aceites esenciales* no están exentos de efectos adversos. Pueden también tener un impacto negativo en la salud de las personas dependiendo de su susceptibilidad (a nivel hormonal o en pieles sensibles o atópicas). Algunos aceites no se recomiendan durante el embarazo o en bebés menores de un

año de edad. Entonces, debemos usarlos con conocimiento, guía y precaución.

Algunos consejos prácticos para el cuidado de la piel del bebé

🌱 Usa champú líquido o en barra sin perfume o fragancia, alcohol, sulfatos, parabenos o siliconas. Cuida que no caiga en sus ojitos, aunque digan "cero lágrimas".

🌱 Prefiere aceite de almendras dulces (ojalá obtenido por prensado en frío) o crema corporal sin perfume ni colorantes.

🌱 Evita el talco. Como alternativa hay productos que contienen fécula de maíz o avena coloidal.

🌱 No le pongas perfumes, colonias o productos con alcohol. El olor de tu bebé ya es delicioso.

🌱 Para el cuidado de la zona genital y anal, no necesariamente tienes que embarrar a tu bebé de cremas antirrozaduras. Evita tallar su piel con toallitas húmedas. Si usas pañal, procura cambiarlo con frecuencia para que la orina y las heces fecales no lo lastimen. En cuanto a cremas o ungüentos, que no contengan fenoxietanol, perfume, parabenos, colorantes y petrolato o sustancias derivadas de hidrocarburos. Si observas que la piel está roja, puedes usar cremas que contengan ingredientes que humectan e inmunomodulan y protegen la piel (óxido de zinc, caléndula, vitamina E, cera de abeja, manteca de karité, pantenol).

🌱 Evita el uso de aspiradores nasales o perillas. Pueden lastimar la mucosa nasal al crear una presión negativa. Es mejor utilizar una presentación comercial de solución salina en gotas o aplicar con un gotero un par de gotitas de leche materna en cada fosa nasal.

🌱 Para lavar la piel de los seres humanos a cualquier edad no es necesario emplear esponjas. Tallar la piel la lastima y con la mano es más que suficiente.

🌱 Evita suavizantes para la ropa, tienen mucho perfume y puede irritar la piel. Mejor lavar la ropa con un jabón sin color ni perfume, idealmente, biodegradable. Jabones sencillos y económicos tienen esas características. O bien, uno hipoalergénico.

☺ *Cortaúñas o lima*

Cuando se trata de cortarle las uñas a nuestros bebés, que además les crecen cada tercer día, es todo un reto. Sus mini dedos con micro uñas pueden impresionar hasta al más valiente. Más cuando hemos escuchado o vivido historias de terror. Como la de un papá adorable, Víctor, que al cortarle las uñas con unas tijeritas a Renata cuando era bebé le cortó también un pedacito de piel, que sangró como si le hubiera mutilado el dedo. No fue nada grave y sanó rápido. Pero el sentimiento de miedo, culpa e impotencia hizo que hasta la fecha no haya intentado cortarle nuevamente las uñas. ¡Ya es una niña grande de 8 años de edad! La verdad es que usar cortaúñas es lo más fácil y rápido. Solo es cuestión de aprovechar cuando duerme, no tener pulso de maraquero y sí muy buena vista o, en su defecto, lentes de aumento. Otra opción es usar limas eléctricas que encuentras en línea o en tiendas para bebés. Son una buena opción porque no lastiman la piel, entonces no hay manera de que tengas accidentes, pero te sirven hasta que los peques se pueden desplazar. Una vez que adquieren la habilidad de escapar de ti, ya no hay manera de atraparlos. Una bella y experimentada pediatra que fue mi maestra en puericultura, la doctora Amapola Adell Gras, nos sugirió cortar las uñas del bebé con los dientes de la madre. Así es fácil calcular la distancia y no lastimar a nuestros peques. Lo intenté con Otto pero no me funcionó. No sé de qué manera lo lastimé y provoqué una pequeña infección en el dedo. Seguramente con las bacterias de mi boca en combinación con la herida. Pero bueno, no quería dejar de comentarles esa opción, porque a varias familias les funciona muy bien.

☺ *Insumos para favorecer la lactancia*
Hoy tenemos a nuestra disposición una gran variedad de opciones que nos facilitan la vida a la hora de dar pecho a nuestros bebés. Desde brasieres de lactancia —algunos con diseños muy bonitos y no de abuela—, hasta cremas de lanolina de diversas marcas, tanto comerciales como artesanales. Pero lo que no puede faltar es una asesoría en lactancia con una consultora certificada. La lactancia tiene su técnica, tiene su chiste. Una buena guía evitará que nos lastimemos al lactar. Nuestros pezones no tienen que agrietarse ni sangrar, ni tiene por qué darnos mastitis. La espalda y las muñecas con una buena postura no duelen o duelen menos. Situaciones como cólicos del lactante, la idea de que nuestro bebé no se llena con nuestra leche o incluso que no está subiendo adecuadamente de peso, pueden resolverse con el acompañamiento de una asesora en lactancia con experiencia. Al igual que con una asesoría de porteo, o unas clases de ma-

saje infantil, nos sentimos acompañadas, escuchadas y creamos tribu en el posparto, que tanta falta hace.

- *Dona o almohada de lactancia.* Es muy útil al inicio, mientras nos adaptamos a darle pecho a nuestro bebé. Después, ¡hasta de pie podemos lactar!
- *Protectores absorbentes de lactancia.* Los hay desechables o reusables. En cuanto a estos últimos, puede que se vean un poco amarillentos por la leche materna, pero nada que una buena secada al sol después de lavarlos no quite.
- *Conchas de lactancia.* Para los primeros meses en los que literalmente escurrimos leche una concha recolectora es la maravilla pues no desperdicias ni una gota de tu oro blanco, al mismo tiempo que no empapas la cama.
- *Cremas con lanolina.* La lanolina es una sustancia no sintética que humecta e hidrata los pezones y piel circundante, sin afectar al bebé, para los pechos que se están habituando a un uso más frecuente e intensivo. No requieren removerse para amamantar.
- *Parches de hidrogel.* ¡Una delicia para aliviar los pezones durante las primeras semanas de la lactancia! Además de que te protegen cuando hasta el roce de la ropa te lastima.
- *Ropa de lactancia.* Hay opciones de blusas, camisetas, suéteres y vestidos cómodos, bonitos y discretos. No parecen burkas ni te hacen ver como una casa de campaña, pero sí te facilitan el dar de comer a tu bebé en lugares públicos, sin necesidad de usar una mantita, o lactar mientras porteas. De igual forma, brasieres y tops para lactancia hay de todo tipo, que se acoplan a cada mujer, y al tamaño de sus pechos y necesidades.
- *Extractores de leche o sacaleches.* Los hay de muchos tipos: manuales y eléctricos. Entre los eléctricos hay extractores sencillos, dobles, hospitalarios. Sacaleches manos libres que se insertan en tu brasier, se conectan por bluetooth con tu teléfono inteligente y que puedes usar mientras manejas, trabajas o juegas con tu bebé. Tiraleches que simulan la succión del bebé para estimular su producción. ¡En fin! Una opción para cada madre y estilo de vida. ¿Cómo elegir el mejor? Una razón más para acercarte a tu asesora de lactancia certificada.

- *Curso de lactancia y regreso al trabajo.* En donde descubrirás todos los detalles para extraerte leche y hacer tu banco con suficiente tiempo y sin estrés innecesario. Porque con una buena guía, trabajar y lactar es compatible.
- *Curso de lactancia para parejas.* El apoyo de nuestra pareja o de quien nos acompañará en los primeros meses es fundamental para una lactancia exitosa y gozosa. Queremos aliados y porristas que sepan de lactancia y de su importancia.
- *Joyas de lactancia.* Esto es para más adelante, pero luego se pasan los meses de volada y se nos olvida. Tener un recuerdo bonito en forma de dije, aretes o alguna otra pieza de joyería elaborada con nuestra leche es un regalo que deberíamos darnos para recordar esta etapa en años venideros.

Lo más importante para poder amamantar es la confianza de que puedes hacerlo y rodearte de una tribu que te apoye. Todo lo demás es muy útil pero no indispensable.

Lupita Machado

Mamá de dos, nutrióloga y consultora de lactancia

☹ *Colchones antirreflujo*

No rotundo. Ninguna guía internacional de tratamiento del reflujo fisiológico o enfermedad por reflujo gastroesofágico (ERGE) los recomienda. Son incómodos, no ayudan al bebé a dormir bien ni a sus padres y tampoco favorecen en temas de reflujo. No gastes en vano.

☺ *Lamparita de luz indirecta para las noches*

Cuando las mamás me compartían que les daba pavor quedarse a oscuras con sus bebés en las noches, no entendía realmente a lo que se referían. Esto fue a.C., es decir, *antes del Crío.* Les explicaba que no les pasaría nada a sus bebés, que la muerte súbita del infante o muerte de cuna era algo raro y más si tomaban las debidas precauciones. Me llenaba de ternura escuchar sus historias de desvelo para vigilar el sueño de sus peques, que respiraran bien cuando dormían profundos. Luego, fui mamá y d.C., *después del Crío*, hasta espejito le puse a mi bebé debajo de la nariz para asegurarme que estaba respirando. ¡Así de plácido dormía! A veces me parece que somos nosotros quienes "enseñamos" a nuestros peques a estar alertas durante su sueño y provocamos despertares innecesarios. Una lámpara de luz indirecta puede ser de gran ayuda para observar a tu bebé cuando desees, sin interrumpir el sueño de nadie. La mejor luz para dormir es la que ofrece una iluminación tenue y cálida, y las encuentras de muchos tipos.

☺ *Monitor*

Vale la pena, es la verdad. Cuando tu bebé se siente seguro en brazos de Morfeo y tú te sientes segura de separarte unos metros de él, un monitor es la maravilla. Puedes observarlo, escucharlo y darte paz cuando no están en el mismo cuarto. Existen varias opciones: los que son un aparato como tal y aquellos que instalas en tu teléfono inteligente a través de una aplicación. Mi elección va siempre dirigida a un aparato sencillo, contemplando que tenga visión nocturna con infrarrojo. Así no tienes que dejar una luz prendida.

☺ *Toalla para el bebé*

No tiene mayor ciencia, pero la realidad es que muchas veces se nos olvida lo más obvio. Con que sea una toalla agradable pero que seque bien y no deje pelusa, ya la hicimos.

☺ *Juguetes y libros*

Definitivamente, menos es más en cuanto a juguetes. Y claro, dependen de cada edad. Por lo general, los juguetes para los primeros tres meses de vida son suaves al tacto, más enfocados en sonidos y en colores que los bebés puedan diferenciar. Seguridad ante todo: sin partes que se puedan desprender si los chupan, sin ruidos fuertes, de materiales seguros.

En cuanto a los libros es fácil olvidarlos porque tal vez sentimos que hay poca interacción con nuestro bebé y lo que les leemos. Sin embargo, nos sorprenderemos cuando meses después nos percatemos de todo lo que su hermoso cerebro de esponja aprendió, y las conexiones neuronales que hizo. Además, aunque no lo creas, el hábito de la lectura empieza desde que son pequeñitos, con esos libros gordos y de diferentes texturas. Una maravillosa inversión, sin duda.

☺ *Termómetro digital (ya no comercializan de mercurio)*

Sugerencias prácticas para la elección y uso del termómetro

- La medición de la temperatura puede ser rectal, bucal, timpánica, frontal o axilar. En bebés menores de 2 años de edad o en aquellos más delgados, es preferible una medición frontal o rectal. Esto es porque el hueco axilar es amplio y el termómetro no logra entrar en contacto con la piel, además de que se mueven mucho y la medición es menos confiable. Bucal lo sugiero en niños mayores de 7 años de edad.
- Evita los termómetros de oído. La temperatura varía dependiendo de la presencia de cerumen y de si hay o no una infección de oído. Incluso, puede dar mediciones erróneas después de un episodio intenso de llanto.
- Fiebre se considera una medición en grados Celsius mayor a 38 durante más de una hora, o mayor o igual a 38.3 grados en cualquier momento de la medición.
- Febrícula no existe. Tiene fiebre o no. Es como estar embarazadícula. Estás embarazada o no.
- Dependiendo del lugar en donde se realice la medición, deberán sumarse o no 0.4 grados. Esto es porque una temperatura central (rectal o bucal) es más precisa que una periférica (frontal o axilar). Hay algunos termómetros digitales frontales que cuentan ya con esa corrección.
- Medir la temperatura en la muñeca o el brazo no es confiable.
- Los termómetros digitales dependen de baterías. Cámbialos con cierta frecuencia para lograr mediciones adecuadas.
- Los termómetros de frente son muy prácticos, rápidos y confiables. Funcionan haciendo una lectura de rayos infrarrojos sobre la piel, y son seguros para el bebé.
- Limpia el termómetro con un algodón humedecido ligeramente en alcohol después de cada uso.

☹ *Chupón*

Como diría Luis Echeverría, presidente de México en la década de 1970, "ni bueno ni malo, sino todo lo contrario". La postura frente al chupón me parece que debe ser lo menos radical posible. Más bien, abrir nuestra perspectiva y comprender por qué en algunos casos vale la pena usarlo, sin llegar al abuso.

Partamos del hecho de que los bebés aman succionar: sus dedos, el pezón, una mantita, un **dudú** o el chupón. Está en nuestro diseño humano. Desde el vientre lo hacen y, al nacer, es un reflejo que nos permite la supervivencia al lograr alimentarnos del pecho materno o tetina. Succionar también nos calma. El paso de la leche tibia por la boca, llena de terminaciones nerviosas, relaja y contiene al bebé. Succionar sin fines alimenticios es un deseo válido, porque no solo somos un cuerpo que atender. Succionar es nutrición para el alma y construye conexiones neuronales que le permiten sentirse seguro y protegido.

Sin embargo, succionar solo por el goce de hacerlo no está bien visto. De ahí deriva el famoso "ya te agarró de chupón" que algunas personas enuncian como sentencia frente al deseo del nene de mantenerse pegado al pecho. Como mamás ese comentario nos aterra. Pensamos que ya lo maleducamos, que nunca más lo podremos retirar del seno materno. Y no es así. En la medida en la que las necesidades de nuestros bebés se satisfacen en la etapa que corresponde, no tienen motivo para perpetuarlas. Pero luchamos frente a ellas, sobre todo por el peso social de "no tener un bebé dependiente y demasiado apegado", sin caer en cuenta que nuestras crías humanas nacen dependiendo de nosotros para sobrevivir y no es sino hasta los 7 años cuando podrían separarse sin morir en el intento. En cuanto a "demasiado apegados" o "muy demandantes", regresamos a lo mismo. El bebé pide lo que necesita. Ni más ni menos.

Nuestra ambivalencia al cubrir sus deseos es la que nos mantiene forcejeando entre un supuesto deber ser y lo que es. Ambivalencia que nace de no haber recibido lo que pedíamos cuando lo solicitamos en nuestra infancia y, por lo mismo, no estar habituados a darnos plenamente en la vida adulta a nuestros hijos. Esto nos genera un cansancio emocional que es mucho más agotador que el cansancio físico, que también es real. Yo recuerdo cómo me dolían los pechos y la espalda de tener a Otto pegado gran parte del día y de la noche. Pero sobre todo me dolía dudar de mis deseos de estar cerca de él, de "no estarlo mal acostumbrando a mis brazos". Todo lo que tenía claro a.C. lo cuestionaba d.C. bajo la luz de tantos comentarios y creencias. Y el cansancio no es aliado en este reencuentro con uno mismo. Ahí es justamente en donde el chupón entra como auxiliar. No como sustituto.

Una vez establecida la lactancia materna, es decir, que el bebé esté aumentando de peso y creciendo, y ya tengan un buen ritmo madre e hijo con la alimentación al pecho (lo cual sucede por lo general después del primer mes de vida) el chupón puede ser de gran ayuda. *Pacifier* se le llama al chupón en inglés, y sí, los calma y a nosotros también. La clave, me parece, radica en no abusar de esta herramienta, y no emplear el chupón como un tapón o corcho que los silencia, sin preguntarse qué necesita el bebé y ofrecérselo. En cuanto la necesidad de succionar está cubierta, lo podemos retirar gentilmente.

El problema del chupón empieza cuando lo ofrecemos indiscriminadamente, para suplir su necesidad de contención, atención y mirada con el efecto calmante de succionar. Un pedido desplazado se origina en no haber atendido apropiadamente la necesidad infantil en su momento. Entonces, el peque recurre a aferrarse a lo que tenga a la mano: su dedo, el chupón o a lo que le demos, como comida o una pantalla. Si pudiera hablar nos diría en lugar de llorar: "Mami, cárgame y juega conmigo. Necesito tu mirada como reflejo para conocerme".

Al desconocer este pedido y sentirnos sobrepasadas por su llanto y demanda, ofrecemos cosas distintas de lo que necesitan. Les negamos lo que desean con toda justicia y razón. Si nuestros bebés reciben de manera repetida una negativa en forma de objeto o comida, establecen una relación muy fuerte en el sistema de recompensa del cerebro. No nos extrañemos luego de que tengan chupón o mamila hasta después de los 5 años de edad, coman para sentir consuelo en la adolescencia o tengan relaciones obsesivas con el cigarro o los videojuegos.

El chupón puede ser un buen amigo, un aliado. Como con todo, es la manera e intención al usarlo. Y siempre averiguar la verdadera necesidad del bebé.

☺ *Carriola*

No puedo dejar de reírme al escribir este apartado. Les cuento la razón. Como pediatra algo que fomento es cargar, cargar y cargar a los bebés. La lista de beneficios es larga, para quien carga y quien es porteado. Mi esposo y yo lo teníamos claro cuando nos embarazamos e incumplimos nuestro propósito de comprar un rebozo para cada uno en un bazar exposición de fulares y rebozos. ¡Nos hicimos de 12 rebozos en total! Además, contábamos con tres fulares elásticos y rígidos, entre comprados y heredados, y una mochila ergonómica transformer para usarla desde recién nacido hasta los 20 kilos. ¡Estábamos listos para cargar a nuestro bebé por todos lados!

Considerando que las banquetas de las calles de la ciudad en la que vivíamos eran irregulares, el poco civismo vial con autos pasándose los altos y girando sin avisar con direccionales; así como la posibilidad de tener manos libres mientras nos desplazábamos con nuestro peque, descartamos por completo la compra de una carriola. Recuerdo el movimiento interno que me provocó el comentario de una madre que decía en una película "a mi bebé prefiero llevarlo cerca que empujarlo lejos de mí". No usar carriola tenía todo el sentido del mundo. Hasta que llegó el bebé real.

Quedé de verme con mi amiga del alma, Sandra, en unos viveros para caminar y charlar. Era mi primera salida sola con mi hijo durante más de 30 minutos. Mochila pañalera en la espalda, pechos llenos de leche, buenos zapatos y mi bebé cómodamente instalado en su fular rígido. ¡Nada me faltaba para nuestra primera aventura fuera de casa! Todo empezó bien. Me sentía no solo empoderada sino bajo control de la situación. Unos minutos después, Otto quiso salir del fular y reclamó su espacio llorando a todo pulmón. Para nada aceptó los brazos de su madrina, y lo cargué un buen rato para consolarlo. Me senté a darle pecho, haciéndome bolas con la mochila, el fular y la camisa de lactancia. Estaba convencida de no taparme en público, pero me sentía incómoda, acalorada. Se quedó dormido, lo metí en el fular y otra vez: ¡llanto sin fin! Por fin, se durmió en mis brazos que ya ni los sentía por el peso de cargarlo. Llegamos a un cafecito y me sentí atrapada. Sin poderme mover ni gozar mi té, ni la conversación ni nada.

—¿No te gustaría una carriola? —me preguntó Sandy con esa mirada tan suya de contención y cariño.

Y me puse a llorar. Entre sollozos le explicaba mis razones de no querer una carriola, que me sentía fracasada por no lograr cubrir una expectativa más cuando tantas mamás se veían relajadas y felices en situaciones similares.

—Tú eres tú, querida. No seas dura contigo. ¡Vamos por una carriola! Yo te la regalo. La vas a gozar y Otto también. Se puede dormir en ella, tú sentirte más libre de movimiento y siempre tienes la opción de portearlo. ¡Hasta te sirve para cargar la pañalera y más cosas todavía!

Recordé como Perrin, mi tía querida y admirada, corría en el parque con Siago en la carriola. Me vi envidiando a las familias que llevaban en el aeropuerto uno de esos artilugios con ruedas que con casi solo aplaudir se doblaba del tamaño de una maleta de mano; mientras a mi esposo y a mí se nos salían los ojos del esfuerzo de estar jalando maleta, cargar a Otto en el rebozo y correr por los pasillos para llegar al avión.

—Tienes razón. Flexibilidaaaaad. ¡Vamos por la carriola!

Con el tiempo, en la medida en la que nos sentimos más a gusto con portearlo, fuimos usando menos y menos la carriola. Pero la amplitud de perspectiva de poder usar lo que quisiera sin tener el botón de enjuiciamiento encendido fue realmente liberador.

Moraleja: seamos amorosas con nosotras, abriéndonos a posibilidades más allá de nuestras rígidas expectativas.

☺ *Pañales desechables, de tela o eliminación-comunicación*
Tenemos que partir de la idea de que usar pañales es una costumbre preponderante de la cultura occidental, y que no es una necesidad del bebé sino de los adultos que lo cuidan. Al igual que otros mamíferos, nuestros cachorros humanos no tienen en su código defecar en el lugar en donde duermen, comen o juegan. Están diseñados para sentir su cuerpo y comunicarse con sus cuidadores para avisar que están listos para eliminar orina o heces fecales. El detalle radica en que no tenemos el hábito de buscar sensibilizarnos con sus necesidades. No estamos vinculados lo suficiente con sus cuerpos y con los nuestros para reconocer las señales que nos indican que necesitan defecar u orinar. O si lo estamos, ignoramos esas señales. La realidad es que muchos de nosotros ni siquiera sabíamos que eso era posible y hemos dado por sentado que los bebés usan pañal y punto. Así como los zapatos, la ropa y los lentes de sol son una necesidad de protección o comodidad, así los pañales. Pero, eso no significa que es la única elección que tenemos.

Esto de lo que les hablo no es para padres que solo están en casa, con todo el tiempo del mundo, ni con superpoderes o con un séquito de ayudantes y nanas sin fin. Esta práctica es usual hasta hoy en algunos países de Oriente y África, que no debe remitirnos a asociar pañales con modernidad y progreso. ¡Ojo! Tengamos presente que la diversidad es la esencia misma del ser humano, una expresión de salud del tejido social.

Esta práctica se conoce como **eliminación-comunicación o higiene natural infantil.**

Vale la pena comentar que no es un método de entrenamiento para ir al baño. Tampoco los trauma ni lastima por motivarlos a "dejar el pañal y controlar esfínteres antes de tiempo". Porque justamente no consiste en controlar esfínteres. Sino en seguir nuestra intuición y atender a las señales que nos dan nuestros bebés cuando desean evacuar u orinar. Es como alimentar a tu peque o llevarlo a dormir a tiempo, es decir, cuando es su momento (no el nuestro). ¿Cómo sabemos que tiene hambre o que se cae de sueño? Porque estamos vinculados con ellos y reconocemos sus señales de hambre, saciedad y sueño. Es practicar una crianza perceptiva que involucra reciprocidad entre el niño y la persona que lo cuida.

Los bebés y niños estructuran su mundo de acuerdo con ritmos, rutinas y gestos. Es nuestra tarea estar atentos a las necesidades de nuestros peques, para ofrecerles las herramientas que les permitan satisfacerlas cuando su cuerpo lo pide. Así, sin saber leer el reloj, saben que se acerca la hora de dormir por la rutina de sueño que hemos establecido previamente: lavamos los dientes, bajamos las luces, leemos un cuento. Y nosotros, iniciamos esa rutina de sueño porque hemos leído las señales de cansancio que nos ofrece nuestro hijo. Como una pareja de baile, críos y cuidadores estamos sincronizados, aprendemos a leernos, a escucharnos sin palabras.

Como adultos es frecuente no sentirnos cómodos habitando nuestro propio cuerpo. No sabemos reconocer nuestras emociones, en dónde están alojadas y qué necesidades tenemos. El embarazo y el parto son momentos únicos, regalos de nuestra propia naturaleza, que nos invitan a estar en contacto con nosotros mismos. Crear un puente entre el cerebro emocional y el cerebro racional. Los famosos antojos responden a esta invitación. Nuestros sentidos se exacerban o, tal vez, retoman el camino olvidado en nuestra infancia. Y es a través de vincularnos con nosotros mismos como podemos más fácilmente experimentar con otros la humanidad que compartimos. Abrirnos a la vulnerabilidad de ser humanos, sin cerrarnos a la experiencia corporal, con sus placeres e incomodidades. La mayoría, desafortunadamente, estamos norteados, perdidos entre el pasado y el futuro, pero no en el presente real. Nos hemos cerrado a percibir con nuestros sentidos porque, a veces, sentir duele.

Los niños nos regresan, una y otra vez, al aquí y al ahora. Para ellos tocar su excremento es tan maravilloso como acariciar el suave pelaje de un conejo. Somos nosotros los que designamos con adjetivos negativos lo que es propio de nuestra existencia. Utilizamos eufemismos como *popó* en lugar del nombre correcto derivado del latín, caca. Ocultamos, perfumamos, tiramos a la basura para no ver jamás lo que de nosotros sale. Hacemos partícipes a nuestros peques de esta desvinculación, alejándolos de la sensación y reconocimiento de sus necesidades. No será sorpresa si después se espanta cuando ve salir de su cuerpo orina o excremento, y le cuesta trabajo "controlar esfínteres". Si come por ansiedad, si no tolera el dolor propio o ajeno. La visión adultocéntrica, esterilizada e inmaculada nos hace perder contacto, poco a poco, con nosotros mismos. Con la belleza de nuestro organismo.

Dormir con sueño, comer con hambre, sentir el agua correr por nuestra piel al bañarnos o el olor a pasto mojado. Regresar a la consciencia de cuando éramos niños. Interpretar el lenguaje sutil de nuestro ser nos permite percatarnos a tiempo de lo que necesitamos, sin que nuestro noble y amoroso cuerpo tenga que enfermarnos para que captemos el mensaje que queremos darnos a nosotros mismos.

Esa es la invitación de la práctica de eliminación-comunicación.

Solo que debemos ser amorosos y pacientes con nuestro ser adulto. Con el rechazo aprendido a estar sucios, con el miedo de "cagarla" en esta reconexión con nuestros cuerpos y el cuerpo de nuestros bebés. El pañal visto como un bastón, como una red de seguridad mientras recordamos eso que se llama confianza en nosotros mismos y en nuestros peques.

Ya sea que deseemos usar los pañales de manera transicional en esta práctica de vinculación, o bien, hasta que nuestros hijos decidan dejarlos (porque los pañales no se quitan por decisión del adulto, los niños los dejan), les comparto información para tomar la decisión entre desechables y de tela.

Ventajas y desventajas de los pañales de tela[6]

Ventajas

Salud de la piel. Disminuyen la frecuencia de rozaduras y dermatitis del pañal secundarias a los productos químicos empleados en la pro-

---

[6] Agradezco la colaboración para este segmento de Brigitte Mendoza, Ixchel Anaya y Nayeli Gayosso, madres y emprendedoras en el mundo de los pañales de tela.

ducción de pañales desechables y cuidan la piel al estar elaborados con productos naturales como cáñamo, algodón y bambú.

Salud ortopédica. Los pañales de tela le permiten al bebé adoptar la posición correcta y natural de sus piernas, en "ranita o M", lo cual favorece la adecuada formación de la articulación de las caderas. Los pañales de tela no abren las piernas de tu bebé en exceso lastimándolo, deformando sus piernas o limitando su libre movimiento para sentarse, gatear o caminar. Quien te diga lo contrario, no está familiarizado con la anatomía y fisiología de un bebé, y no tiene experiencia alguna en pañales de tela.

Beneficio ecológico y ambiental. Al ser ajustables, utilizas el mismo pañal hasta que tu bebé deje de necesitarlos. Con un estimado sugerido de 15 a 20 pañales, reducirás hasta en 99% la cantidad de pañales desechados en nuestro mundo al reutilizar tus pañales de tela. Evitarás generar más de 2 500 kilos de basura (considerando que deje el pañal a los 3 años de edad); tomando en cuenta que un pañal desechable tarda en biodegradarse de 200 a 500 años, a diferencia de un pañal de algodón que se biodegrada en un año. Para que veas la dimensión de lo anterior, ¡imagínate tener en casa 2 500 kilos de basura que no desaparecerán hasta pasados 200 años!

Cuida tu economía. El costo por unidad de un pañal desechable con una calidad promedio, ronda entre 18 a 40 centavos de dólar, es decir, 3.50 a 8.00 pesos mexicanos. Si consideramos que un bebé utilizará aproximadamente 5 500 pañales, este gasto puede ascender a más de 43 000 pesos. Un paquete de 15 pañales de tela en promedio te costará 6 000 pesos. Aunque la inversión inicial se siente más pesada, a la larga es un ahorro enorme. La ventaja es que varias empresas ofrecen la opción de pagarlos a plazos, para una compra más accesible. Además, puedes utilizarlos en otros hijos, o bien, heredarlos.

Mayor consciencia de su cuerpo y necesidades. Los pañales de tela son absorbentes, pero al no serlo tanto como uno desechable, le da oportunidad al peque de percatarse de cuándo orina y evacúa, permitiéndole estar más consciente de su cuerpo y del deseo de estar limpio. Este detalle tan importante que pasamos por alto, le proporciona herramientas para vincularse consigo mismo desde su cuerpo. Incluso puede facilitar que decidan dejar el pañal antes que aquellos peques que utilizan pañales desechables, aunque al final, el bebé es el que decide cuándo, ¡con o sin pañales de tela!

Desventajas

Requieren más energía y tiempo. No se trata de usar y tirar; sino de usar, lavar, doblar, guardar. Es importante saberlo. Aunque realmente, solo es cuestión de agarrar el ritmo para que la rutina de lavado se vuelva fácil y rápida.

Salir de viaje puede ser complicado. Al no contar con lavadora, si dejan la casa durante más de tres días, puede ser un contratiempo. Siempre puedes optar por lavarlos en una cubeta o tina y secarlos frente a la ventana. Viajar con ellos también implica considerar un buen espacio en la maleta.

Una alternativa práctica y biodegradable para viajar es usar híbridos. Son insertos desechables de algodón, que se colocan en casi todos los pañales de tela, en lugar del inserto tradicional que debes lavar. ¡Una maravilla! Porque así, solo usas y desechas la parte del pañal en contacto con la orina o heces fecales, pero sigues usando el "pul" o tela externa que es impermeable, con diseños bellos y llenos de color.

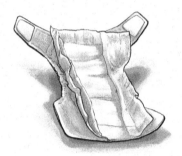

Figura 3. Pañal híbrido.

Mayor consumo de agua, electricidad y detergente. Aunque podría ser un argumento para no utilizarlos, cuando lo ponemos en una balanza con el alto costo ecológico de la fabricación de los pañales desechables, en definitiva, sale ganando la opción de usar pañales de tela. Más aún si tenemos una buena rutina de lavado, al dosificar el uso del detergente y al usar uno biodegrdable. Pero vámonos a los números para ser más objetivos. En promedio, para fabricar un pañal de tela se utilizan 15 litros de agua vs. 545 litros de agua en uno desechable. Si calculamos que un bebé empleará seis pañales desechables al día, en 2 años y medio de vida habrá usado 5 475 pañales; lo cual implica que se habrán gastado en producir todos sus pañales 3 millones de litros de agua. En cambio, al usar pañales de tela y contemplando que lavaremos 3 veces a la semana en una lavadora que gasta 200 litros por lavada, habremos gastado 78 000 litros de agua en 2 años y medio. ¡Tres millones vs. 78 000 litros de agua!

Periodo más largo de adaptación. No todos los pañales de tela son para todas las familias. A veces debemos hacer un recorrido por algunas marcas antes de llegar a la que más nos guste. Además, de que vale mucho la pena asesorarse en su uso para disminuir el riesgo de fugas o que el bebé esté incómodo.

Los pañales de tela de hoy no son como los de antes: plásticos, incómodos, que olían a rayos todo el tiempo y que no podías meterlos a la lavadora. Hoy son bellos, coloridos, suaves al tacto, lavables y de secado rápido. ¡Dan ganas de coleccionarlos de lo lindos que son!

Sea cual sea tu elección, pañales desechables, de tela o eliminación-comunicación, mis únicos dos consejos son: que tenga sentido con tu estilo de vida y con la manera en la que deseas criar a tus peques, y ¡flexibilidad! Lo que decidiste en un inicio no está escrito en piedra.

Cuando nació Otto queríamos hacer eliminación-comunicación desde el día uno. Pero no me sentía vinculada. Primero quería resolver el tema de la lactancia, que me dolía horrores y me negaba a tener que agobiarme porque mojara la cama de orina o caca. Entonces empecé a usar pañales de tela. Tenía una dotación generosa heredada de dos mamás que, como muchas, los habían comprado con ilusión en una Expo Bebé para no utilizarlos jamás por la creencia de que eran complicados y tardados de usar. Brigitte, una amiga querida, madre de dos e inmersa en el universo de los pañales de tela, fue a mi casa y nos enseñó a usarlos. Aun con ese apoyo, me agobiaba mucho por tener todo perfecto, sin fugas e, incluso, lavaba los pañales a mano porque no quería ensuciar la lavadora con residuos de caca. Me estresaba con obligaciones autoimpuestas en lugar de dormir, descansar y de disfrutarnos en ese descubrimiento casi onírico con el bebé. Cuando solté mis expectativas de "pediatra perfecta, madre ideal", me sentí más tranquila y los empecé a usar a sus tres meses de edad, combinados con eliminación-comunicación.

El lenguaje de los niños es líquido. Fluye ondulante y si uno navega con ellos de muertito, todo se acomoda sin esfuerzo. Claro, hasta que sacamos nuestros remos racionales, las redes llenas de dudas y de consejos externos.

Desde los once meses evacuó 98% de las veces en la taza del baño o en la nica. No porque hubiera controlado esfínteres, sino porque se sentía cómodo y nosotros lo acompañábamos en su deseo reconociendo lo bien que se debía sentir. Decidimos aventurarnos a aprender de nuestra incomodidad si se orinaba en la ropa o en el piso, quitándole el pañal por completo a los quince meses de edad. ¡No saben! Ponerle el pañal era como querer sujetar a un cocodrilo de esos que vemos en los documentales de los manglares australianos. Aplicaba la desnucadora y culebreaba escapándose con éxito. Pasaba del enojo al llanto, frustrado por nuestra insistencia en ponerle el pañal para orinar. ¡Pfff! Nos dimos cuenta, otra vez, que no estábamos confiando en él ni atendiendo su necesidad y deseo de estar sin pañal.

La maternidad y paternidad es una práctica de consciencia diaria. De observarse a uno mismo, una y otra vez, con amor y paciencia, sobre todo cuando estamos por tirar la toalla o la toallita húmeda, para darle más contexto. Al momento de escribir este libro, nuestro peque tiene casi 3 años de edad y todavía en ocasiones se orina fuera del baño, o nos despierta un calorcito húmedo en las noches. Bien decía mi abuela "quien duerme con niños amanece mojado". Es un proceso, para él y para nosotros, que decidimos vivir juntos con cariño y la mayor consciencia posible.

© *Basurero para pañales desechables*
Aunque mi recomendación es utilizar pañales de tela desde el día uno, tenemos que ser realistas y considerar que no todos los usarán desde el inicio (o nunca) y que incluso siendo fieles usuarios del pañal de tela, contar con un espacio para guardar los pañales radiactivos de nuestros peques mientras los lavamos, es una excelente opción. El olfato de la familia lo agradecerá.

© *Rebozo, fular, trapo hermoso, mochila ergonómica*
Los bebés desean ser cargados. No solo eso, están diseñados para ser cargados. La posición de rana que adoptan sus piernitas y caderas al cargarlos, su espalda ligeramente redondeada (xifosis), la liberación de hormonas por ambas partes que relajan y fortalecen el vínculo al tenerlo en contacto estrecho con nosotros, confirman que ser porteados no es solo un gusto para el bebé, sino una necesidad de supervivencia. Si no necesitáramos ser cargados desde el nacimiento,

caminaríamos al nacer y no alrededor de los 12 meses de edad. La Naturaleza no se equivoca.

Nos extrañamos que llore desesperado al ponerlo en su sillita con ruido blanco y seis velocidades para mecerlo. El manual y las recomendaciones antes de comprarlo hablaban maravillas del aparato. ¿Será que nos salió defectuoso el bebé?

—Debe acostumbrarse a no estar cargado todo el tiempo. No quieres echarlo a perder o maleducarlo. Te va a agarrar la medida si lo cargas todo el tiempo. ¡Lo vas a embraciar! —nos dice la sociedad.

Pero el amor no malcría. "No hay tal cosa como dar a un infante humano mucho contacto o afecto: los humanos se desarrollan con el tacto, y cuanto más lo reciban, más crecen", dice la pedagoga Johannes Ruiz Pitre. El contacto cercano con sus personas de seguridad es el prerrequisito durante los siguientes años para permitirle explorar su ambiente, a sí mismo y a los demás de una manera armoniosa, segura y curiosa (Field, 1998).

La ansiedad por la separación a destiempo y estar constantemente alerta que se refleja en el "mal dormir", en su convivencia con otros, en esta sensación de "apego intenso", es el resultado de no seguir nuestro instinto de atender sus necesidades en el momento en el que el bebé lo solicita. A mí me sucedió. Pese a tener toda la información a la mano, o almacenada en el cerebro racional, dudé de mi propio deseo de maternar y cargar a mi bebé cuando a los cuatro meses de edad se despertó buscándome y, al no encontrarme cerca, lloró. Gente que amo y respeto me sugirió no cargarlo.

—Espera unos minutos a que se calme.

Los vi tan seguros de su recomendación que dudé de mí. Puse una alarma con seis minutos para correr a abrazarlo en cuanto sonara. Mi bebé lloraba y yo junto con él. Los minutos se me hicieron eternos. Seguramente, a él también. Mi mente daba vueltas. ¿Estaré mal? ¿En verdad lo perjudicaré si lo cargo?

A veces le pedimos a los bebés y niños encontrar la paz en situaciones estresantes que ni nosotros, como adultos, podemos hallar.

¡Imagínense! Casi diez años de acompañar familias como pediatra practicante en consejos de lactancia a libre demanda, crianza respetuosa y con apego, contacto piel con piel, y con la mente totalmente en blanco, sin capacidad para tomar ninguna decisión. Así es la vulnerabilidad del posparto.

Antes de que sonara la alarma fui por mi bebé. Esa noche charlamos mi esposo y yo, tomamos la decisión de hacer equipo para escucharnos, escuchar a nuestros bebés y confiar en nosotros y en ellos.

La especie humana no ha existido hasta hoy por azar. Llevamos tan solo unos 10 000 años desde que los seres humanos nos volcamos a la agricultura y renunciamos a nuestro andar nómada. Desde que el primer *Homo habilis* pisó la tierra hace 2.5 millones de años tuvo la necesidad de cargar a sus crías para desplazarse de un lugar a otro. Para ser más específicos sobre nuestra especie, desde hace 200 000 años que pobló el planeta, el *Homo sapiens* cargó a sus peques para no dejarlos olvidados del otro lado del Estrecho de Bering.

Ser cargados implicaba, tanto como ahora, estar protegidos y no abandonados a su suerte. Desde el punto de vista evolutivo, 10 000 años no son nada para que nuestras crías humanas tengan incorporado en su genoma que duermen en un cuarto y no son la cena de nadie. Dado que no pueden hablar, utilizan el llanto como la mejor manera de comunicarse. Nuestros bebés no son caprichosos. Solo piden lo que les hace falta cuando lo necesitan. Cargarlos con la ayuda de un trapo hermoso nos facilita la vida al tener las manos libres, además de los muchos beneficios para nuestro peque y para quien lo portea.

Mochila ergonómica

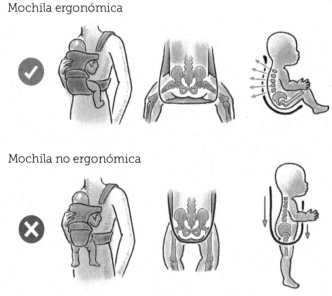

Mochila no ergonómica

Figura 4. Una imagen habla más que mil palabras.

Cargar a tu bebé es una de las mejores decisiones que puedes tomar. Ahora, ¡cárgalo bien para no lastimar sus caderas, piernas ni espalda! Recuerda, si lo vas a cargar en tu pecho, que sea siempre corazón con corazón. Evita que te dé la espalda. Algunos padres cargan a sus bebés viendo "para afuera" con el objetivo de que no se aburran y compartirles una visión del mundo maravilloso. Pero no es una posición ideal para su salud. ¡Evítala!

¿Por qué vale la pena portear a tu bebé?

- Estimula su sistema propio vestibular, lo calmamos y contribuimos a un neurodesarrollo balanceado.
- Ofrece una experiencia multisensorial al fomentar conexiones neuronales que le darán la base para respuestas sensibles, coordinadas y estables a diferentes situaciones, es decir, una adecuada integración sensorial y psicomotriz.
- Contribuye a prevenir la displasia del desarrollo de la cadera, y es parte del tratamiento en caso de padecerla.
- Promueve el vínculo madre y padre con el bebé al liberar oxitocina debido al contacto físico continuo, lo que disminuye el riesgo de depresión posparto y afianza el vínculo con sus cuidadores.
- Ayuda a desarrollar en el bebé un sentimiento de seguridad y confianza, cimentando las bases para una relación saludable y amorosa con el mundo y con ellos mismos, es decir, fomenta una crianza para la paz.
- Facilita la lactancia materna.
- Es un excelente recurso en caso de que el bebé tenga enfermedad por reflujo gastroesofágico, así como algún trastorno funcional digestivo del lactante: cólicos, disquecia, regurgitaciones.
- Favorece el método canguro y la experiencia piel con piel en los bebés prematuros, ya que regula la respiración, actividad cardiaca, tono muscular y beneficia el incremento de peso.
- Permite cargarlo en una posición equilibrada, estimulando ambas partes del cerebro y el cuerpo, para promover una respuesta atenta y adecuada a los estímulos del medio.
- Es práctico para estar en casa o fuera de ella. Manos libres todo el tiempo.

- Bien empleado, limita lesiones de espalda, muñecas y cuello porque favorece el descanso del cuerpo de quien cuida y es cuidado.
- Crea la oportunidad de una relación segura y de una crianza con apego.

Consejos prácticos del porteo

Cuando viene la hora de elegir, podemos sentirnos desbordados con tanta información. A continuación, Bere Reyes, asesora de maternidad, educadora perinatal y certificada por dos escuelas de porteo, nos orienta en el tema.

☞ *El favorito de inicio, el fular elástico.* Es una tira de tela larga, muy larga, que en su composición tiene alguna fibra sintética elástica, como licra o elastán, que es justo lo que le da su nombre. Casi siempre se usa preanudado, eso quiere decir que primero te pones el portabebé y luego, al bebé. Es dócil y fácil de usar, por eso, es el de bienvenida al porteo. Pero recuerda que esas fibras elásticas se vencen y después de los 8 kg no es seguro seguir usándolo ni se puede heredar, eso lo hace tener una vida corta.

☞ *El tradicional rebozo o chal.* Hermoso y resistente, se encuentra a lo largo de México y otros países de Centro y Sudamérica. Su nombre en náhuatl lo dice todo: *centzontilmantli* o "manta de mil colores". Es una maravilla para la vida diaria, pero debemos asegurarnos de comprar uno para porteo y no nomás para vestir. Los rebozos para cargar bebés tienen un tejido que soporta más peso y que no se va a abrir nunca. Se pueden heredar de generación en generación y perpetuar la tradición de cargar a nuestros bebés. Aprendiendo un par de nudos haces maravillas y puedes portear desde un recién nacido hasta un peque de tres o cuatro años o hasta que el cuerpo aguante.

☞ *El rey de reyes, el fular rígido.* Se llama así porque no tiene ningún componente elástico en sus fibras, sin embargo, según el tejido del fular, la tela se amolda bellísima al cuerpo de quien portea y es porteado. Tiene una curva de aprendizaje un poquito más larga, pero valdrá la pena porque es muy versátil y enamora para siempre. Se puede usar desde recién nacido y hasta que la criatura se queje y ya no se deje cargar.

Notarás que se venden por tallas. La talla "base", cómo se dice entre porteadoras, es aquella con la que se pueda hacer una cruz envolvente (uno de los nudos básicos del porteo). Esa será la guía cuando queramos seguir los videos tutoriales de nudos locochones que nos ofrecen en redes sociales y que, como receta de cocina hacen referencia a "fulares talla base +1, +2, etcétera".

☞ *La que creemos que es fácil de usar y lo que es fácil es usarla mal: la mochila.* Muchos pensamos que al verse como una mochila lista para el uso, podemos poner al bebé dentro y listo, ¡relajarnos! Pero en realidad, también lleva sus ajustes y hay que saber emplearla. Las mochilas ergonómicas no son tan accesibles en precio, pero a la larga son una gran inversión. Muchas de ellas crecen conforme tu peque crece, y puedes ajustarlas incluso para usarlas en la espalda. Son cómodas y funcionales, pero tiene su chiste usarlas correctamente y para no lastimar ni al bebé ni a quien lo carga.

☞ *Portabebés armados.* Existen varios tipos de portabebés "armados": los de inspiración oriental, las bandoleras que tienen anillas, y otros tantos. En este punto, quiero hacer una pequeña advertencia. Si algún día se atraviesa uno de esos fulares prearmados que son como tres discos de tela cosidos juntos y que nunca les encuentras pies ni cabeza, ¡abstención es la opción! No gastes en este tipo de fulares, aunque estén con un gran descuento en la venta nocturna. Parecería que la idea no es tan mala y se ven bonitos, pero si recordamos el tema de las tallas: "una lavada más dos tacos y ya no te queda" diría mi madre. ¡Y así es! Los portabebés deben ir bien ajustados a nuestro cuerpo y al del bebé, si alguno de los dos crece, el fular prearmado ya no sirve.

¿Por qué buscar la asesoría de personal certificado y no solo quedarnos con el instructivo del fular o un tutorial de YouTube?

Con la información anterior, podemos darnos cuenta por qué es indispensable una asesoría con una consultora certificada en porteo, por qué necesitamos conocer los distintos tipos de portabebés, probarlos y ver cuál va más con nuestro estilo de vida antes de lanzarnos a comprar uno. De lo contrario, el fular termina colgado en la cuna que se volvió tendedero, junto con el cojín de lactancia, el calentador de toallitas y todas esas cosas que compramos, pero nunca usamos. Como puedes ver, el mundo del porteo al igual que el de la maternidad, ¡es inmenso! Papá portea distinto a mamá y cada familia es única, cada bebé es diferente.

Las asesoras, educadoras y consultoras de porteo invierten tiempo estudiando el desarrollo, la fisiología, la anatomía y las necesidades especiales de los bebés para lograr transmitir ese conocimiento necesario para el beneficio de toda la familia que desee portear. Las asesorías están hechas a la medida. Algo que ningún video de ninguna plataforma te van a dar.

Si hacemos la cuenta de lo que invertimos en un buen portabebé y un par de asesorías, notaremos que es mucho menos de lo que pagaríamos por una carriola o la cuna viajera que nunca usamos. Con la ventaja de sumar a un ambiente sostenedor. Pues la asesoría no consiste únicamente en repasar la técnica de un buen amarre o medidas de prevención para favorecer la anatomía y fisiología de nuestro bebé con el porteo, sino que es una maravillosa oportunidad de charlar, compartir y hacer tribu. Darnos cuenta de lo que somos capaces de lograr con un buen acompañamiento y empoderamiento, contar con la oportunidad de abrazar a nuestros peques con manos libres ¡y hasta ir al baño sin complicarnos la vida!

El porteo, más que una moda, es una necesidad. ¿Recuerdas el abrazo de mamá en momentos de tristeza, consuelo o simplemente gusto? Esa misma contención necesita tu bebé en todo momento. Ese abrazo que le das a través del porteo le brinda, a los dos, calma y fortalece la autoestima. Contienes su cuerpo y corazón vinculado al tuyo.

Norma Oliva

Asesora certificada en porteo y masaje infantil

☺ *Calzones desechables protectores para mamá en el posparto.*
Aun siendo médico nunca se me atravesó por la mente el sangrado del posparto. Un agradecimiento más a mi amado obstetra, Luis Espinosa, por el recordatorio. Lo que encontré como la opción más có-

moda y efectiva fueron unos calzones desechables. También puedes usar toallas femeninas nocturnas con un calzón grande y que te cubra hasta el ombligo, para darte buen sostén y evitar mancharte. Otro consejo, en caso de parto vaginal, son los *pads* de gel para congelar. Ayudan a desinflamar y dar alivio a la vulva y periné, que acaban de pasar por "el aro de fuego".

¡Todo listo! Ahora, a nacer y renacer!

Capítulo 3

Nacimiento. La importancia de saberse mamíferos

Y luego, cuando ante ti se abran muchos caminos y no sepas cuál recorrer, no te metas en uno cualquiera al azar: siéntate y aguarda.
Respira con la confiada profundidad con que respiraste el día en que viniste al mundo, sin permitir que nada te distraiga: aguarda y aguarda más aún. Quédate quieta, en silencio, y escucha a tu corazón. Y cuando te hable, levántate y ve donde él te lleve.

Susana Tamaro
Donde el corazón te lleve

El 4 de julio llamé a mi mamá para decirle que si no venía a la Ciudad de México se iba a perder el nacimiento de su nieto. A las 2:45 de la tarde dejó todo lo que estaba haciendo y agendó un avión a primera hora del día siguiente desde Tuxtla Gutiérrez, Chiapas.

Sentía que mi bebé nacía cada tarde desde esa fecha hasta su nacimiento real 22 días después. Mis contracciones no eran regulares ni intensas, como después descubrí que son las verdaderas, pero creía firmemente que el parto de mi peque sucedería sin mayores molestias ni complicaciones. Mi fantasía de ser un ente distinto, afortunado con un parto prácticamente sin dolor, poblaba mis horas. Hasta le pregunté a Luis, mi obstetra, si era posible que me despertara y viera a mi bebé dormido al lado. ¡Ups! ¡Ya nació!

Veía videos de mujeres que daban a luz solas en tinas inflables en sus casas y me imaginaba pariendo como una diosa con leves gemidos, cara de éxtasis y mi esposo al lado como un amoroso templario.

Los días pasaban y nada que nacía Otto. Mis suegros llegaron de Suiza y yo me sentía como un chiste mal contado que ya no hace gracia. De alguna manera, tenía la sensación de que todo dependía de mí, y había algo que no estaba haciendo o estaba haciendo mal.

La dulce espera se volvió eterna e incómoda, física y emocionalmente. Tenía una panza gigante, me dolían los pies hinchados a los que
ningún zapato calzaba. Dormía en una hamaca para tolerar el dolor
de espalda. Tenía un timbre para llamar a Franz, mi esposo, cuando
quería ir al baño, porque me aterraba bajarme sola y encallar a la mitad de la sala.

Hice de todo para provocar el parto: comer dátiles, caminar horas y
horas, saltar en la pelota gigante, la posición de la diosa y otros ejercicios de yoga, acupuntura. Respiré haciendo visualizaciones para abrir
mi canal del parto. Hablé con mi bebé para animarlo a darse a conocer.
No puedo negar que disfruté de esa etapa, consentida y apapachada
por mi familia. Comíamos delicioso cada tarde, pero no podía dejar de
ver cómo avanzaban las horas y la semana 42 estaba más y más cerca.
Más cerca y yo sin parir. Eso significaba que me tendrían que inducir el
parto. Primera intervención con el riesgo de que vinieran otras. Primer
"fracaso" como mujer que, supuestamente, sabe parir.

Otto seguía creciendo. Como dice mi esposo "esa es su tarea". Ya
iba por los 4 kilos y cachito, pero yo tenía muy claro que mi cadera se
abriría para darle paso. Solo me dolía el corazón de no haber iniciado
el trabajo de parto de manera espontánea.

Miércoles 24 de julio: Ya estamos cerca de la semana 42. Te propongo inducir tu parto sin medicamentos. Te voy a poner un balón
en el cérvix que permitirá una dilatación de 6 cm, aproximadamente.
De ahí, será como hilo de seda, dijo Luis Espinosa, mi obstetra.

Quedamos de vernos en su consultorio a las ocho de la noche para ponerme el balón. Tenía una maraña de emociones, pero confiaba.
Como confío ahora en mi equipo, en Luis. En mi capacidad de parir.
La colocación del balón me dolió horrores. Me la pasé pidiendo disculpas por mi incomodidad todo el procedimiento. Creo que me dolía más el alma que el cuerpo. Verme tan vulnerable, con las piernas
abiertas y el alma fragmentada. Tenía miedo. Miedo a lo desconocido,
al dolor, a no poder.

Fue una noche muy incómoda. Deseaba con todas mis fuerzas
que mi cuerpo expulsara el balón e iniciara mi trabajo de parto. Llegar
no con seis centímetros de dilatación sino con nueve. Pero no fue así.
Al día siguiente, la revisión mostró dos centímetros de dilatación sin
borramiento del cuello uterino. Es decir, ¡nada! Segundo "fracaso" como mujer que, supuestamente, sabe parir.

Jueves 25 de julio: Empezó a llover. Como si el cielo adivinara mis deseos de llorar a raudales. Pero soy una optimista empedernida. Me repetía una y otra vez: yo puedo parir.

Luis me ofreció un medicamento oral para inducir las contracciones y me pareció buena idea. Lo que no se veía tan bien era el tránsito suscitado por la lluvia en mi caótica pero hermosa ciudad, por lo que después de charlarlo, Franz y yo propusimos mejor quedarnos en el hospital para continuar lo que seguro sería un trabajo de parto exitoso. ¡Ya faltaba poco!

Segunda dosis de medicamento y nada. Las contracciones eran como las que había tenido durante casi todo julio, cuando mandé a llamar a mi mamá por mi parto inminente. Yo seguía saltando en mi gran pelota al ritmo de Timbiriche, un grupo que me encantaba desde la infancia, decidida a no dejarme abatir por mis parásitos mentales, cuyas voces se hacían más y más fuertes.

En eso, se abrió la puerta de la habitación.

—¿Cómo vas? —preguntó con su voz calmada.

Era Michel Durán, mi amigo y acupunturista. Su visita me cayó de perlas. Una aguja por aquí, otra por acá. ¡Ahora sí que empezarían mis contracciones! Y sí. Bonitas, rítmicas, cada vez más frecuentes. En poco tiempo, se me rompió la fuente. ¡La emoción de la vida!

¡Rumbo a lo desconocido, pero ahí vamos! Sentí que todo se alineaba. Nacería el día de Santiago Apóstol, y no porque sea particularmente religiosa, sino porque Franz y yo nos conocimos en el Camino de Santiago de Compostela. Entonces, ni mandado a hacer el día del nacimiento de nuestro bebé.

—Luis, ¿podrías hacerme un tacto para ver cómo voy?

—Tienes 2 cm. El cuello sin borramiento. Vamos a esperar no más de 24 horas, por la ruptura de membranas (aguas, la fuente) y no correr riesgo de infección. ¡Ahí vamos!

Llegó la noche y se fueron las contracciones. Otto estaba bien. Pero yo, nada más no avanzaba. Quería irme a casa. A mi cama. Dejar el nacimiento para otro día, otra semana. Me quedé dormida llorando. Tercer "fracaso" como mujer que, supuestamente, sabe parir.

Viernes 26 de julio: Desperté sin tener a mi bebé aún entre los brazos. No sucedió mi fantasía de que naciera sin que me diera cuenta. Ni tampoco tenía contracciones. Por el tiempo que había pasado desde que rompí la fuente, Luis sugirió que, si para mediodía no había empezado aún el trabajo de parto, canalizarme y pasar oxitocina por la vena para inducir el parto.

Sentí como si me hubiera mandado al paredón. El paredón de fusilamiento para las mujeres que no confían en su cuerpo, que no saben parir, que están llenas de miedos, pero los ocultan de maravilla. ¿Cuál era mi bloqueo que me impedía avanzar? ¿Dónde estaba el elefante en el cuarto que seguro todos veían menos yo?

No hay plazo que no se cumpla. Llegó mediodía y las contracciones ¡ni sus luces!

—Último intento —pensé—. ¡Ánimo! ¡Aún tengo oportunidad de un parto vaginal! ¡Yo puedo parir!

Y las contracciones empezaron. Las buenas, las intensas, las que te dejan sin aire. Una ola grande seguida de otra más grande. Sentía cómo mis caderas se abrían. Me volví un mamífero. Larissa, la fotógrafa que contratamos para que nos acompañara en nuestro parto idílico, me estorbaba. Las voces de las enfermeras afuera del cuarto, no las toleraba. Ni la música que había elegido para el momento del nacimiento. ¡Tan linda que me había quedado! Quería oscuridad, irme a un rincón y jalarme del rebozo colgado en la pared para hacer fuerza y pujar. Literal, aullaba. Las contracciones con oxitocina sintética son más intensas y no permiten que el cuerpo tome un respiro. Pero me repetía una y otra vez: "esto no es sufrimiento, es dolor". Sufrir es cuando no tienes una razón que justifique lo que sientes. ¡Y yo estaba por conocer a mi bebé!

Cuando mi doula me propuso entrar a la tina respondí, según yo muy decente, pero seguramente con un grito:

—¡No soy un delfín! No voy a parir en el agua.

—No, no. Es para relajarte. Verás que te ayuda —dijo mi doula.

Franz, ya estaba adentro, esperándome.

"3, 2, 1, bajando a la ballena". Así me sentía. Gigante, torpe, vulnerable.

Pero al contacto con el agua tibia, todo cambió. Me relajé. Mi cuerpo no pesaba. Podía mover las piernas a mi antojo, mi cadera flotaba. Las contracciones fueron más fáciles de sobrellevar. Pude respirar mejor. Las horas pasaron eternas y al mismo tiempo, cortas en mi mundo mamífero. Sentía que todo avanzaba bien. Casi podía tocar la cabeza de mi bebé. El momento de tenerlo entre mis brazos estaba cerca. "No es sufrimiento, es solo dolor".

Ya era de noche. Necesitaba saber cómo iba mi dilatación, el borramiento del cuello uterino. Cuánto más faltaba. Pedí a Luis un nuevo tacto, que me dolió hasta la esquina de enfrente.

—Tienes 2 cm. Discreto borramiento del cuello. Tu bebé está bien. Sin sufrimiento fetal.

¿Dos centímetros? ¿Dos centímetros? Ni siquiera tendría que estar en el hospital con dos centímetros. Algo está pasando para que no nazca Otto y no por mi insistencia en tener un parto vaginal lo voy a poner en riesgo.

—Luis, vamos a cesárea. Esto no avanza —le dije entre contracción y contracción.

Vi la cara de alivio y apoyo de Franz. Pobre, también la estaba pasando mal.

Algo que valoro mucho es que fui yo quien tomó la decisión. Luis me acompañó, me dirigió. Mi doula también. Pero la última palabra fue mía y tuvo más fuerza con la mirada cómplice de mi esposo.

—Es una decisión acertada —dijo Luis, reconfortándome. Él sabía lo mucho que quería un parto vaginal. También lo sentí aliviado por mi decisión.

—¡Y quítenme este dolor que ahora sí no tiene ningún sentido! —grité.

Camino al quirófano, las contracciones seguían, ahora sí insoportables. Ver la cara de Natalia Téllez, nuestra neonatóloga y amiga, me llenó de tranquilidad y alivió mi dolor que era tanto físico como emocional.

Lo que pasó a continuación no lo recuerdo bien. Pude balbucear la canción que quería para recibir a Otto. Bueno, Franz interpretó lo que intentaba decir (ya acostumbrado a mis desvaríos): *Feels so good* interpretada por Chuck Mangione.

Me quedé dormida antes de que hiciera efecto la anestesia. Estaba agotada. Cuarto "fracaso" como mujer que, supuestamente, sabe parir.

Nuestro bebé nació grande. Más grande que cualquier paciente que hubiera pasado por mis manos. ¡4 kilos con 670 gramos! Franz me recordó que había pedido un bebé grande. Tenemos que ser cautos y específicos con lo que pedimos. Y aunque Luis me aseguraba que, si hubiera intentado un nacimiento vaginal, digamos en un rancho perdido en la sierra, hubiera acabado en tragedia para el bebé y para mí, mi sentir era que no había podido. Que había fracasado por completo.

Ese dolor sin sentido sí que me hacía sufrir. Estaba en duelo. El duelo de la mujer que creía que era y no fui; de la mujer que no podía ver frente a mí, ahora convertida en madre. Lloraba hacia adentro sepultando las fantasías y expectativas que tenía. Porque llorar hacia fuera cuando tu bebé acaba de nacer parecería absurdo, cuando solo puede ser de alegría. Y estaba contenta. Nació precioso. Yo sé. Todos los bebés son hermosos, pero el mío en verdad que estaba chulo. ¡Imagínense! Pesaba lo que casi un bebé de dos meses. Estaba cachetón, rosita, sano. Se pegó al pecho de inmediato y estuvo pegado a mi cuerpo casi una hora. Pero yo no lo sentía. Me sentía lejos, muy lejos de ahí. Lejos y cerca. Cerca y lejana. Fragmentada.

Perdí la voz casi dos meses. En un inicio creí que era por todo lo que había gritado en el parto. Pero realmente, era porque no podía articular el dolor tan profundo que sentía de saberme perdedora en mi propio campo: la maternidad. Mi cuerpo se hinchó tanto que una pierna era del tamaño de dos en tiempos normales. Todo lo guardé. No lo podía sacar. No quería que me vieran. Quería seguir, como mamífero, en el fondo de una madriguera para lamer mis heridas. Deseaba besar a mi hijo, pero al mismo tiempo tenía un deseo profundo de rechazo. Di a luz, pero lo único que quería era apagarme.

La casa estaba llena de visitas, de alegría.

A mí me dolían los pechos, la herida de la cesárea, los pies, la cara de la pena de no haber parido. Me dolía el alma hecha cachitos. Pero no tenía tiempo ni espacio para vivir mi duelo.

Mi bebé real buscaba mi presencia, mi leche, mi calor. El llamado de la selva era más fuerte. Me puse en pausa. Ya lo trabajaría después. Ahora, a cuidar del crío. Un día a la vez.

¡Hola, qué gusto verlos de nuevo!

Ahora deseo compartir un consejo con las parejas. Tal vez el más importante de todo este capítulo, porque aquí viene el parto y empieza lo bueno. ¡Soltar!

Nos preparamos con todo, Elisa y yo. Y cuando digo todo, es todo: la música, el aceite esencial, etc. Teníamos ideas muy precisas de lo que queríamos y de lo que no. Es normal tener expectativas. Vívanlas. Pero antes del gran día, hay que dejarlas ir. Incluso, se me ocurre que, para despedirse de ellas, pueden escribir en un papel la historia perfecta del parto de sus sueños, con todos los detallitos. Y al final, en una pequeña ceremonia, pueden quemar el papel y decirles "adiós".

Lo importante en el parto es dejarse transportar por el acontecimiento, que es la llegada a este mundo de un nuevo ser, como un barco se deja llevar por las olas del océano. Lo cual no quiere decir que no se hace nada, al contrario. El barco a veces necesita rectificar su trayectoria, para llegar al destino: el nacimiento de nuestro bebé. ¿Quién va a maniobrar el timón? Aquí van a estar sorprendidos con lo que les voy a decir, pero quien da órdenes en la embarcación es el capitán del buque, es decir, la mujer pariendo. Ella, y solo ella, podrá decidir qué hacer. Y todo el resto de la tripulación, estaremos ahí para apoyarla en su oficio, para asistirla y en la medida de lo posible, cumplir todos sus deseos.

No lo olviden: los protagonistas de un parto son la mamá y su bebé. Los demás somos solamente testigos. Y ¿los familiares? Ahí les voy a dar una tareíta, no a las parejas, sino a los familiares y amigos.

Yo sé, y particularmente en los países latinos, que todo puede ser pretexto para hacer una fiesta. Pero imagínense haber corrido hasta la cima del Citlaltépetl* (Pico de Orizaba) con una mochila de 25 kg y de regreso. ¿Cómo van a estar a la vuelta? Yo estaría agotado. Este es el estado en el que van a estar, tanto la pareja como la madre, durante la semana que sigue al nacimiento.

¿Su tarea? ¡Simple! Sí, ir a ver la nueva familia, pero tal vez no de inmediato. O si así lo desean, preguntar antes si pueden ir. Y en el caso que puedan, no hacer una visita de mucho tiempo y preguntar si necesitan algo de ustedes, como llevar la ropa a lavar, por ejemplo. Tendrán toda la vida para disfrutar del nuevo miembro de la familia. No se ofendan si no pueden ir, no es personal. Además, no ir no es impedimento para festejar el nacimiento en otro lugar.

* Citlaltépetl viene del náhuatl y significa "Montaña de la Estrella". Lo elegí porque a Elisa le gustan mucho las estrellas. Altitud: 5 636 m.

A los nuevos padres, es decir madre y pareja, también les dejo tarea: es el momento de decir "no". Y se vale pedir a los invitados que se retiren cuando así lo necesite la nueva familia. Si desean pueden regalar a sus amigos y familiares este libro con una señalización justo en este apartado. O bien, escribir una carta con sus propias palabras, de manera clara y amorosa, para decir lo que desean y enviarla a toda persona susceptible de ir a visitarlos.

Una disculpa por estos términos un tanto crudos, pero es muy importante que lo tengan en mente.

Así como yo, muchas mujeres que buscamos un parto acabamos en cesárea, lo que no es en absoluto un fracaso. Pero sí se siente así. Trabajar nuestro duelo, verbalizarlo y acompañarnos es vital para nosotras como mujeres, pero también para nuestros peques y familias. Se siente como que nunca hay tiempo para hacerlo y, a veces, seguimos en duelo tres, cuatro años después. Incluso si tuvimos el nacimiento que tanto anhelamos solemos prepararnos mucho para el gran momento, pero no para el posparto. Y nos cae de golpe. El trancazo del posparto. Hablaremos más de esto en el siguiente capítulo. Por ahora, vamos a concentrarnos en la importancia de vivir el nacimiento de nuestros peques abrazando nuestra esencia mamífera.

Un bebé no se tiene, se recibe. Está en mi cuerpo, pero no es mío. Ahí empieza la ambivalencia de la maternidad, entre el amor y el odio, la aceptación y el rechazo.

Elizabeth Pérez Jandette
Psicoanalista y psicoterapeuta contemplativa

Nuestro cuerpo está hecho para albergar vida, dar a luz y seguir dando luz a nuestros hijos. Los cambios que vivimos a lo largo del embarazo nos preparan para el nacimiento de nuestros críos y una vez que nacen, hay todavía más cambios en el sistema neuroendocrino, tanto de las madres como de los padres, ofreciéndonos todas las herramientas para cuidarlos durante los siguientes dos años. Generamos nuevas neuronas, nuevas conexiones para tal fin. La sabiduría del cuerpo es monumental. Nos adaptamos a esta nueva etapa, especializándonos en ofrecer las respuestas necesarias para garantizar la supervivencia y bienestar de nuestras crías (Hoekzema *et al.*, 2020, 2017; Grattan, 2011).

El detalle es que no solo somos un conjunto de sistemas bien alineados con el cerebro instintivo. Dependemos de que nuestro ambiente nos ponga al alcance los recursos para que la naturaleza siga su curso. Existe la tendencia a intervenir demasiado en lo que no se debe, y dejar huecos en lo que es fundamental para facilitar el vínculo madre-bebé, la lactancia materna y un tránsito más apacible por el posparto.

Las necesidades que tiene cada mujer son distintas, pero el objetivo general debe ser ofrecerle todo lo que podamos para que su experiencia de parto sea positiva. Habrá mujeres que se sientan cómodas y tranquilas en una sala de quirófano. Otras en un lugar en donde se pueda regular la luz y se sienta un ambiente cálido. Unas desearán estar con personas distintas de quien pensaron acompañarse en un inicio. Sea cual sea el escenario, debemos sentirnos en confianza y seguras. No perder de vista algunos puntos elementales, imprescindibles para el beneficio de la díada madre-hijo.

El cuerpo de la madre precisa señales que le permitan reconocer que el bebé que acaba de nacer sobrevivió. De lo contrario, no producirá la cascada de hormonas que contribuirán a un buen suministro de leche y a un apego fuerte (Segura-Pérez *et al.*, 2022). Así de sencillo. El estímulo externo de nuestras crías al estar en contacto con nuestro cuerpo, piel con piel, y succionar en la primera hora de vida marcan toda la diferencia.

De ahí la importancia de la hora de oro y del alojamiento conjunto.

El recién nacido está genéticamente preparado para esta interacción única e irrepetible con su madre, dejando una imborrable experiencia en la vida y en su desarrollo. Nuestro objetivo como profesionales de la salud debe ser propiciar un medio seguro, íntimo y de acompañamiento durante estos primeros minutos.

Natalia Téllez
Neonatóloga

La hora de oro[7]

La hora dorada o primera hora de vida, es el tiempo durante el cual el bebé lleva a cabo el proceso de adaptación innata, hasta lograr alimentarse por primera vez.

Si las condiciones de la madre y el bebé lo permiten, el contacto piel a piel se iniciará inmediatamente al nacer, ya sea por parto o cesárea, después del pinzamiento del cordón (lo idóneo: cuando el cordón deje de latir). El contacto se mantendrá durante el proceso completo que incluye nueve pasos, y cuya duración ideal es entre 45 minutos y una hora. De ahí su nombre.

Una de las mayores ventajas de "la hora de oro" es que permite que se produzcan, tanto en la madre como el bebé, niveles óptimos de oxitocina en sangre: la famosa "hormona del amor". La oxitocina endógena o natural que produce nuestro cuerpo es un neurotransmisor cerebral que actúa disminuyendo la actividad del sistema nervioso simpático (el que actúa en momentos de peligro o estrés) con el consecuente aumento de los niveles naturales de endorfinas. La naturaleza, que es sabia, induce con la liberación de oxitocina un deseable efecto antiestrés en la madre: baja la tensión arterial y el ritmo cardiaco, generando una sensación de bienestar y relajación, además de una óptima termorregulación para la madre y el bebé.

También ayuda a mantener un equilibrio emocional en la díada. Perfecciona en la mamá su nivel de percepción para detectar las reacciones y emociones de su hijo, logrando mayor confianza y seguridad para ofrecer los cuidados básicos que el bebé necesita, pero, sobre todo, "la hora de oro" facilita la lactancia. Al incrementar la producción de leche desde el primer momento, permite que se establezca el amamantamiento por un periodo prolongado. Por si fuera poco, genera una gran satisfacción materna, con la expresión de sentimientos positivos de reciprocidad y, en consecuencia, disminuye el riesgo de depresión posparto.

---

[7] Gracias a la doctora Natalia Téllez por tomarse el tiempo para compartirnos lo que con tanta maestría, pasión y entrega practica en su vida profesional.

Los efectos favorables en el recién nacido son múltiples

"La hora de oro" es el primer paso, gentil y amoroso en el pecho de su madre, para adaptarse y conocer una nueva forma de vida. En el momento del nacimiento, el bebé siente la separación de su madre e inicia el proceso de respiración por sí mismo, lo que genera estrés y estimula su sistema nervioso encargado de la supervivencia. Al sentir a la madre nuevamente en el contacto piel a piel, se tranquilizará e iniciará la producción de oxitocina, esta le permitirá una mejor adaptación, disminuirá el riesgo de dificultad respiratoria y, por lo tanto, la necesidad de incubadoras y oxígeno en las primeras horas de vida.

La oxitocina también fomenta una mejor adaptación emocional: menos llanto, mejor sueño, mejor vínculo mamá-bebé. Al disminuir las hormonas del estrés, se controlarán mejor los niveles de azúcar en la sangre del recién nacido, ayudándolo en su adaptación metabólica. "La hora de oro" permite que el bebé se dirija hacia el seno materno, estimulando sus reflejos primitivos y logrando el inicio de la primera alimentación exitosa.

Los nueve pasos que nos muestran las conductas innatas de todo recién nacido empiezan con el llanto en el momento que nace, cesando de inmediato al sentir el contacto con la madre. Posteriormente, permanecerá tranquilo durante dos o tres minutos e iniciará el despertar cuando abre los ojos, parpadea, tiene movimientos de boca, manos y hombros. Después, pasa a un periodo de actividad donde los movimientos son más amplios, estirando la cabeza y moviéndola de un lado al otro. Puede haber momentos de descanso entre cada uno de los pasos. En general, después de uno de esos periodos, viene el arrastre o deslizamiento más o menos al minuto veinte de vida, en donde el bebé se impulsa con los pies hacia el pecho de su madre. Ya ahí inicia una fase que se llama "de familiarización", la cual puede durar hasta veinte minutos, en el que lame, toca y masajea los pechos de su madre hasta lograr la succión alrededor del minuto cuarenta y cinco. En ese momento, abre la boca, baja la lengua y agarra el pezón en un cierre completo. El último paso no se debe apresurar si no ha cumplido las siete etapas iniciales. Cada fase es importante para lograr una buena succión. Es posterior a esta fase de succión y a su primera alimentación cuando podemos dar por concluida la "hora de oro". Lo que sigue es una fase de sueño y descanso de hasta dos horas.

La "hora de oro" es un proceso natural y maravilloso que al ser respetado permite que el recién nacido tenga una adaptación fisiológica, y su madre, un posparto más natural, agradable y feliz. Es cierto que en condiciones de enfermedad materna o del bebé es necesario romper el proceso en busca de la estabilidad de ambos. Pero esto sucede en menos de 10% de todos los nacimientos.

"La hora de oro" es un derecho al nacimiento. Desafortunadamente, no todos la conocen o saben cómo fomentarla. Por eso es tan importante que el equipo que acompañe a la madre (ginecólogo, partera, neonatólogo, anestesiólogo, doula, enfermera) cuenten con el conocimiento, la experiencia y el compromiso para lograrlo.

Ventajas para mamá

✓ Alumbramiento fisiológico (salida normal de la placenta).
✓ Reducción de hemorragia posparto.
✓ Disminución de la frecuencia cardiaca y la tensión arterial.
✓ Disminución de las hormonas de estrés y ansiedad.
✓ Mejor interacción social o vínculo con su bebé.
✓ Mayor aprendizaje sobre los patrones de comportamiento de su bebé.
✓ Incremento de la probabilidad de una lactancia materna exitosa.

Ventajas para el bebé

✓ Prevención de hipotermia (enfriamiento).
✓ Adaptación emocional.
✓ Aclimatación de la respiración.
✓ Adecuación metabólica: prevención de baja de azúcar (glucosa), entre otros.
✓ Disminuye riesgos de infección.
✓ Estimula el desarrollo neurológico.
✓ Ayuda a una lactancia materna exitosa.

La continuación de la hora de oro es el alojamiento conjunto. El pecho de la madre amerita el estímulo continuo y a libre demanda del bebé para garantizar una buena producción de leche. Nuestros cuerpos no están sincronizados con los horarios del cunero o aquellos propuestos por algunos profesionales de la salud, como "alimentar al bebé cada tres horas". Como ya hemos comentado antes, el bebé pide solo lo que necesita.

Pero ¿qué pasa si no tuvimos nada de esto: nada de hora de oro ni alojamiento conjunto y nos separaron de nuestros bebés al nacer?

Muchas son las razones por las que no podemos tener ese espacio al nacer nuestros bebés. Cuestiones de fuerza mayor por temas de salud, desconocimiento del personal médico y hospitalario que nos acompañó en el nacimiento o de nosotras mismas, pero nunca es tarde. El poder sanador que tenemos como madres no tiene límite, ni en tiempo ni en espacio.

Me explico. Durante mi práctica como pediatra he tenido la oportunidad de observar cómo el cuerpo tiene una memoria y recrea los momentos de gran estrés cuando vive situaciones similares a las experimentadas en los primeros meses de vida. Una especie de estrés postraumático, en donde ciertas condiciones del ambiente actúan como un gatillo y activan el sistema de alerta de nuestro cuerpo, lo cual conduce a revivir emociones y sensaciones. Incluso años y años después.

Para comprender lo que les quiero compartir, tomémonos de la mano y demos un recorrido por la anatomía de nuestra supervivencia. Nuestro sistema nervioso se compone del sistema nervioso central y el sistema nervioso periférico.

☞ El sistema nervioso central, conformado por el cerebro y la médula espinal, controla todas las funciones de nuestro cuerpo.

☞ El sistema nervioso periférico está constituido por todos los nervios que se ramifican desde la médula espinal y se extienden a todas las partes del cuerpo. Este permite que el cerebro y la médula espinal reciban y envíen información a otras áreas del cuerpo, lo que nos permite reaccionar ante los estímulos de nuestro entorno.

A su vez, el sistema nervioso periférico consta de dos partes: el sistema nervioso somático y el sistema nervioso autónomo.

☞ El sistema nervioso somático controla los movimientos voluntarios y los arcos reflejos, como cuando te golpea el médico la rodilla con su martillo de exploración y, de manera automática, levantas la pierna.

☞ El sistema nervioso autónomo se encarga de las acciones involuntarias, como respirar o la digestión.

Ahora viene lo bueno. Ya siento que les estoy contando ese tipo de chistes que parecen más historias largas. Pero, no nos perdamos. Ya casi llego al fondo del asunto.

El sistema nervioso autónomo se divide en dos —sistema simpático y parasimpático— que en una danza bien coordinada entre uno y otro nos ofrecen un balance físico y emocional. Es importante tener presente esta comunicación bidireccional entre el cuerpo y la mente.

☞ El simpático nos facilita una respuesta, adecuada o no, frente a una situación de estrés. Hablo de estrés en el amplio sentido de la palabra: estrés físico como cuando hacemos ejercicio, tenemos fiebre o estamos ante una situación de peligro. Nuestro corazón late más rápido, se dilatan las pupilas, la sangre se dirige a nuestros músculos y no hacia el sistema digestivo.

☞ El parasimpático nos regresa a un estado de balance y conservación: baja la frecuencia cardiaca, aumenta la secreción de los jugos digestivos, dilata los vasos sanguíneos para disminuir la presión arterial, entre otras funciones.

Ahora, imaginemos la llegada al mundo de un bebé. Supongamos que María, embarazada con 38 semanas de gestación, va a su visita de rutina con el ginecólogo. Después de la revisión, le comenta que la placenta se encuentra calcificada y tiene poco líquido, por lo que deben adelantar el parto. En ese momento, la mujer siente miedo y su cuerpo reacciona de acuerdo con la emoción con una cascada de neurotransmisores y hormonas que activan el sistema simpático.

Aunque ella quería un parto vaginal en el momento en el que su bebé estuviera listo, confía en las palabras de su médico y se pone en sus manos.

Sistema parasimpático   Sistema simpático

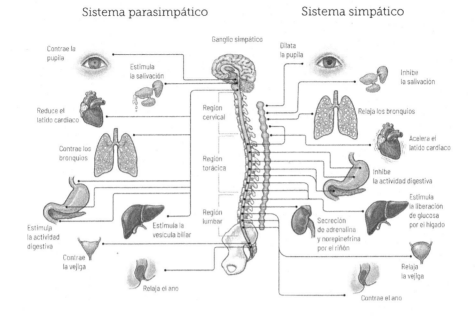

Figura 5. Sistema nervioso autónomo.

Van al hospital e inicia la inducción con oxitocina. Después de unas horas con mucho dolor e incomodidad, el médico le reporta que hay indicios de sufrimiento fetal y sugiere cesárea. De nuevo, el miedo la inunda. No quiere perder a su bebé. Vienen a su mente mil historias trágicas y no desea ser parte de ese anecdotario. Acepta lo que sea con tal de que su bebé y ella estén bien. Se siente inmersa en un torbellino de emociones.

Nace Emilio por cesárea. El ginecólogo corta el cordón umbilical de inmediato, le pasa el bebé al pediatra en turno quien, a su vez, le muestra el bebé a la madre. Un besito en la frente y a la cama radiante. Bajo la mirada preocupada del padre, lo secan, aspiran nariz y boca, pesan y miden. Luego, papá canguro, contacto piel con piel para regular su temperatura. Lo acuestan encima de mamá unos minutos, otro besito y al cunero, en donde recibe su primera toma de leche maternizada o fórmula láctea. Papá regresa con mamá, la acompaña en la última parte de la cesárea, pero ya no puede entrar a la sala de recuperación. Ella se queda dormida, sola, sin poder mover o sentir las piernas, pero tratando de descansar y de recordar la carita de su bebé recién nacido. El ginecólogo les asegura que todo salió muy bien, ¡justo a tiempo!, y que ya

tendrá tiempo de ocuparse de su peque. Por ahora, a descansar y reponer fuerzas. Después de un tiempo, la llevan al cuarto en donde la es-
peran flores, sus padres y su esposo. El bebé sigue en el cunero, pero lo
llevarán pronto. Por fin arriba el nuevo integrante de la familia. La madre intenta pegárselo al pecho, pero el bebé no quiere. Acaba de comer
en el cunero. Ya comerá cuando me baje la leche, se reconforta la mujer. Otro día en el cunero y a la casa.

Le daremos seguimiento a detalle a esta historia en los siguientes capítulos, para observar cómo las decisiones tomadas en un inicio, como ondas en el agua al arrojar una piedra, afectan de diferentes
maneras a la familia que apenas nace.

Si narramos este relato desde la perspectiva de las emociones de
la madre y el bebé, no fue un tiempo sencillo para ninguno de los dos,
aunque se vea como un éxito rotundo.

Lo que el bebé espera, busca y desea es estar en contacto con su
madre desde que ve la luz. No despegarse ni un momento. El pecho lo
nutre por completo, así como el contacto con la piel, la respiración y
la voz de mamá. Si en lugar de eso, es masajeado por un desconocido
para no perder calor; expuesto a mucha luz; invadido con una sonda
o una perilla para aspirar secreciones; alimentado con una tetina sintética y una leche que no está diseñada al cien por ciento para su pancita humana; duerme en una habitación lejos de su madre y aunque
llore no lo llevan con ella, ¿cómo se sentirá? Confundido y con miedo.
Se activará la cascada de supervivencia porque algo está pasando y no
es lo correcto, no es para lo que está diseñado. Hormonas de estrés a
tope. Está en una situación que se conoce como "choque ineludible".
Haga lo que haga no puede salir de ahí. Está atrapado en la "buena,
limpia y moderna atención del recién nacido" que no tiene nada que
ver con la necesidad real de la díada.

La madre también está atrapada —por el cansancio, por el agobio
que le impide digerir todo lo que pasó y tan rápido—. O bien, considera que es lo que debía ser. Todo está bien. Sentirse incómoda y preocupada por su bebé es una exageración de su parte. En ambos casos,
no pide nada distinto y tampoco se lo ofrecen. No hay un verdadero
ambiente sostenedor. Los dos están impotentes.

Pasan tres años o más, y llegan a consulta por una historia de estreñimiento crónico. Seguramente, también algunos "temas" conductuales.

Al recabar información me topo con relatos como el que les acabo de narrar de forma repetida. Son peques que activan su sistema simpático ante situaciones de estrés que, ¡ojo!, no tienen que ser terriblemente traumáticas. Cuando hablo de que las emociones impactan en el cuerpo del niño, nos viene a la mente abuso sexual, violencia doméstica. Y si bien es cierto que esas circunstancias son más frecuentes de lo que pensamos, no son los únicos acontecimientos que afectan la conducta y salud de los peques.

El niño no sabe distinguir entre el estrés por trabajo que siente la madre y una situación que pone en peligro su vida. Para él es estrés y su cuerpo responde de la misma manera que cuando vivió ese estado de choque ineludible.

Separarse de mamá a los 40 días de haber nacido porque ella tiene que regresar a trabajar, o cuando entra a una guardería a los 10 meses de edad, incluso el llanto irreprimible cuando va a la escuela en su cumpleaños número dos. Son acontecimientos que lo regresan a vivir, inconscientemente, lo que experimentó cuando era tan pequeñito.

Incluso repercute en la vida adulta si no lo traemos a la consciencia y sanamos. Son esas respuestas automáticas que tenemos frente a ciertos sucesos que no nos podemos explicar. "El secuestro de la amígdala". Entendida la amígdala como parte del sistema límbico o el cerebro emocional que no tiene comunicación con el cerebro racional (núcleo prefrontal dorsolateral). Pero hay manera de conectarlos, de sanar, de enseñarle a nuestro cuerpo nuevos caminos y comprender que lo que pasó no se puede borrar, pero tampoco tiene que resurgir una y otra vez pese a nuestro esfuerzo, consciente o inconsciente, de taparlo, ocultarlo y enviarlo a la sombra.

Por lo pronto, y mientras exista esa conexión tan estrecha entre la díada —hasta los 21 años que coincide con la maduración del cerebro— podemos intervenir como binomio.

Entonces, ¿qué podemos hacer? Porque circunstancias estresantes seguirán existiendo. Son parte de la vida. Muchas salen de nuestro control. Pero lo que sí tenemos en nuestras manos es el poder de la palabra y la capacidad para reconocer, validar y verbalizar lo que sentimos. Y esto, a su vez, compartirlo con nuestros peques. "Lo que no se dice, se actúa" comenta mi amiga psicoterapeuta Eli Pérez Jandette. El silencio a voces causa más sufrimiento del que lo ahorra.

Si hay algo que Voldemort no puede entender, es el amor. No se dio cuenta que un amor tan poderoso como el de tu madre hacia ti deja su propia marca. No una cicatriz, no un signo visible. Haber sido amado tan profundamente, aunque la persona que nos amó ya no esté presente, nos dará alguna protección por siempre. Está en tu propia carne.

J.K. Rowling
Harry Potter y la piedra filosofal

Relato reparador de emociones

Les comparto un ejercicio que llamo "Relato reparador de emociones ". Ya sea de bebé o bien más grande, mientras duerme, relátale lo que vivieron juntos desde el vientre, pero desde lo que sentiste y lo que pudo haber experimentado a nivel emocional. Si hubo necesidad de que el bebé estuviera en terapia de cuidados neonatales, puedes recordarle cómo picaban sus manitas, el sonido que escuchaba, los procedimientos que le hicieron. No reprimas tus ganas de llorar. Vive la emoción y acompaña a tu peque en esa vorágine del corazón. Cuando hayas terminado, o si necesitas parar, recuérdale y recuérdate que siempre estás para él. Que tú lo cuidas y amas. Que lamentas lo que vivieron, pero ya está en el pasado. Ahora, están los dos en un lugar seguro.

Tal vez te asalta la duda de por qué lo que tú sientes lo vive tu bebé. Que en ningún momento debe sumar a la pila de culpa que surge cuando nos convertimos en madres.

La explicación radica en el sistema nervioso central autónomo. Nuestras crías están cableadas para responder ante nuestras emociones para poder sobrevivir. Se percatan de los gestos más sutiles y ofrecen respuestas de acuerdo con estos.

Imaginemos una situación de peligro. Es de noche y vamos caminando con nuestra familia por la calle. De pronto, aparece una persona que nos infunde miedo. No conocemos sus intenciones. Inmediatamente, nuestro sistema nervioso autónomo se activa —nos late más rápido el corazón, enviamos sangre a los músculos, las pupilas se dilatan para tener una mejor visión— y estamos listos para actuar. Ya sea defendernos, huir o quedar paralizados. Nuestro tono de voz se modifica, nuestra cara expresa lo que sentimos y las hormonas del estrés se liberan. Esperamos que nuestros peques se oculten detrás de nosotros o nos pidan ser cargados. No que corran a abrazar a la persona aparentemente peligrosa. Si nuestras crías no estuvieran diseñadas para responder ante nuestras emociones, tendrían menos posibilidad de vivir. No es momento de explicarles lo que está pasando. Nuestro instinto lo sabe y actúa en consecuencia. Nuestros peques nos leen, nos huelen, nos sienten.

Por eso, por más que nos traguemos las lágrimas "porque le caen mal al bebé" u ocultemos nuestro enojo con capas de maquillaje, nuestros hijos ven —como Leono en la caricatura ochentera *Los Thundercats*— más allá de lo evidente. No podemos escondernos de ellos con mentiras o engaños. Solo que no lo comprenden y su manera de expresarse es a través del cuerpo, de sus actos. Los niños son merecedores de la verdad. Por más difícil que sea, con nuestro acompañamiento, la toman como es y la gestionan. El tema es que aprendemos a ocultar, a mentir, a guardar. A padecer en silencio. Compartir libera, sana, integra.

Capítulo 4
Posparto o la transfiguración del ser

Aléjame de la sabiduría que no llora, la filosofía que no ríe
y la grandeza que no se inclina ante los niños.
Khalil Gibran

El nacimiento de Otto fue para mí un baño de humildad, de realidad. Estaba convencida de que con él en mis brazos todo sería fácil. No en balde había acompañado como pediatra a muchas familias en ese proceso, con hermosos y satisfactorios resultados. ¿Por qué en mi caso tendría que ser distinto?

Recuerdo que le comenté a Luis, mi obstetra: "Tú ocúpate del embarazo que el bebé es mi área de pericia".

Cuando la mamá de uno de mis pacientes fue a recoger un documento que tenía pendiente, y me preguntó cómo me iba y cómo me sentía, me ofreció unos consejos buenísimos. Cual sería mi sorpresa, o la suya, cuando dijo que eran los mismos que yo le había dado al nacer sus bebés.

Mi mente estaba en blanco. Sentía inseguridad de siquiera cargarlo, bañarlo, dormir juntos. No me reconocía. Lloraba sin aparente razón y cuando lo hacía, procuraba hablar con mi bebé y explicarle que no era por él. Que yo lo cuidaba, que no tenía que cuidarme a mí. Tenía claro que lo que no llorara lo lloraría Otto, que explicarle lo que sentía le ayudaría a estructurar también sus emociones y a no manifestarlas en su cuerpo como enfermedad. Finalmente, no estaba ajeno de mi sentir, pero seguramente sería confuso sin mi palabra.

Me sentía desbordada, fragmentada, perdida. Desconectada de mí misma, sin voz. No me reconocía en el espejo. Extrañaba mi pancita, mi bebé adentro, mis expectativas aún por cumplirse sin encarar la realidad real.

Estaba acompañada y con ayuda para la comida y el aseo de la casa; con brazos para cargar a Otto cuando necesitaba dormir y descansar. Solo que el apoyo que recibía traía demasiados comentarios, que por más bien intencionados que fueran, no me daban paz, contención ni seguridad: "tapa al bebé que se va a enfriar, hay corriente de aire", "no llores con el bebé en brazos, le hará daño", "yo no recuerdo haberla pasado tan mal".

Mi esposo me daba de comer en la boca cuando lactaba a nuestro bebé, se desvelaba conmigo atento a masajearme la espalda, acercarme agua, decirme que me veía hermosa. Acariciaba mi cabeza cuando notaba que me dolían los pechos al darle de comer a Otto y me preguntaba con frecuencia: "Qué necesitas de mí? ¿Cómo puedo apoyarte?".

Solo que mi mente estaba lejana, vacía. No sabía ni lo que necesitaba. Quería regresar al lugar en donde me reconocía y era reconocida. A la luz que me daba brillo y oxígeno. A mi trabajo, a la consulta. Con mis pacientes y sus padres. Ofreciendo la palabra exacta, el abrazo reconfortador, el oído atento. Quería sentirme útil otra vez, resolver cuestionamientos que sabía interpretar.

Mi casa era desconocida para mí, mi bebé, un extraño encantador.

¿En qué momento se me había ocurrido insistir en tener un hijo? ¿Acaso era el castigo por desoír a la Naturaleza que fue clara conmigo en no convertirme en madre durante casi tres años? Mi mudez temporal me salvaba de compartir estas palabras con alguien más, porque quien me escuchara seguro pensaría que era la peor madre de todas. Así lo sentía en ese momento.

Otto realmente estuvo muy tranquilo y dormía apacible, hasta que atravesamos el charco en un viaje planificado antes de que naciera, para celebrar su bautizo y presentarlo a la familia europea. Cuando decidimos viajar todo se veía sencillo. Viajar con un bebé que no gatea, come solo pecho, duerme la mayor parte del tiempo y puede ser porteado por doquier, sonaba como el paseo ideal. *Little did I know* o "Poca idea tenía" cantaría Danny Worsnop en mi cabeza.

Días antes de tomar el avión, entendí a la perfección el término verdadero de cuarentena. A mí me duró un año. Son cuarenta días o más, en los que la madre necesita estar en el espacio que considere más seguro y amoroso, para cultivar el vínculo con su recién nacido, mientras una red de apoyo se ocupa de nosotros, de la casa, del trabajo, de las necesidades mundanas y lejanas del mágico y sensual mundo de la maternidad recién estrenada. Pensaba con el corazón roto en las madres que tienen que regresar a sus trabajos mucho antes de estar listas, amenazadas por otros o por ellas mismas con perder su puesto, su prestigio, el lugar para el que tanto se han preparado y por el que han luchado.

Me dolía el alma por todas aquellas mujeres que, como yo, no encontraban su lugar en casa, y la soledad de estar todo el día con un bebé, sin hacer aparentemente nada, pero al mismo tiempo sin tiempo para nada, deseando huir, aunque fuese al supermercado y escapar de esa soledad rampante, de ese silencio ensordecedor. Quería irme, pero quedarme, volar lejos, pero envolverme en las sábanas de mi cama, que como alas protectoras me mantenían protegida de ser vista, de ser opinada.

Olvidé hablar con mi bebé. Quería verme como la madre que no era pero que parecía satisfacer las expectativas de los demás. La madre que prospectaba ser antes de serlo.

Otto lloraba sin descanso.

—Esto ya no es normal —dijo amorosa mi tía Perrin—. Hagamos una *check-list* para descartar posibles causas: reflujo, alergia a la proteína de la leche de vaca, cólicos. Abordamos todo: me quité todos los lácteos (que en Europa es la peor tortura imaginable con esa variedad deliciosa de quesos que me encantan); intenté darle esomeprazol (que me vomitaba cada vez); *gripe water* para los cólicos. ¡Nada!

—¿Y si se queda con hambre? A mí me pasó. Le di fórmula y durmió tranquilo. Dejó de llorar. Podría ser eso.

La que se deshizo en un mar de lágrimas fui yo. Lo único que me quedaba para comprobar que era una madre lo suficientemente buena era la lactancia y ¡ni con eso podía! Quinto "fracaso" como mujer que, supuestamente, sabe lactar.

—No te preocupes —dijo Perrin abrazándome— cuántos bebés no han crecido sanos y hermosos con fórmula. Para algo está la ciencia. Además, dar fórmula no te hace mala madre. Eres lo mejor para tu bebé. Usa tu sacaleches para que nos demos cuenta cuánta leche produces. Cuando lo hice me percaté que eran gotas las que me salían y entendí por qué lloraba tanto mi bebé.

Decidida a no permitir que mi ego se interpusiera con la salud y las necesidades de mi bebé, fui a la farmacia buscando una fórmula. De pie, frente a un sin fin de opciones, leí cada etiqueta para elegir la mejor. Pero ninguna decía "del banco de leche de Elisa Gaona". Franz me abrazó y me dijo que yo era suficiente para mi bebé. Me recordó las palabras de Graciela Hess, nuestra consultora de lactancia en México: "tú produces la leche que tu hijo necesita. Eres suficiente. Está subiendo de peso y creciendo. Un tiraleche nos dará información falsa porque tu bebé se está acabando toda la leche y verás que salen únicamente gotas. No te fíes de eso. Confía en ti".

Regresamos a la casa de mis tíos cerca de Bristol, Inglaterra. Tan lejos de mi nido, del equipo multidisciplinario que armé para apoyar a mamás en tiempos desesperados como el que vivía. Me sentía triplemente sola. Esa noche fue la peor del viaje. Otto no dejaba de llorar, no lo podía dormir y me sentía atormentada de "estar dando tanta lata" en casa ajena. Sexto "fracaso" como mujer que, supuestamente, era una buena pediatra.

Mi cabeza giraba. ¿Seré yo? ¿Será mi leche? ¿Qué estoy haciendo mal? ¿Qué le duele? ¿Estaré dejando de ver algo? ¿Estará enfermo?

Finalmente, se quedó dormido en brazos de mi mamá. Me recosté en el piso junto a la cama en donde estaba descansando con mi madre, intentaba relajarme. Pero poco tiempo después, el llanto regresó con mayor intensidad. En serio que veía las escaleras con ganas de aventarme por ellas. La noche se sentía eterna, oscura.

—Dame al niño. Lo cargo un rato. Intenta descansar —me sugirió Franz.

—Mejor cárgame a mí. Abrázame, arrúllame.

Mientras me abrazaba por la espalda, yo cargaba a nuestro hijo que se quedó profundamente dormido. Esa noche dormimos abrazados los tres.

¡Hola de nuevo!

El posparto... ¡ah, qué etapa es esta!

¿Qué hacer?

Primero, quiero que se den cuenta que como padres, como pareja no trajeron a un hijo al mundo para desocuparse de él. Eso implica muchas cosas, empezando por el posparto. ¿Qué implica ocuparse de su cría en el posparto? Ocuparse de la madre. ¿Ya les dije que venía lo bueno?

Dejando las bromas a un lado y hablando en serio se preguntarán, ¿cómo se hace eso? Porque con la placenta la Naturaleza se olvidó de agregar el manual de usuario, no solamente del bebé, sino también el de la nueva mamá.

Para empezar, el padre deberá asegurarse de que la casa funciona bien y esté en orden. ¿Se acuerdan que les sugerí aprender a cocinar si no sabían ya hacerlo? Espero que me hayan hecho caso, porque ahora no solo estarán a cargo de la cocina, sino de todo, desde la limpieza hasta la mascota.

Después –o antes–, deberán ocuparse de la madre. ¡Todo un programa! Es "sencillo" si lo ven como una receta de cocina:

1. Denle de comer a sus horas. Si está con las manos ocupadas en el bebé, aliméntenla en la boca, si así lo desea.
2. Preparen ricas aguas: tiene que hidratarse mucho, principalmente si da pecho.
3. Acomoden el espacio en donde estará: cojines, almohadas y lo necesario para que esté cómoda.
4. El mejor ingrediente: una buena comunicación. Pregúntenle con frecuencia: ¿qué necesitas?

El último punto es muy importante, ya que tiene dos propósitos primordiales. El primero es asegurarse de que tiene todo lo necesario para estar cómoda. Si aplican bien los puntos 1, 2 y 3, en 95% de las veces, sus necesidades físicas estarán cubiertas. El segundo propósito del cuarto punto es su paz emocional y mental. Darle confianza, hacerla sentir protegida y apoyada. Esta simple pregunta de dos palabras: "¿qué necesitas?" puede cambiar por completo el estado de ánimo de la madre y, además, fortalecer su relación como pareja. Ofrecer un espacio seguro y lleno de paciencia, para que la madre pueda expresarse es muy importante. La fuerza de esa frase es que pueden usarla en cualquier momento: al momento de acomodarla en la cama o en el sillón, después de comer o desayunar, acostándose para dormir, o antes de irse a trabajar. Lo importante, finalmente, es hacerlo con amor.

Todo puede parecer fácil de aplicar. No obstante, uno se puede sentir perdido, desbordado, rebasado. Nació mi hijo, apoyo a mi esposa. No importa lo que haga, me siento solo. No tengo sentimientos por mi hijo todavía. Es para mí un extranjero.

Ok. Tranquilícense.

Es normal no tener un vínculo con su hijo desde el inicio. Muchas veces ni siquiera la mamá lo tiene. Imagínense, durante nueve meses que estuvo el bebé en la panza de mamá, la única interacción que tuvieron con él fueron unos movimientos raros en el vientre. Realmente, ¿creen posible desarrollar así un vínculo padre-hijo? Obviamente, no. Para que un vínculo crezca se necesita del contacto humano, interacciones recíprocas y tiempo. Cosas realizables solo después del nacimiento. ¿Cómo? Al principio, cargarlo y bañarlo puede ser un buen inicio. Después, jugando con él. Denle tiempo al tiempo.

Sentirse con dudas o rebasados también es normal. El estrés, la presión social, sin hablar del trabajo, son todos factores que pueden complicar este periodo. A nosotros también nos toca ser puérperos. ¿Qué tal si les comento que se estima que 10% de los padres cursan con depresión posparto? Es decir, uno de cada diez papás se ve afectado de este mal. No tiene que suceder, solo quiero recordarles que se vale buscar ayuda. Nuestro sentir interior se refleja en el comportamiento y la salud del niño.

Para concluir, es muy importante procurar su autocuidado, para el bien de ustedes y de la familia entera. ¡No se descuiden!

Bueno, ¡hasta la vista!

Un ambiente sostenedor hace toda la diferencia para la díada madre-hijo, sobre todo en el posparto. Tristemente, no es en lo primero en lo que nos concentramos. Es frecuente perdernos en los síntomas del cuerpo y angustiarnos por la "posible enfermedad" en lugar de ir hacia adentro.

Si alguien nos dijera que acompañadas es más fácil, que de la mano de otras se transita de forma más sencilla, buscaríamos a nuestras tribus incluso antes de parir. La experiencia grupal convierte la sensación de autocrítica y juicio por comprensión e identificación.

Mariana Gutiérrez
Psicóloga perinatal

Regresemos a la historia de María y Emilio que comentamos en el capítulo anterior. Si María no tiene una red de apoyo ni comparte sus emociones con Emilio, es probable que el bebé presente cólicos, evacuaciones verdes con moco y regurgitaciones, ganándose un diagnóstico de enfermedad por reflujo gastroesofágico. Le harán un estudio en donde le darán a tomar bario y unas radiografías (serie esófagogastroduodenal o SEGD), confirmando lo ya sospechado: "reflujo grado III". Le darán medicamentos y habrá que complementar con una fórmula antirreflujo. Al no mejorar del todo, sospecharán "alergia a la proteína de la leche de vaca". Iniciará la danza de las leches: de soya, arroz, de cabra, extensamente hidrolizada. La madre iniciará "la dieta del amor" en donde podrá comer tan solo un reducido número de alimentos, haciéndola sentir miserable, con hambre y de mal humor, pero, ¡todo sea por el bebé! Al no haber mejoría, creerá que es su culpa. Suspenderá la lactancia materna, apoyada por su pediatra y la familia. Al bebé le darán más medicamentos y, poco a poco, mejorará. Ya no sabrá si mejoró porque maduró con el tiempo, porque los dos encontraron la manera de sobrevivir esa etapa o por toda la inversión que hicieron en salud. Pero ya no se lo cuestionarán. La experiencia quedará en el olvido y es posible que María se vuelva a embarazar antes de que Emilio cumpla dos años. ¡Mejor de corrido! La vivencia será otra con #segundohijo, pero probablemente, #primerhijo se estriña poco después de nacer su hermanita.

Una serie de eventos desafortunados podría ser el título de esta historia, tristemente frecuente y normalizada. Incluso, puede ser que sea tu historia, ahora que me lees.

Comprendo que como profesionales de la salud en ocasiones es más sencillo querer ofrecer la solución "sencilla" en lugar de adentrarnos en las profundidades emocionales de una mujer en plena transformación, en su dinámica familiar, en explorar sus redes de apoyo. No nos capacitan para eso en la universidad ni en la residencia. Hasta tengo la impresión de que nos da miedo que una mamá se desborde en el consultorio, cuando solo queríamos pesar, medir y dar consejos rutinarios para el cuidado del recién nacido. Nos concentramos en lo que sabemos y creemos que podemos ejercer control sobre ello: dar gotitas para los cólicos, medicinas para el reflujo, la danza de las leches, solicitar tal o cual estudio para justificar un diagnóstico y darnos luz de que vamos bien por ese camino. Los padres salen con una receta llena de medicamentos e indicaciones que los calma parcialmente. Por lo general, ven mejoría unos días —la duración del efecto placebo de ir al médico y sentir que estamos haciendo algo— para después, volver a enfermar.

No digo que no descartemos causas orgánicas en el bebé. Solo es importante saber que representan el menor porcentaje de los casos y es en donde más nos enfocamos, perdiendo de vista cómo está la madre, su entorno. El tratamiento debe ser integral, desde la raíz. De ahí la importancia de armar un equipo multidisciplinario de atención para la familia en el posparto: psicoterapeutas perinatales, consultoras de lactancia, médicos acupunturistas, masajistas... y ofrecerle a la madre y al padre redes de acompañamiento emocional, tribus virtuales o presenciales coordinadas por un profesional con experiencia en el tema. Saber y sentir que alguien más atraviesa lo que estoy viviendo nos permite ampliar nuestra perspectiva y ser más amorosos con nosotros mismos. Finalmente, y en palabras de mi querida Mariana Gutiérrez: "cuidar de nosotros mismos es la mejor forma de amar a nuestros hijos".

Pretendemos que la red que constituye toda una comunidad o una familia extendida para el cuidado de los bebés sea suplida por una pareja o la abuela o ¡solo nosotras como madres! El cuidado de los críos es demasiado importante y frágil como para recaer en una sola persona. Me imagino a Atlas cargando el mundo. Cuántas no nos encontramos lejos de nuestra familia y amigos cercanos al momento de criar. Compramos la idea de ser súper chicas que todo lo pueden: trabajo, casa, hijos y, además, verse lindas, maquilladas y de vuelta a nuestro peso previo al embarazo. Cargando al bebé con un brazo y con el otro tecleando en la computadora; saliendo a trotar al parque y haciendo pilates. ¡Total, solo acabamos de convertirnos en madres! Cuestión de apretar al hijo en la agenda y listo. Hasta que la realidad nos cae de peso y nos damos cuenta de que no podemos con todo. Nos estampamos con la alta pared de nuestras expectativas y la realidad nos parece feíta, inadecuada, intrusiva.

Solo un sistema y no una persona individual puede solventar una inversión tan grande.

Heidi Keller
El mito de la teoría de apego

Nos cuesta trabajo pedir ayuda, hacer una pausa, abrazar esta etapa de tránsito en donde no somos ni la mujer de antes ni la embarazada. Tal como la adolescencia, con su baño de hormonas, emociones ambivalentes y prioridades llenas de nuevos significados, así es la **matrescencia**. La construcción de nuestra nueva identidad requiere todo el apoyo y sostén que podamos recibir. Un ambiente solidario, no depredador y empático. El tema es que esa atención absolutamente necesaria, esa red de apoyo, esa tribu sostenedora parece un lujo, un privilegio de familias que pueden pagarlo y de mujeres que tienen el tiempo de dárselo.

Puede ser tan incómoda y vulnerable esta etapa, tan desconocida, que sin una contención suficiente buscamos huir a lo conocido. El trabajo se siente un alivio, un escape de la mujer amorfa que somos para regresar a lo que ya conocemos que fuimos. Pero es realmente el traje nuevo del emperador. Creemos vestir nuestro traje de deslumbrante emprendedora, mujer ejecutiva, profesional imparable y creativa, cuando en realidad estamos desnudas. Nuestro nuevo traje aún está en proceso, y no por manos ajenas que nos dicen qué debemos hacer y qué no. Sino por nosotras mismas. Porque nadie nos conoce mejor.

El posparto es una enorme oportunidad de crecimiento personal que, como todos los descubrimientos interiores, son dolorosos y solitarios en un inicio, pero llenos de plenitud a lo largo del camino. Nunca es tarde, pues nuestros hijos nos presentarán día a día oportunidades para reencontrarnos con nuestra sombra, con aquello que mandamos al cuarto de trebejos emocional, que no queremos ver porque creemos espantoso y merecedor de esconderse, pero que también hemos dado a luz.

Esa noche, cuando sentí que mi mundo acababa, mientras me abrazaba mi esposo y acunaba a mi bebé, imaginé que mis pechos estaban llenos de leche que lo colmaba, satisfacía y nutría. Eran ríos que se abrían paso por entre campos de batalla llenos de etiquetas autoimpuestas de lo que significa ser una buena madre, de presiones, creencias y mandatos casi invisibles y sutiles de una sociedad adultocéntrica. Decidí hablar con mi bebé, cultivar nuestra intimidad y compartirle cómo me sentía, mis temores y alegrías. Deslindarlo de la responsabilidad de cuidarme, de vivir mis experiencias como suyas. Recordarle que soy su madre y que lo protejo, cuido y procuro hasta que sea mayor. Después, seremos dos adultos que seguiremos nutriendo nuestro vínculo, de manera paralela.

> Cualquier niño pequeño —cuando las madres le explicamos con palabras senci-llas la comprensión global de nuestros estados emocionales— es capaz de sepa-rarse de las emociones y limpiar la angustia que lo invadía y que no era propia, era prestada.
>
> *Laura Gutman*
> La maternidad y el encuentro con la propia sombra

No hay realidad más dolorosa ni compleja que un bebé no pueda comprender. La intención no es abrumarlo con explicaciones detalla-das y relatos explícitos, sino compartirle cómo nos sentimos ante de-terminada circunstancia. El posparto es una invitación a la franqueza y al apapacho,[8] no a la evasión de la realidad y la mentira. No todas las historias incluyen un esposo contenedor, una madre-abuela vincula-da y empática, una estabilidad económica que nos permita postergar el regreso al trabajo. Hay pospartos con divorcios, muertes inespera-das y situaciones violentas. No he conocido aún el lugar perfecto sin estrés alguno. Ni siquiera creo que estemos diseñados para eso. No en esta dimensión corpórea y terrenal. Pero siempre tenemos la libertad de elegir, la última palabra sobre cómo afrontaremos nuestra realidad. La decisión de incluir a nuestros críos en nuestro espacio emocional, sumergidos en las mismas aguas primordiales, navegando juntos por los mares que se abren hacia el sol.

A continuación les comparto una práctica que comenté en el ca-pítulo anterior, el Relato reparador de emociones. Este ejercicio pue-de ser de utilidad para ayudar a nuestros críos y a nosotros mismos a dar contexto y estructura a las situaciones complejas y dolorosas que hemos vivido desde el momento en el que nos enteramos que está-bamos embarazadas. Podemos hacerlo en cualquier momento de la vida de nuestros hijos, despiertos o dormidos.

---

[8] *Apapacho* es una palabra que, sencillamente, me encanta. De origen náhuatl signi-fica "acariciar con el alma".

Mi sugerencia es que, cuando tú peque duerma, o si es más grande lo hagas despierto (sensibilízate a sus reacciones para determinar el mejor momento para hacerlo) le relates tu historia, que es suya, desde la perspectiva emocional. Qué sentiste cuando te enteraste de que estabas embarazada, durante el periodo de gestación y un poco antes de nacer. Cuáles fueron tus emociones al nacer tu bebé, los primeros días de vida, los meses que siguieron. Abarca los momentos de su existencia que más trabajo les han costado, que han representado un reto. Después, realiza el mismo recorrido en el tiempo, pero desde su perspectiva, verbalizando lo que pudo haber sentido en esos momentos. Llora lo que necesites. Toca la emoción. Observa cómo es parte de sus travesías de vida, pero ya está en el pasado. Ya no te afecta ni puede lastimarte. Tampoco a tu peque.

Al final, cuando sientas que estás por terminar tu relato, recuérdale que tú eres su mamá y que tú lo cuidas. No él a ti. Que no tiene por qué cargar contigo de ninguna manera. Deslíndalo de la obligación de procurarte. Hazlo tantas veces como tú corazón te diga, deteniéndote cuando desees, pero sin dejar de retomarlo más adelante. Visitar los momentos dolorosos de nuestro trayecto genera incomodidad y se espera que deseemos evitarlos; sin embargo, no es sino atestiguándolos con amor y paciencia como podremos integrarlos, haciendo uso de nuestra intrínseca capacidad de autosanación.

La importancia del autocuidado

✓ Constituye tu red de apoyo desde el embarazo. Planifica quién se ocupará del aseo de la casa y lavar la ropa, de cocinar y hacer el mercado. Si tienes otros hijos, quién te ayudará a ocuparse de ellos. Si tienes mascotas, quién las atenderá. Aunque sea solo el primer mes del posparto esa ayuda la agradecerás mucho y rendirá sus frutos.

✓ Busca redes de apoyo o tribus, presenciales o virtuales, de mujeres que están en la misma etapa de vida —primer año del bebé— pero con un acompañamiento profesional y con experiencia en el área perinatal. Es fácil perderse en la autoconmiseración, la culpa y la queja sin una guía amorosa, respetuosa y sin juicio.

✓ Establece en tu presupuesto financiero y de tiempo un guardadito para tu bienestar físico y emocional, que puede incluir masajes, visitas al acupunturista, psicoterapia, hacer ejercicio, etc. Sentirte descansada y contenida es la mejor inversión personal y familiar.

✓ Define nuevos acuerdos, no tácitos, para evitar malentendidos con tu pareja y familia cercana. Qué esperas de ellos, qué necesitas y qué estás dispuesta a dar. Las relaciones se reinventan con la llegada de un nuevo miembro de la familia. La sexualidad se reinterpreta, ofrece y recibe de una manera distinta. No estamos obligadas a regresar a ser las mismas de antes. Pero debemos ser claras y firmes.

✓ Un día a la vez. Objetivos realistas y basados en la individualidad de cada díada madre-hijo. No pretendas terminar la tesis de doctorado, leer los libros que no leíste, entrar en los jeans que te encantan en tu posparto. Ser amoroso y respetuoso con uno mismo implica honrar nuestros ritmos y tiempos, así como los de nuestros hijos.

✓ Visibiliza tus necesidades y pide ayuda. Si algo sale de lo planeado o no planificaste nada, no te agobies. No es tarde para que te tiendan la mano.

✓ Procura gozar de esta etapa, que también acaba. Un día te reirás de ella.

Tully: Estoy aquí para cuidar de ti.

Marlo: Creí que ibas a cuidar del bebé.

Tully: Sí, pero tú eres mucho el bebé. Digo, aunque solo ha estado en la tierra tres semanas, su ADN está todavía dentro de ti.

Marlo: Sí, claro.

Tully: No, en serio sus células estarán en tu torrente sanguíneo durante años, y aunque Mía será un día su propia persona, en este momento es mucho todavía una extensión tuya. Ella conoce tu olor, tu voz, tu latido del corazón. Y tú la conoces mejor que nadie. La construiste de los dedos de los pies para arriba.

Diablo Cody
Guion de la película Tully

Baby-blues, depresión posparto, psicosis posparto

Es frecuente confundir la disforia del posparto o *baby-blues* con la depresión posparto. Incluso podemos omitir una sospecha de psicosis del embarazo por falta de información. El embarazo y nacimiento de un bebé conlleva cambios biopsicosociales que conducen a sentimientos de tristeza, soledad y angustia transitorias. Desafortunadamente, estos trastornos del estado de ánimo se atribuyen a "una dificultad en la capacidad de la madre, o a la falta de fortaleza y determinación para superar un periodo difícil de la maternidad. Aunado a esto, los profesionales de la salud pueden llegar a subdiagnosticar (en cerca de 50% de los casos) o confundirlas" (Medina-Serdán, 2013).

Pedir ayuda o que nos motiven a hacerlo depende de qué tan familiarizados estemos con los síntomas que se despliegan, para evitar normalizarlos y pasarlos de largo.

La disforia del posparto o *baby-blues* es sumamente frecuente, con una prevalencia de 50 a 80%. Se caracteriza por irritabilidad, llanto sin causa aparente, preocupación excesiva por el bebé, así como ansiedad y desesperación al creer no poder cuidarlo de manera adecuada. La distinción con la depresión posparto es que no interfiere con el autocuidado y la atención al recién nacido, además de que su naturaleza es transitoria, es decir, no más de una o dos semanas después del nacimiento.

La depresión posparto afecta de 10 a 15 mujeres de cada 100 a nivel mundial. Puede aparecer días, meses y hasta un año después del nacimiento. Es posible que sean necesarios medicamentos para ayudar a regular el estado bioquímico de la madre, pero nunca deberá ser el único abordaje. Los medicamentos son un bastón, pero basarse solo en ellos es tratar únicamente la punta del iceberg.

La psicosis posparto es una urgencia psiquiátrica porque pone en peligro la integridad de la mujer y de su bebé. No siempre hay señales de advertencia que nos prevengan que una mujer desarrollará esta enfermedad.

Las condiciones afectivas, en o fuera del posparto, están muy estigmatizadas. El miedo a ser etiquetado como loco, débil mental o siquiera decir que se trata de una enfermedad, aleja a muchas personas de un tratamiento integral efectivo, con repercusiones para toda la dinámica familiar y el buen desarrollo de ese ser humano en ciernes.

El apoyo, empatía y conocimiento por parte de la comunidad no só-
lo disminuirá la probabilidad de que se presente, sino que aumentará
el manejo amoroso en caso de suceder. El bienestar de una familia es
tarea de todos.

Síntomas de la psicosis posparto

- Sentirse "como drogada", "maniática" o "en la cima del mundo", para-
noica, suspicaz, temerosa, ansiosa, como si estuvieras soñando.
- Perder las inhibiciones.
- Tener pensamientos inconexos y rápidamente cambiantes.
- Estar más habladora, activa y sociable de lo habitual, o bien, muy re-
traída y no hablarle a la gente.
- Cambios rápidos en el estado de ánimo.
- Confusión grave.
- Delirios: pensamientos o creencias raras que es poco probable que
sean verdaderas.
- Alucinaciones: ver, oír, sentir u oler cosas que no están realmente ahí.
- Actos que pueden poner en peligro la vida del bebé o de la madre.

Fuente: Psicosisposparto.org y Medina-Serdán, 2013.

Cuestionario sobre depresión posparto Edimburgo (EPDS)

Si estás embarazada o has tenido un bebé recientemente, marca
la respuesta que más se acerque.a cómo te has sentido en los últimos 7 días. No solamente cómo te sientes hoy. Respóndelo sola,
sin ayuda. El puntaje total se calcula sumando los puntos para cada
una de las preguntas. Más de 10 puntos sugiere depresión posparto. No indica gravedad.

Escala: a. 0 puntos; b. 1 punto; c. 2 puntos; d. 3 puntos.

1. **He sido capaz de reír y ver**
   el lado bueno de las cosas.
   a. Tanto como siempre

   b. No tanto ahora
   c. Mucho menos ahora
   d. No, no he podido

2. He mirado el futuro con placer
   a. Tanto como siempre
   b. Menos que antes
   c. Mucho menos que antes
   d. Casi nada

3. Me he culpado sin necesidad cuando las cosas no salían bien
   a. No, nunca
   b. No muy a menudo
   c. Sí, a veces
   d. Sí, la mayor parte del tiempo

4. He estado ansiosa y preocupada sin motivo
   a. No, para nada
   b. Casi nada
   c. Sí, a veces
   d. Sí, con frecuencia

5. He sentido miedo o pánico sin motivo alguno
   a. No, nunca
   b. No, no mucho
   c. Sí, a veces
   d. Sí, bastante

6. Las cosas me abruman o agobian
   a. No, nada
   b. No, casi nunca
   c. Sí, a veces

d. Sí, la mayor parte de las veces

7. Me he sentido tan infeliz que he tenido dificultad para dormir
   a. Sí, la mayoría de las veces
   b. Sí, a veces
   c. No muy a menudo
   d. No, nunca

8. Me he sentido triste y desgraciada
   a. Sí, casi siempre
   b. Sí, con bastante frecuencia
   c. No muy a menudo
   d. No, nadas

9. He sido tan infeliz que he estado llorando
   a. Sí, casi siempre
   b. Sí, bastante a menudo
   c. Solo en ocasiones
   d. No, nunca

10. He pensado en hacerme daño a mí misma
    a. Sí, bastante a menudo
    b. A veces
    c. Casi nunca
    d. No, nunca

Fuente: Tomado de Cox *et al.*, 1987.

Me gustaría cerrar el capítulo con la mención de algunas situaciones que, desde el punto de vista psicológico, pueden inclinar la balanza emocional de una mujer hacia la depresión posparto o, incluso, a una psicosis posparto. Estas condiciones, las podemos observar desde el embarazo. Lo preocupante es que tenemos la tendencia a normalizarlas y a intentar tratar una situación particular como si "nada" pasara, en lugar de darles su justa importancia y ofrecer un acompañamiento emocional oportuno a la madre. A continuación, algunas de ellas (Latirgue y Vives, 1994):

- No contar con el apoyo físico y emocional de la pareja.
- Prescindir de redes de apoyo.
- Haber sido objeto de maltrato en la infancia y la adolescencia.
- Haber sufrido la muerte de algún hermano en la infancia o la adolescencia.
- Haber sido objeto de abandono de uno o ambos padres.
- Que los padres, uno o ambos, presenten alcoholismo o farmacodependencia.
- Embarazo no deseado o haberse embarazado en circunstancias traumáticas.
- Experimentar rechazo por parte de la pareja, familia, trabajo o amigos por el embarazo.
- No efectuar ningún tipo de preparativo para el bebé.
- Presentar el síndrome multicarencial, también denominado estrés socioafectivo: desempleo, bajo nivel de escolaridad, amenaza continua de desalojo de vivienda, migración, deficiencia nutricia y afectiva.
- Haber vivido cualquier evento estresante, de tal intensidad, que rebase la capacidad de elaboración del aparato psíquico como aquellos producidos por catástrofes naturales (terremotos, ciclones, incendios).

Capítulo 5
La lactancia materna soñada y la real

El dolor de ayer es la fuerza de hoy.
Paulo Coelho

Quiero iniciar este capítulo con un pronunciamiento acerca de la lactancia materna: son innegables sus beneficios, superiores e inalcanzables, sobre cualquier fórmula láctea, empezando porque es un tejido vivo. Es decir, al ser específica para nuestra especie contiene la mezcla perfecta para nutrir y adaptarse a las necesidades del recién nacido y, conforme el bebé crece, se modifica según sus requerimientos. Además, la leche materna incluye células, como anticuerpos, que la constituyen como una vacuna protectora contra infecciones y varias enfermedades.

Pero, en definitiva, la lactancia materna exclusiva, mixta o no darla en lo absoluto —ya sea por decisión propia o porque las circunstancias así se produjeron— no hace mejor o peor madre a nadie, ni necesariamente fortalece el vínculo en la díada madre-hijo o favorece la crianza con apego y respetuosa. Cada año, en la semana internacional de la lactancia, muchos corazones se hieren por el sentimiento de culpa y la frustración —esa mezcla de enojo y tristeza— por no haber logrado lo que parecería que nos define como madres, después del parto. Pechos vemos, historias de vida desconocemos.

Si bien es cierto que el porcentaje de mujeres que no pueden lactar a sus bebés por razones médicas es muy bajo, la gran mayoría de las madres que desertan[9] es en parte por la falta de apoyo de la sociedad en general; pero también por el peso abrumador de sentir que al ser tan buena la leche materna deben, a toda costa e incluso a pesar de ellas mismas, buscar y encontrar la manera de hacerlo. Esto convierte la lac-

---

[9] De acuerdo con datos de la OMS, el abandono de la lactancia materna antes de los 6 meses de edad del bebé es de 60% a nivel mundial.

tancia materna en una **manda**, restándole un componente valiosísimo para continuar con ella hasta que el bebé o la madre así lo decidan: el goce y disfrute de amamantar.Mi encuentro con la lactancia fue doloroso. Desde mi óptica actual, el dolor que sentía al pegarme al pecho a mi bebé no provenía de una mala técnica (nunca tuve fisuras ni sangré). Lo que me dolía era el alma de sentirme la peor madre de todas, incapacitada para el cuidado de mi recién nacido, contrario a toda mi preparación y expectativas como mujer y pediatra.

Cuando se acercaba la hora de darle de comer a Otto deseaba huir, en cuerpo o con la mente, lejos, muy lejos de ahí. Era una pequeña tortura "a libre demanda", que se repetía cada vez que mi bebé deseaba comer. Hasta el roce del agua con mis pezones al bañarme en regadera era un martirio. Santa Elisa Mártir de los Pechos Adoloridos. Porque, eso sí, estaba decidida a no claudicar. A no formar parte de la estadística de mujeres que abandonaron la lactancia. ¡Menos yo que llevaba como insignia reluciente en mi pecho el nombre de **lactivista**! Años atrás había organizado una campaña de "yo lacto en público" indignada ante la violencia, suscitada principalmente por otras mujeres, contra las madres que decidían alimentar a sus hijos sin cubrir sus pechos bajo una mantita. Mujer contra mujer.

Cómo iba a ser que el dolor me alejara de mi cometido de ser una embajadora de la lactancia. Decidí morder la almohada, o lo que tuviera a mi alcance, y apechugar —literalmente— como las machas para lactar. Hasta que el cuerpo aguante, idealmente dos años o más, porque es lo que recomienda la oms, y todo aquel que se digne apoyar y promover la lactancia materna.

Mi insistencia me llevó a padecer dos veces de mastitis. Esa inflamación del tejido mamario caracterizada por fiebre, escalofríos y todavía más dolor. Tenía la leche atorada. Obstruida para salir tanto como de mi boca las palabras para quejarme o de mi cabeza darme permiso de una alternativa para alimentar a mi bebé.

Esta historia de mujeres se repite una y otra vez, en silencio y, muchas veces, en completa soledad. Llevamos a nuestros bebitos al borde de la deshidratación, nos imponemos rutinas extenuantes para hiperestimular nuestra producción de leche conectándonos al extractor a deshoras en lugar de descansar, incómodas con una sonda pegada a nuestros pechos para suministrar un extra de ese líquido precioso mientras nuestro bebé succiona.

¿Han escuchado hablar de la "fiebre de oro" en la historia de Estados Unidos? Ese periodo entre 1848 y 1855 que llevó a miles de hombres y mujeres a sacrificar casi todo por el deseo de volverse ricos si encontraban minas de oro en California. Así, un poco con la obsesión que puede provocar en nosotras el bien llamado "oro líquido" u "oro blanco", lograr la famosa lactancia materna exclusiva (LME) parece el reino por conquistar a como dé lugar por una madre recién inaugurada.

Pero por favor, no me malinterpreten. No estoy promoviendo el uso de fórmulas lácteas ni demeritando los esfuerzos de tantísimas personas, profesionales de la salud incluidos, para que como sociedad apoyemos y fomentemos la lactancia materna como piedra angular de la salud física, mental y emocional de las nuevas generaciones. Nuestro granito de arena, nuestra gota de océano a la paz mundial.

Lo único que quiero recalcar es que la paz del universo nunca debe ir por encima de nuestra paz como individuos. Considero valioso replantearnos desde dónde procuramos la lactancia materna. ¿Desde el amor? ¿Desde el respeto? Desde dónde, en realidad. ¿Qué nos mueve para desear lactar a nuestros bebés? ¿Cómo me siento cuando mi bebé succiona mis pechos? Cuando tengo la sensación de estar "encadenada" a ese pequeñito ser que depende tanto de mí. En ocasiones, ni siquiera nos permitimos cuestionarnos. No vaya a ser que nuestros pensamientos sean escuchados por alguna institución a favor de la lactancia, y acabemos repudiadas y juzgadas bajo el látigo lácteo.

Recuerdo el comentario de David, papá de Arya, cuando entró a mi consultorio y observó que tenía detrás de mi escritorio unas latas de fórmula que me acababa de "regalar" el representante de una farmacéutica: "Nunca creí encontrar una fórmula en tu espacio. Pensé que, si venía alguna familia con el deseo de 'complementar' la lactancia materna con una leche de bote, los desterrarías de tu consultorio".

Ahí fue cuando decidí observarme y bajarle dos rayitas a la manera de promover y apoyar la lactancia materna. Posiblemente, estaba cayendo en el terreno del juicio, con miradas y comentarios que desaprobaban todo aquello que fuese contrario a dar pecho. Estaba cerrando puertas en lugar de abrirlas de par en par.

Por supuesto, mi verdadera confrontación, real e irrevocable, llegó al ser yo quien daba pecho. Es cierto que Otto nunca tomó fórmula y nos destetamos casi por cumplir los tres años. Pero no fue un camino recto. Fue un sendero con curvas cerradas, subidas y bajadas; un viaje de autoconocimiento y amor propio, con sus momentos de gran alegría y satisfacción, y otros en los que quise tirar la toalla en ese preciso instante, ¡qué digo, destetar para ayer! Una etapa en la que el apoyo y la contención que busqué y recibí de mi esposo, de amigos, profesionales de la salud y terapeutas fueron el verdadero oro. Saberme en un terreno seguro para cuestionarme lo que quería para mi hijo y para mí, y cómo sostenerlo desde el amor y no desde la ambición.

Somos seres increíbles, nosotros, los mamíferos humanos. Capaces de producir no solo un alimento que hace crecer y engordar a nuestros pequeños, sino de nutrir su espíritu. Incluso si no llevamos en nuestro vientre al bebé que criamos. La lactancia materna, valiosa como es, cuenta como un recurso más en esta odisea de acompañar, procurar y amar a nuestros hijos.

Hola. Sí, lo sé. Ya deben de estar pensando: "nuevamente, se perdió este esposo estrafalario* en los meandros del teclado". Pues puede que tengan razón.

Aquí no tengo mucho que decir, sino que es importante informarse, tanto los padres como las madres, acerca de la lactancia. ¿Por qué incluyo a los padres? Porque somos el pilar de la mujer en momentos complejos.

A veces la presión social, venga de perfectos desconocidos o de familiares, puede llevar a la madre a dudar o a culpabilizarse. El hecho de que la pareja esté en la misma sintonía ayuda a pasar mejor las diversas etapas que implica una vida con hijos, ya sea en torno a la lactancia o respecto a otros temas de la crianza.

Los comentarios externos, las dificultades físicas o emocionales, cualquiera que sea la razón, si uno no está informado y se basa solamente en creencias o en experiencias de personas que no velan por el bienestar del niño y de su madre (y padre), hacen que podamos tomar decisiones equivocadas, con sus consecuencias correspondientes.

*Aquí me refiero a la segunda acepción del diccionario de la Real Academia Española: "extravagante en el modo de pensar o en las acciones". Lo que se podría traducir en mi idioma natal como *olibrius*. ¿Quién dijo que no era posible aprender palabras de otro idioma abriendo este libro?

Agregaré solo esto: a todas las mujeres, lacten o no, las admiro por su perseverancia, por su aguante, por su paciencia y, sobre todo, por su amor que se desborda. Aunque ustedes no lo vean.
¡Buena lectura!

Cuatro consejos prácticos para favorecer una lactancia exitosa

¡Lactancia exitosa: que nutra de manera integral a la díada madre-hijo!

I. Confianza en ti misma y en tu capacidad para alimentar a tu bebé

Esta sugerencia parece sencilla, pero la verdad es que escucharse a uno mismo, no dejándose afectar por actos y comentarios tanto en contra de la lactancia como a favor de esta, es muy complejo. Puede ser tan perjudicial para una lactancia exitosa salir del hospital o del consultorio de nuestro pediatra con una lata de fórmula —"por si las moscas"—, como alimentar nuestras expectativas con el bombardeo de que la leche materna es la mejor y única opción para nuestros bebés, y que son pocas las mujeres que no pueden lactar.

Con nuestro hijo real en los brazos, sentir que de nosotras depende mantenerlo con vida, nutrirlo para que crezca y engorde, para que su cerebro se desarrolle y logre todo su potencial, ¡es un gran peso! Carga que puede sofocarnos y paralizarnos con ansiedad si al pesarlo nos dicen que no subió los gramos que se esperaba, o si llora lo que nosotras no lloramos en nuestra angustia, haciéndonos creer que tiene hambre todo el tiempo.

Me parece que poner todo en su justa dimensión nos permite observar qué tenemos a la mano y qué podemos hacer para producir la leche suficiente para nuestros bebés, si es que decidimos lactarlos.

De la misma manera, en el momento tan vulnerable que vivimos en el posparto, escuchar de personas en quienes confiamos comentarios, por más bien intencionados o sutiles que sean, que insinúen que no tenemos suficiente leche; comparaciones con su propia experiencia de lactancia en una visión poco realista como "a mí me bajó la leche a borbotones desde el primer día" o la propuesta de esa lata inocente de fórmula "por si se queda con hambre", pueden destrozar nuestra confianza en nosotras mismas y hacernos pensar que somos insuficientes como madres. Así, aumentamos la carga de ansiedad que esto conlleva manifestándose negativamente en la interacción con nuestra lactancia y el bebé que tenemos en el regazo.

Está bien documentado que las intervenciones antes y después del nacimiento de nuestros peques en torno a la lactancia hacen toda la diferencia. Estas intervenciones pueden ser: ver a otras mujeres lactar, la persuasión verbal (palabras de ánimo y elogio) de referentes importantes para nosotras (la pareja, nuestra familia, profesionales de la salud como ginecólogos, educadores perinatales, etc.) e información práctica y que nos empodera para comprender la lactancia y preferirla por encima de una fórmula láctea. Es valioso notar que la verdadera eficacia de estas acciones se logra si contamos con ellas antes y después del nacimiento de nuestro bebé. Comparado con solo una intervención o ninguna (Galipeau *et al.*, 2018). Como ya he dicho antes, el apoyo en la lactancia nunca será un lujo sino una verdadera necesidad, una inversión para la salud de toda la sociedad.

2. Saber que estar bien informados es toda la diferencia

Si contamos con pechos (uno o dos) sin importar sin son grandes, medianos o miniatura, con un pezón bien formado, invertido o plano, la gran mayoría de las veces somos capaces de producir leche para alimentar a nuestras crías. No necesitamos sentirlos rebosantes de leche y rociando a quien se ponga enfrente, para estar seguras que tenemos suficiente.

Promover y proteger la lactancia materna debe ser una prioridad para los Estados, ya que es la única manera de garantizar el acceso sin ningún tipo de discriminación al mejor alimento que una persona podría recibir en toda su vida.

Marcela Álvarez

Médico, International Board of Lactation Consultant Examiners (IBLCE)

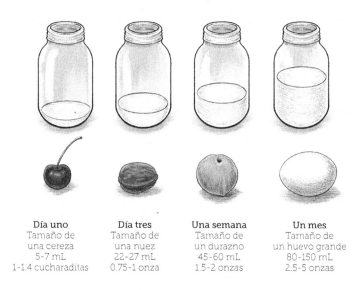

Día uno	Día tres	Una semana	Un mes
Tamaño de	Tamaño de	Tamaño de	Tamaño de
una cereza	una nuez	un durazno	un huevo grande
5-7 mL	22-27 mL	45-60 mL	80-150 mL
1-1.4 cucharaditas	0.75-1 onza	1.5-2 onzas	2.5-5 onzas

Figura 6. El estómago de un bebé recién nacido.

Más que el tamaño de nuestros pechos, lo que realmente importa en la cantidad de leche que producimos es la relación de tejido mamario y la grasa de nuestras mamas. Con tejido mamario me refiero a la parte de los senos que produce la leche (lóbulos) y los tubos que la transportan (conductos). Esto es de gran valor conocerlo, porque podemos tener a una mujer con grandes pechos debido a una mayor cantidad de tejido graso, pero no necesariamente con suficiente tejido mamario. O a una madre con pechos pequeños porque casi no tienen grasa, pero sí una adecuada cantidad de lóbulos y conductos. Mujeres que han tenido cirugías de mama, por cualquier razón, pueden tener una menor cantidad de tejido mamario. Valorar este punto desde el principio, de la mano de un asesor en lactancia con experiencia, nos permitirá saber de manera más temprana si produciremos suficiente leche o si es necesario apoyarnos en un banco de leche materna o en una fórmula láctea.

La leche que producimos al nacer nuestro bebé es, literalmente, un acto de fe. El calostro no sale a borbollones ni es necesario exprimir nuestros pechos para obtener más leche. El calostro está ahí como un gran líder: discreto y casi oculto, pero poderoso en cada gota. Lleno de anticuerpos y energía, diseñado específicamente para nuestro recién nacido —ya sea prematuro o a término— y para la capacidad de su pancita. ¿Saben de cuánto es la capacidad de ese pequeño estómago el primer día de vida? ¡De 5 a 7 mL! Por eso, no es de sorprenderse que el pobre pequeño —a cuya madre le dijeron que debe darle fórmula porque no tiene suficiente leche materna— termine con un diagnóstico de reflujo gastroesofágico porque regresa los 30 mL (una onza) que tratan de meterle a como dé lugar y que, finalmente, regurgita.

El cuerpo es sabio. Conforme pasan las horas y se produce la famosa **bajada o subida de la leche** (Sabillón y Abdu, 1997), la capacidad del estómago del bebé aumenta. Este momento —entre las gotitas de calostro que nos salen y tener una mayor cantidad de leche (leche de transición)— es supremamente delicado para continuar o no con la lactancia materna. "Ver para creer" diría Santo Tomás a Jesús recién resucitado. Precisamente porque no vemos la leche salir como ríos y no sentimos los pechos turgentes, podemos llegar a creer que no tenemos buena leche en cantidad y que nuestro peque sufrirá hambre. Si a eso le sumamos que durante la primera semana de vida pierden 10% de su peso corporal —lo cual es normal— nuestra ansiedad y desconfianza se incrementan, aunado al cansancio que tenemos por un horario invertido y el deseo de un merecido descanso después de vivir un tercer trimestre eterno y un nacimiento, la mayoría de las veces, agotador. Ahí es cuando nos coquetea, por primera vez, la "fórmula salvadora". Que si para colmo ofrecemos un par de veces y resulta que el bebé se queda profundamente dormido, apoyamos en nuestra cabeza la idea de que no somos suficientes. Pero en realidad, la fórmula en lugar de facilitarnos la vida, la volverá más complicada y confusa. Las razones son varias.

Cuando nuestro cerebro detecta que nuestros pechos no se están vaciando de manera profunda porque nuestro bebé está satisfecho con la leche de fórmula, producimos menos e iniciamos el círculo vicioso de "poca leche materna-bebé se queda con hambre-más fórmula". Cuando nos damos cuenta de este error, el bebé se siente ya muy cómodo con el biberón. Digo, lo entiendo. Entre hacer un esfuerzo por succionar para comer a solo abrir la boca y regular la velocidad del goteo con la lengua, es obvio que elija lo segundo. Ahora, debemos convencerlo de que la piel de mamá es mejor que la tetina sintética, y que "el esfuerzo de hoy es la recompensa del mañana".

Pero no solo eso. Ofrecer a una cría de humano una fórmula elaborada a partir de la leche de otro mamífero (vaca o cabra), retrasa su digestión. Podría parecer deseable, porque tendrán una sensación de saciedad durante más tiempo, pidiendo alimento con menos frecuencia y dejándonos dormir esa horita extra. El detalle es que ese bebé tendrá mayor riesgo de presentar cólicos, regurgitaciones, constipación y alergia a la proteína de la leche animal. Situaciones que aumentan el llanto del bebé y, con ello, nuestra angustia y la toma de decisiones desesperadas que derivan en iniciar medicamentos y estudios innecesarios para el nuevo integrante de la familia. Y en el peor de los casos, abandonar la lactancia.

3. Tener presente que libre demanda no es lo mismo que libre oferta

Hablando del llanto de nuestros bebés, me parece que es una de las experiencias más desagradables no solo como padres sino como seres humanos. Hasta el compadre se estresa al escuchar el llanto desconsolado de un bebé.

—¡Ya tiene hambre!

Es lo primero que se cruza por la mente y los labios de quien esté cerca.

—¡Pero acaba de comer! —respondemos como el rayo, mirada fulminante incluida.

Aunque estemos seguras de que no es un delirio por falta de sueño y que en verdad nos acabamos de pegar al pecho al bebé, dudamos.

—¿Será que sí tiene hambre?, —Y con ello, una cascada de preguntas: ¿tendré suficiente leche?, ¿seré buena madre?, ¿estaré comiendo bien?, ¿soy la causante de que no tenga rollitos en sus muslos?, ¿por mi culpa reprobará matemáticas en la secundaria?

Está bien documentado que el síntoma principal que las mujeres reportan como razón para percibir que no producen la cantidad idónea de leche y abandonar la lactancia materna es el llanto de su bebé (Pérez-Escamilla , 2016). Se nos olvida que los críos no hablan y que una manera de comunicar sus necesidades es llorar. Pueden llorar si tienen hambre, frío, calor, sueño, gases, dolor, ganas de salir a pasear. Recuerdo que una amiga me preguntó si era posible que un bebé no llorará en lo absoluto si satisfacíamos oportuna y atinadamente todas sus necesidades. Hasta el momento, no he conocido un niño sano que nunca llore. La intención que he escuchado de labios de algunos padres de "no quiero que mi hijo llore" me parece que se aleja de la realidad de comprender cómo funciona una cría de humano. Llorar no es necesariamente sinónimo de tristeza o frustración. El llanto en los bebés es un recurso evolutivo para comunicarse y llamar la atención de los adultos que lo rodean sobre una necesidad que busca ser satisfecha. No es una queja que pretende abonar a nuestro estrés y sentimientos de culpa. Incluso, con el tiempo y poniendo atención, podemos identificar con buena certeza cada tipo de llanto y su significado. Un verdadero lenguaje. Pues no todo llanto implica que nuestro bebé esté sufriendo o en agonía. Mientras logramos ese grado de comunicación, es cierto que todo nos suena igual: a un grito desesperado de ayuda y un reclamo en donde más nos duele. ¡Cling! ¡En el clavo!

Entonces, confundimos la recomendación de "a libre demanda" para garantizar una buena producción de leche con "a libre oferta". Y pues como el pecho es también consuelo y sirve de silenciador durante un rato (hasta que la necesidad de nuestro peque regresa ahora más fuerte que antes), no dudamos ni tantito en ofrecerle nuestro pecho a cada rato, e insistirle, aunque lo rechace porque ya está satisfecho y desea algo más.

Si, para empeorar las cosas, está en un periodo de mayor crecimiento y, por lo mismo, de mayor frecuencia en pedir leche, escuchamos la sentencia absoluta: "¡Se queda con hambre! No ves que está llorando", acompañada de mirada enjuiciadora.

Segundo coqueteo de la fórmula y la aparición del famoso "tiene un brote de crecimiento" que justifica cualquier llanto que no podemos descifrar, aunque ya esté por cumplir los 15 años. Aprovechando que salió el tema, hablemos un poco de los brotes de crecimiento.

Son momentos en la vida del bebé en los cuales sus requerimientos energéticos aumentan, coincidiendo la mayoría de las veces con importantes cambios en su cerebro (mayores conexiones neuronales, maduración general de sus sentidos, adquisición de logros en su neurodesarrollo). Sabios como solo ellos pueden ser, para cumplir con este incremento de energía, piden más leche de lo que tenían habituada a su madre. Si no sabe que esto puede suceder, puede ser muy confuso, angustiante y cansado para ella. Entonces, en lugar de ofrecer más veces el pecho para atender la necesidad de su crío, puede inundarse de interpretaciones erróneas, como se queda con hambre, ya no me quiere y me rechaza, no tengo suficiente leche, ya me agarró la medida, entre otras tantas ideas que no tienen nada que ver con la realidad. Son momentos de gran intensidad que requieren mucho apoyo y contención para la díada.

En general, se presentan en momentos muy definidos: tercera semana de edad, sexta a séptima semana de vida y al cumplir los tres meses. Pero como cada peque es un universo, pueden variar apareciendo antes o después de lo esperado. La duración es variable, y estoy casi segura de que es directamente proporcional al estrés materno. ¡Ojo! No son una regla. Hay bebés que los tienen todos y otros, ninguno.

Los brotes de crecimiento existen, pero lo que tiende a suceder es que cualquier episodio difícil en nuestra vida con bebés, cuando hay más llanto y no entendemos qué sucede, los clasificamos automáticamente como tales y perdemos de vista lo que realmente quiere comunicarnos nuestro peque y lo que nosotras como mujeres necesitamos.

4. Quedarme tranquila de que en verdad tengo suficiente leche

La mejor manera de confirmar que no se queda con hambre nuestro bebé y que se trata de una percepción propia o referida es a través del seguimiento de sus curvas de crecimiento: peso para la edad, peso para la talla, talla para la edad.

Es importante saberlas usar bien y que no sean una fuente extra de preocupación. Nuestro objetivo no es que un bebé alcance el percentil 50, sino que crezca y aumente de peso en su propia curva de manera constante, ya sea percentil 25, 95, 3 o debajo de este. No es una carrera por alcanzar cierto peso para su edad, sino que este corresponda a su estatura. Las gráficas nos orientan mucho más que calcular cuántos gramos o centímetros debió haber aumentado cada mes. Recordemos que hay una diversidad en el tipo de cuerpo de los humanos y eso nos habla de salud. Ahondaré más acerca del uso correcto de las curvas de crecimiento en el capítulo 7 (música de suspenso: chan, chan, chaaaaan).

Cuando un peque no sube de peso o crece como debería, el chivo expiatorio es por lo general la leche materna. "Te lo dije. No todas las leches son buenas", escucharíamos si pudiéramos leer la mente de algunos médicos poco actualizados (nos topamos con comentarios terribles como este, que contradicen toda evidencia científica y la existencia misma de nuestra especie). Antes de precipitarnos a un diagnóstico de **hipoplasia mamaria** o dejarnos seducir por una fórmula láctea, es valioso considerar algunas situaciones.

Inadecuada transferencia de leche

Al inicio de la lactancia, la díada madre-hijo pasa por un periodo de adaptación y mutuo reconocimiento. En esta etapa debemos poner atención en lograr una posición adecuada al pecho y un agarre correcto. La posición varía entre madres y bebés, ya que una recomendación no acomoda a todos. Pero una vez afianzada la lactancia podemos despreocuparnos, porque los peques comen en una variedad creativa de posiciones y sin realmente atender a las recomendaciones de libros y asesores de lactancia.

En ocasiones, pese a una buena producción de leche el bebé no logra obtener lo que necesita para satisfacer sus necesidades. Esto se conoce como una inadecuada transferencia de leche. Los motivos van desde una pobre succión por bajo tono muscular (frecuente en bebés prematuros o con alguna condición médica como hipotiroidismo, asfixia perinatal o síndrome de Down, entre otras); presencia de un **frenillo sublingual corto** o algo tan "sencillo" como una inadecuada posición de los labios y del cuerpo al comer. No dejo de repetir la importancia que tenemos como profesionales de la salud (pediatras, ginecólogos, parteras, médicos familiares) de trabajar hombro a hombro con un asesor certificado en lactancia. Este acompañamiento no es un lujo, sino algo imprescindible. Antes no se requería porque las mujeres y los hombres crecían viendo a sus madres y a otras mujeres lactar. Criábamos en comunidad. Hoy somos verdaderos novatos en el tema, requerimos todo el apoyo, aunque nos digan que es lo más natural del mundo y que una lactancia exitosa se logra instintivamente.

El frenillo sublingual corto parece haberse puesto de moda. Como con todo, es importante tener en cuenta aquellos datos clínicos que lo sugieren para evitar caer en un sobrediagnóstico y saber que no todo frenillo corto debe cortarse. En palabras de la partera española Lucía Boix García-Atance: "un bebé con frenillo lingual corto puede no manifestar dificultad alguna para agarrarse, succionar y deglutir, ya que la ductilidad y la plasticidad del pecho de la madre le permiten realizar un agarre y una posterior transferencia óptima de leche". A continuación, comparto algunos datos clínicos tanto en bebé como en mamá que pueden orientarnos a un diagnóstico de frenillo sublingual corto, para buscar atención especializada con un consultor certificado en lactancia materna y valorar la intervención con una incisión para liberar la lengua de manera oportuna.

¿Tendrá frenillo sublingual corto?

- Ampollas labiales, sobre todo en el labio superior.
- La lengua no puede extenderse más allá de los labios.
- Chasquidos de la lengua al succionar.
- Dificultad para el agarre.
- Falla en el incremento de peso.
- Mastitis en la madre de repetición (más de una vez es demasiado).
- Dolor intenso y fisuras en los pezones pese a una buena posición y agarre.

Fuente: Costa-Romero, *et al.* (2021).

Ahora que ya entramos en el tema de la transferencia de leche, estoy segura de que nos estamos preguntando si nuestro bebé lo hace o no. De igual manera, cómo saber si nuestro peque tiene un buen agarre al pecho. Enseguida la respuesta.

Signos de una buena transferencia de leche

En el bebé:

- Patrón de succión, deglución y respiración constante y rítmico, con pausas periódicas para el descanso.

- Boca humedecida, con una piel flexible y no reseca.
- Brazos y manos se van relajando conforme mama.
- Moja al menos 5 pañales desechables o entre 8 y 12 pañales de tela en 24 horas.
- La orina es clara y no tiene un olor penetrante.
- Las evacuaciones son amarillentas con grumos blanquecinos.
- A partir de que baja o sube la leche, la deglución del bebé es audible y podemos observar movimientos rítmicos en sus orejas al succionar.
- Suelta el pecho cuando está saciado.
- Busca comer nuevamente y por lo general no antes de una hora y media.

En la madre (una o más pueden no ocurrir):

- Sed. Por eso, comentaba de la importancia de establecer como rutina o hábito desde el embarazo mantenernos bien hidratadas.
- Ablandamiento progresivo de la mama. Al empezar los pechos se sienten como la punta de nuestra nariz. Al vaciarse, como nuestras mejillas.
- Relajación o somnolencia. Se queman alrededor de 500 calorías al día al lactar de manera exclusiva. ¡Ojo! No significa que debas aumentar esas mismas calorías en tu dieta.
- En la primera semana posparto, contracciones uterinas o aumento del flujo de loquios (secreción vaginal normal durante el posparto compuesta por sangre, moco y tejido placentario) durante o después de dar pecho.
- El pezón queda elongado y redondeado, de color rosado. No aplastado ni erosionado.

Fuente: FAME (2016).

Signos en el bebé de un agarre efectivo

- Boca bien abierta.
- Labios evertidos (como pececito).

- El mentón y la nariz deben estar pegados al pecho de la madre. Aunque la nariz parezca bloqueada por la piel del pecho de mamá, la mayoría de las veces, queda un espacio perfecto para que el bebé pueda respirar. Recordemos que los bebés son respiradores nasales. Cualquier obstrucción en su nariz, dificultará su alimentación.
- Areola más visible en la parte superior.
- Las mejillas no se hunden al succionar.
- Caderas giradas hacia la madre.

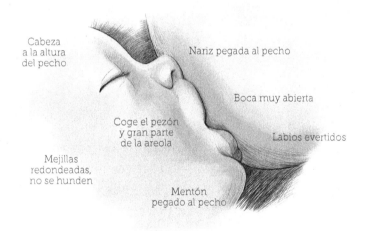

Figura 7. Forma de agarre efectivo. Fuente: ILCA (2014).

En cuanto a la **postura**, la comodidad de la madre y del bebé es primordial.

- ✓ Sentir el cuerpo lo más relajado posible con ayuda de manos que masajeen nuestro cuello, espalda y hombros de manera frecuente.
- ✓ Traer a la consciencia nuestros músculos, soltándolos cuando los sintamos tensos.
- ✓ Usar las almohadas necesarias para lograr un buen soporte de nuestro cuerpo (muñecas incluidas).

✓ Evitar colgar las piernas si estamos sentadas, sino asentar bien nuestros pies en el piso o en un banquito.

✓ Cuidar que las muñecas no queden hiperflexionadas, es decir dobladas hacia arriba del lado de la palma en un ángulo de 90 grados, para evitar inflamación y dolor.

✓ Respirar.

Todo este apapacho y cuidados son bien merecidos. ¡Los valemos! Además, significan la diferencia: del día a la noche. Sumar tensión muscular a nuestro cuerpo ya agotado por un horario invertido y tomas frecuentes, ¡no se lo recomiendo a nadie!

Recuerdo cómo al principio de mi lactancia parecía un jeroglífico egipcio, toda cuadrada y encrispada. Los pezones me dolían hasta la esquina de enfrente. Nunca me sangraron ni se me abrieron. Pero tenía la sensación de que me los pellizcaban por dentro.

Además, estaba hiperatenta a que Otto tuviera una postura adecuada, el agarre perfecto. Le introducía a cada rato mi dedo en la boca para liberar sus labios y que hiciera boquita de pescado; tocaba sus mejillas para asegurarme que no las estuviera hundiendo ¡No lo dejaba comer en paz!

Las noches no las pasaba mejor. Simple y sencillamente, no era capaz de darle de comer acostada. No me acomodaba. Lo único que conseguía era empapar las sábanas con leche y lamentar que el preciado líquido iba a parar a todos lados menos al estómago de mi bebé. Durante la madrugada, cada vez que Otto deseaba comer, debía incorporarme y sentarme para alimentarlo. Con cada movimiento que hacía, me acordaba de la herida de mi cesárea. Tenía los dedos y las piernas hinchadas y eso me volvía torpe. Era una malabarista poco flexible e irritable por el cansancio.

Después del primer mes, y por sorpresa, como llega todo lo anhelado y esperado, el dolor se fue. Tomó sus maletas para no regresar sino casi tres años después, y anunciarme que estaba embarazada de nuevo.

Mis pechos estaban tan desensibilizados que hubiera podido cerrar una puerta en mi pezón sin siquiera darme cuenta. ¡Ni se diga cuando mi peque cumplió un año de lactancia! Ya no me llamaba Elisa sino Elastimujer. Me impresionaba cuánto podía elongarse mi pezón sin que me inmutara. Otto se distraía con facilidad al comer del pecho, y se giraba buscando lo que le había llamado la atención, con mi pezón en su boca estirándose a su antojo. Podía dar pecho de pie o incluso caminando. ¡Con el bebé cargado, por supuesto! ¡No crean que mis tejidos se volvieron tan elásticos! En las noches a veces ni me enteraba de que mi bebé había comido, porque mi insistencia de lactar acostada o **breastsleeping** mientras dormíamos dio frutos e inauguramos el autoservicio o *drive-thru*.

Bien decía Teresa de Ávila, santa y mística española, "todo se pasa, la paciencia todo lo alcanza". Aunque también aplica el refrán popular de "no hay mal que dure cien años, ni cuerpo que lo resista".

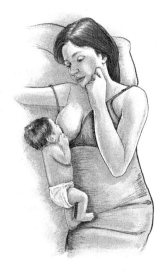

Figura 8. *Breastsleeping.*

No voy a negar que, durante los casi tres años de lactancia que vivimos Otto y yo, hubo malas rachas. Momentos en los que comía como recién nacido y el cansancio regresaba furioso, o en los que me sentía incómoda, con una sensación de urgencia e impaciencia porque acabará rápido de comer, o hasta molesta de darle pecho. Este rechazo visceral por lactar a mi bebé contradecía la dicha que sentía en otros momentos, y me generaba culpa y tristeza. ¡No todo fue miel sobre hojuelas!

Sin embargo, encontré un tesoro bien escondido entre estas experiencias y, después de observarlo con atención, logré verbalizarlo para compartirlo con mi bebé. Esta "agitación del amamantamiento" (como luego me enteré que se nombran estos eventos en el mundo de la lactancia) respondía a una vivencia interna, por lo general relacionada con estrés, que no tenía que ver con mi hijo ni con el hecho de darle pecho. Algo traía yo en ese momento, fuese un tema de pareja, del trabajo o incluso de emociones no resueltas que venían desde mi infancia y adolescencia. Decidí tomar esos momentos desagradables como una señal que me indicaba algo en lo que podía reflexionar o trabajar en terapia, y que la maternidad en su sabiduría me hacía notar. Empecé a explicarle a Otto que los sentimientos de rechazo y enojo que él percibía eran algo mío. Que el repudio que sentía no era hacia él, y que me estaba ocupando de ello. Lo deslindaba de contenerme o cargar con esas emociones, que no le correspondían; hacerlo consciente me liberó y consideró que a mi bebé también.

Baja producción de leche por deficiencias nutricionales en la madre

Con relativa frecuencia nos olvidamos de nosotras al nacer nuestro bebé. No nos damos tiempo para bañarnos o tener la casa en orden, mucho menos para comer bien. A fin de cuentas, comer bien no tiene que ser caro ni complicado, pero sí requiere nuestra atención. Atención que tenemos enfocada en el nuevo integrante de la familia. Nuestro cerebro se concentra en buscar su bienestar, sin tomar en cuenta que nuestro bienestar y salud son indispensables para que esté bien.

"Nadie da lo que no tiene" es una frase que me ha marcado, incluso antes de ser madre, y que debo recordarme con frecuencia sobre todo en temas de autocuidado. En esta sociedad en la que vivimos, acostumbrada a la inmediatez, con vidas aceleradas en las que no nos da el tiempo para nada, se nos olvida que comer bien es un acto de amor personal pero también para nuestros hijos y familias.

La decisión tomada a consciencia de nutrirnos y no dejar pasar los días sin tomar nuestros suplementos, favorece la producción de leche materna, no solo su contenido.

Muchos son los factores que intervienen en una adecuada producción de leche, desde aspectos genéticos hasta emocionales, pasando por condiciones como cirugías previas que involucran el tejido de la mama e hipoplasia mamaria. De hecho, se estima que la prevalencia de mujeres que no producen suficiente leche para satisfacer las necesidades energéticas y nutricionales de sus bebés es de 10 a 15% (Lee y Kelleher, 2016). Mucho más alto de lo que habitualmente se pensaba. La hipogalactia o baja producción de leche es la causa líder del abandono de la lactancia materna a nivel mundial (Delgado-Becerra *et al.*, 2006). Existen situaciones en las cuales podemos actuar, como veremos a continuación, y otras (como la hipoplasia mamaria) en las que por más que nos esforcemos en tener suficiente leche, no lo lograremos. Y está bien. No es un fracaso, es un duelo que es valioso observar y trabajarlo con mucha paciencia y amor hacia nosotras mismas. No producir leche es una posibilidad que en ocasiones va más allá de nuestro fuerte deseo de lactar y que es importante tomar en cuenta.

La buena noticia es que hay ciertos factores que son modificables y que juegan un papel relevante en la producción de leche: un adecuado balance de energía (es decir, entre las calorías que comemos y las que gastamos), la calidad de nuestra dieta y la exposición a contaminantes ambientales. Saber que hay aspectos que están en nuestras manos, nos permite tomar el toro por los cuernos y ocuparnos más que preocuparnos.

En cuanto a la alimentación y a un adecuado balance de energía, cabe resaltar que, aunque nuestro cuerpo en su maravillosa perfección provee lo necesario para el infante, incluso a expensas de la madre en situaciones de nutrición precaria, hay ciertos nutrientes que dependen de lo que la mujer consume. Los niveles en la madre de las vitaminas A, B1, B2, B3, B6, B12, D y C, así como zinc, yodo, hierro y omegas influyen no solo en la composición de la leche (Valentine y Wagner, 2013), sino también en la producción y secreción de esta.

Como comentábamos en el segundo capítulo, alimentarse de forma saludable hoy en día y en la gran mayoría de las familias no es suficiente, sobre todo en periodos de gran demanda, como el embarazo y la lactancia. Los suplementos juegan un papel muy importante y es frecuente que al nacer el crío se nos olviden por completo.

La Academia Americana de Pediatría (AAP) recomienda como una opción viable en lugar de suplementar al lactante con vitamina D, que sea la madre quien la tome a una dosis de 6 400 UI (Meek y Noble, 2022). En cuanto a esta recomendación, hay dos detalles: el primero es lograr esa cantidad de vitamina D. Si sumamos cápsulas con 5 000 UI de vitamina D y aquella contenida en algún multivitamínico y omegas, podemos llegar a la cifra deseada. Sin embargo, y como segundo detalle, estamos obligados a personalizar esta sugerencia de acuerdo con los niveles basales de vitamina D de la madre (25 hidroxivitamina D) y su estado de salud. No obstante que los estudios sugieren que la toxicidad por vitamina D es muy poco probable en personas saludables con niveles de ingesta menores a 10 000 UI (Heaney *et al.*, 2003) al día, el nivel máximo tolerable de según la Junta de Alimentos y Nutrición (Food and Nutrition Board) del Instituto de Medicina de Estados Unidos es de 4 000 UI para adultos, por el riesgo de hipercalcemia y posible daño renal (HPFS, en línea). Una opción viable, también avalada por la AAP es suplementar con 400 UI de vitamina D tanto a la madre como al bebé, iniciando en los primeros días de vida.

En cuanto a la suplementación con omegas, se ha observado que ofrecer 200 mg de DHA (ácido docosahexaenóico, que es un ácido graso esencial poliinsaturado de la serie omega-3) todos los días a una madre durante la lactancia confiere beneficios a largo plazo en aspectos específicos del neurodesarrollo del bebé (Jensen *et al.*, 2010).

Además de los contaminantes ambientales, que ya comentamos en el capítulo dos, solo deseo agregar que, por desgracia, se han convertido en parte de nuestra dieta y exposición diarias. Se encuentran en muchos plásticos que utilizamos en la preparación y almacenamiento de comida y bebidas, como el **bisfenol A**, y con frecuencia, en altas concentraciones, en alimentos ricos en grasa como la carne roja o los lácteos (Mead, 2008). Una exposición constante a varias de estas sustancias químicas puede representar una carga tóxica, ya que muchos se almacenan en el tejido adiposo (grasa corporal) de la madre, y se pueden encontrar en la leche materna que a su vez es transferida al bebé (Lee y Kelleher, 2016).

Espero que esta información ofrezca una perspectiva más amplia de nuestras elecciones cotidianas, al saber que hay aspectos en nuestro estilo de vida que podemos cambiar para influir positivamente en la cantidad y calidad de nuestra leche.

Entorno emocional de mamá

He abarcado aspectos físicos y técnicos de la díada madre-bebé, pero ¿qué hay del mundo emocional y de las situaciones de estrés que vive mamá? Hacernos de la vista gorda creyendo que no tienen injerencia en la producción de la leche materna es no ver el cuadro completo.

Mucho antes de plantearnos complementar con una fórmula o apoyarnos con medicamentos galactogogos —que favorecen la producción y secreción de leche materna— como la domperidona, es importante preguntarle a la recién estrenada madre "¿cómo te sientes?". Con los oídos y corazones abiertos, mirándola a los ojos y conectando con ella, invitándola a un espacio seguro para desplegar su vulnerabilidad y sentimientos más profundos.

Mi abuela me compartió que a los pocos meses de haber nacido su primer bebé (mi mamá) se le fue la leche después de un susto enorme. Me pregunto cuántas veces no hemos escuchado comentarios similares, y los hemos descartado considerándolos mitos o creencias populares, sin darles el peso que realmente tienen.

Para ejemplificar la relación mente-cuerpo-emociones en la producción de leche materna, imaginemos a una madre lactando en la época de las cavernas. En eso, un tigre dientes de sable aparece en el escenario. El cuerpo de la mujer activará su mecanismo de alarma, el sistema simpático, para emprender la huida y salvar su vida y la de su cría. La leche que salía en abundancia de sus pechos se detiene, pues dejar un rastro a su paso los convertiría en presa fácil para el depredador. Fuera de peligro, la leche toma su curso fluyendo como un río para alimentar al bebé.

En la actualidad, los depredadores no son enormes animales prehistóricos, sino situaciones adversas que nos mantienen en un estado de alerta constante. Una mala relación con nuestra pareja, el fallecimiento de un ser querido, una situación económica precaria, el posparto —que puede traer fantasmas no resueltos del pasado y amplificar nuestras vivencias actuales—. Un entorno poco favorable y sostenedor para la contención de la nueva madre disfrazado de normalidad es un abominable depredador.

La primera vez que escuché este relato fue de los labios de una maravillosa consultora de lactancia IBCLC, Graciela Hess, que con gracia me abrió los ojos a una realidad que no había comprendido del todo: el mundo emocional de la madre y su relación con el bebé. Me propuse con firmeza no engordar las filas de profesionales de la salud depredadores de las madres y de sus hijos; así, me preparé para ofrecer las herramientas que estuvieran en mi mano para apoyarlos. Siguiendo el consejo de mi abuelo "el que mucho abarca, poco aprieta", la invité a trabajar conmigo para hacer mancuerna con nuestro equipo de médicos, nutriólogos y psicoterapeutas en pos del bienestar de la díada y su familia.

Una lactancia exitosa es de verdad, tarea de todos: mujeres y hombres con o sin hijos; con profesiones relacionadas a la salud o no (Fitzsimons y Vera-Hernández, 2022). Hacer lo contrario es un acto de canibalismo, en detrimento del mismísimo tejido social y de la supervivencia de nuestra especie.

Goza de tu lactancia y no te empecines en...

☞ *Sacarle el aire a como dé lugar.* El objetivo de ayudar a un bebé a que libere gas de su tracto gastrointestinal no es que eructe como borracho de cantina, sino que se mueva ese aire. Ya sea que lo saque por arriba, por abajo o simplemente desaloje su pancita. Un cambio de posición puede ser suficiente; caminarlo o mecerlo; palmadas con la mano hecha conchita de abajo para arriba en la espalda con el bebé apoyado en nuestro hombro, o bien, sentado sobre nuestras piernas y sosteniéndolo firmemente con nuestras manos. No debemos pasar largos minutos "sacándole el aire". Uno o dos minutos bastan. De hecho, con un buen agarre y posición podría no ser siquiera necesario, ya que habrá poca deglución de aire por parte del bebé.

☞ *Despertarlo cada dos o tres horas para que coma.* Un bebé con un peso al nacimiento superior a 2.5 kg y que está aumentando de peso, puede perfectamente quedar satisfecho y dormir cinco horas de corrido. No interrumpamos su sueño, creando el hábito de despertarlo cada determinado tiempo para comer. Si tiene hambre, seguro te darás cuenta. Lo importante es garantizar que haga 8 tomas en 24 horas durante, por lo menos, el primer mes de vida.

☞ *Taparlo como esquimal.* En la cultura latina tenemos la idea de que un bebé debe estar bien abrigado en todo momento: fajero, doble pañalero, mameluco, chambrita, gorrito, guantes, calcetines, mantita y cobija de peluche. De por sí alimentarse del pecho es una actividad que los acalora, así vestidos es la fórmula perfecta para que se queden profundamente dormidos (como vacacionista en una hamaca envuelto en el calor de una playa y después de haberse zampado una deliciosa cerveza) no vacíen el pecho y pidan de comer a la media hora. Una prenda adicional de ropa a la que usa mamá (contando cobijas) y mantenerlo cerca de nuestro cuerpo es más que suficiente para ayudarlo a regular su temperatura y que tanto calor no sea un obstáculo para lactar. Cuando en el consultorio me refieren las mamás que el bebé se les queda dormido al lactar, lo primero que hago es valorar qué grado de esquimal tiene. Ante los ojos aterrados de las abuelitas, me dedico a dejarlos en pañal, calcetines y gorrito, bien pegadito al torso desnudo de mamá, y una sábana o mantita ligera para el pudor (que se va perdiendo conforme avanzamos en la lactancia) y "la corriente de aire".

☞ *Forzarlo a seguir un horario.* Una recomendación que recibí al inicio de mi lactancia fue que mi bebé debía comer cada tres horas, con reloj en mano. Me sugirieron incluso una aplicación (app) para el teléfono que me avisaría el momento en el que debía alimentarlo, y en donde tenía que anotar el tiempo que se tardaba comiendo al pecho, si se había acabado uno o los dos, y promediaba todo ofreciéndome una estadística detallada del día. Me aseguraron que tendría una rutina perfecta y que dormiría toda la noche; que tendría tiempo para verme con mis amigas e ir al gimnasio en sus tiempos bien programados de siestas, además de que no se distraería en comer a destiempo sino que aprovecharía esas horas intermedias en aprender del mundo que lo rodeaba.

¡Me sentí como una tonta! Toda esa información valiosa que había pasado por alto tanto tiempo ejerciendo como pediatra. ¡A cuántas madres y bebés había desgraciado al no haberles compartido esos consejos que eran oro! Seguí la recomendación y hasta leí un libro que me daba ejemplos de rutinas: a qué hora bañarlo, acostarlo para su siesta, despertarlo, darle de comer, ¡todo! Los testimonios que ofrecía el libro eran realmente convincentes. Lo intenté, pero la realidad me rebasó. Entre que se despertaba, le daba de comer de los dos pechos, le cambiaba el pañal. ¿Dónde dejé el teléfono para anotar los tiempos en la app? Otra vez cambiarle el pañal porque mojó el nuevo en cuanto se lo puse. Vestirlo sin que se despertara. ¡Ya se despertó! ¿A qué hora le tocaba la siesta? Quiero ir al baño. Maniobrar para hacer pipí y no dejarlo caer en la taza del baño. ¿Será seguro dejarlo en el piso frente a mí? Arrullarlo. Ya pasaron dos horas y media. ¡Casi le toca comer! Estoy fuera de horario. ¿Qué decía el libro?

Después de tres días del terror y al borde de la locura, mi amado Franz me pidió prestado mi teléfono "inteligente", y después de un besito en la frente, borró la aplicación para siempre jamás. El libro lo usamos como matamoscas.

Los bebés no siguen las agendas, ni los planes, ni los horarios preestablecidos por apps o libros. El golpe de realidad puede generarnos gran frustración y conflictos internos, si además escuchamos en redes sociales a mujeres bellísimas y sorprendentemente bien maquilladas, que nos aseguran que sus hijos duermen perfecto y siguen una rutina liberadora. Acabé pensando que alguno de los dos, Otto o yo, habíamos salido defectuosos. Una cosa es una rutina y otra muy distinta el ritmo. "El bebé, como cualquier cría de mamífero, se organiza, se familiariza con su territorio y elige su momento para agarrarse al pecho, para dormir" (FAME, 2016). Mamá y bebé se sincronizan y regulan. Estamos diseñados para eso. La rutina tiene bordes angulados y rígidos, los ritmos son redondeados y flexibles. Empleamos indistintamente rutina y ritmo cuando en realidad lo que buscamos es estructura: el orden del caos. Una fórmula no aplica para todos. Nadie conoce y sabe mejor lo que nuestros bebés necesitan que nosotros mismos. Somos universos complejos y hermosos, con tendencia a regularse. Así como las galaxias y las estrellas, igual nosotros en la mágica conjunción de hormonas, neurotransmisores, emociones y razón.

☞ *Relacionar unos pechos rebosantes con una adecuada producción de leche.* Alrededor de los tres meses de edad del bebé, y con la lactancia bien establecida, nuestros pechos dejan de sentirse llenos antes de darle de lactar. Sumado al hecho de que los peques se vuelven expertos comedores y los vacían en menos de diez minutos, cuando antes podían tardarse hasta treinta minutos o más en cada seno; nos da la sensación de que ya no tenemos leche. Esto es solo una percepción, porque la realidad es que nos hemos acoplado tan bien que somos un sistema eficiente de gozo y salud. No intentemos confirmar la cantidad de leche que producimos con un sacaleches, porque nos engañaremos al ver solo algunas gotas caer lentamente en lugar de chisguetes de abundante leche. Esto sucede porque nuestro bebé está acabándose efectivamente su alimento, y nuestro cuerpo está sincronizado para su siguiente toma.

☞ *Hacer dietas restrictivas*. Comer rico y saludable durante toda la lactancia es parte del autocuidado que las mujeres debemos conferirnos. Fuera de casos muy particulares, no tiene ningún sentido hacer dietas restrictivas que más que beneficiarnos, o a nuestros bebés, nos causan estrés y, sobre todo, ganas de comer lo prohibido con mayor insistencia.

La única forma de librarse de una tentación es ceder ante ella. De resistirse, el alma enfermará anhelando aquellas cosas que se le han prohibido, deseando lo que sus monstruosas leyes han convertido en terrible e ilícito.

Oscar Wilde
Escritor, poeta y dramaturgo irlandés

Consumir café, lácteos, peces ricos en mercurio (pez espada, atún rojo, cazón) es preferible hacerlo con moderación. Alimentos crudos, siempre y cuando estén sanos, es decir, estemos seguros de que son de buena calidad y con altos estándares de higiene. No está comprobado que evitar alimentos alergénicos —que potencialmente pueden ocasionar una alergia (huevo, leche, cítricos, cacahuates, soya, chocolate, frutos rojos)— durante el embarazo o la lactancia prevengan alergias en el bebé —alimentarias, eccema, asma, rinitis alérgica— (Greer, 2019).

Lo que sí se ha observado es que una alimentación baja en alimentos procesados, ricos en azúcares y grasas saturadas, en la madre gestante y durante la lactancia, disminuye el riesgo de alergias en el bebé (Netting *et al.*, 2014).

En cuanto al alcohol, sabemos que las concentraciones en la sangre de la madre son casi iguales que en la leche materna, presentándose los niveles más altos entre 30 y 60 minutos después de consumirlo.

La Academia Americana de Pediatría sugiere que un consumo moderado (hasta una bebida al día) no es dañino para el infante. Sobre todo, si la madre espera por lo menos dos horas después de haber tomado alcohol, para dar pecho o extraerse leche (Meek y Noble, 2022).

Mitos y realidades de las razones para no continuar con la lactancia materna

Existe un "infierno" especialmente diseñado para aquellos profesionales de la salud que suspenden la lactancia materna sin fundamento alguno. En ese antro incluimos también a todas aquellas personas que aseguran "el milagro" de la conversión de leche materna en agua a partir de los seis meses de vida del bebé y a todos aquellos que interfieran de alguna manera en la íntima relación entre madre e hijo durante la lactancia.

Con frecuencia escucho que tal o cual médico suspendió la lactancia materna porque la mamá se enfermó de covid-19 (enfermedad por coronavirus SARS-CoV-2), le sacaron una muela o tenía que iniciar tratamiento con un medicamento totalmente compatible con la lactancia, o bien, que se pudo haber intercambiado por otro que no interfiriera con ella.

Para despejar dudas les anoto a continuación las contraindicaciones absolutas de la lactancia materna y aquellas que no lo son, pero así se consideran.

Incluí como contraindicación absoluta la negativa de la madre para lactar, sea cual sea su razón. Un poco más adelante en el capítulo compartiré algunas sugerencias a tomar en cuenta en caso de elegir una fórmula láctea; así como qué hay del biberón, mamila, mamadera o cualquier otro nombre con el que se conozca a la botella con tetina para alimentar a los bebés.

Contraindicaciones absolutas de la lactancia materna

En el bebé:
- Galactosemia (deficiencia de galactosa 1-fosfato uridiltransferasa).
- Deficiencia congénita de lactasa.

En la madre:
- Consumo de fármacos que no puedan intercambiarse por otros compatibles con la lactancia. La lista es corta. Pueden revisarse opciones en la página de www.e-lactancia.org
- Consumo de drogas de abuso como cocaína, opioides, anfetaminas y fenciclidina, entre otras.
- Lesión activa en mama por virus de herpes simple (HSV-I). Puede lactar del pecho sano.
- Infección activa por tuberculosis bacilífera, brucelosis o infección por el virus del ébola o retrovirus (HTLV-I o II) sin tratamiento.
- Alimentar directamente del pecho en caso de padecer varicela 5 días antes o 2 días después del parto. La madre puede extraerse la leche y ofrecerla al bebé con seguridad.
- Infección por VIH, a menos que las condiciones de sanidad y accesibilidad a una fórmula láctea o agua potable para prepararla hagan que el riesgo de vida del bebé sea mayor.
- Enfermedad neurológica u orgánica grave. Esta es una contraindicación relativa y debe individualizarse.

NO contraindica la lactancia materna

En el bebé:
- Infección por SARS-CoV-2.
- Ictericia o hiperbilirrubinemia (bebés con piel y mucosas amarillas).
- Alergia a la proteína de la leche de la vaca, intolerancia a la lactosa, diarrea.
- Inicio de la alimentación complementaria (ablactación).
- Labio paladar hendido.

En la madre:

- Infección por SARS-CoV-2.
- Infección por virus de hepatitis B, hepatitis C o citomegalovirus.
- Mastitis. En caso de un absceso mamario, mientras se recibe tratamiento y se logra la curación puede seguir lactando del pecho sano.
- Presencia de fiebre, a menos que la causa de esta se encuentre mencionada como contraindicación absoluta.
- Tratamiento con antibióticos, antidepresivos y otros medicamentos. La mayoría son seguros de administrar durante la lactancia materna. Ante la duda, contamos con la página www.e-lactancia.org en donde nos ofrecen opciones para elegir e intercambiar por un medicamento compatible con la lactancia.
- Ir al dentista y recibir anestesia local.
- Regresar a trabajar o a estudiar.
- Embarazo y nacimiento de otro bebé.
- Diabetes mellitus tipo 1 o 2, hipo o hipertiroidismo.

Los mejores aliados para la lactancia materna son la información actualizada y fidedigna, así como la empatía y apoyo de la comunidad que rodea a la díada madre-bebé. La sinergia de esos dos aspectos seguramente resultará en un incremento de las madres que no solo desean, sino que logran una lactancia exitosa. Es alarmante que en la República mexicana 71.2% de los bebés reciben fórmula desde sus primeros meses de vida y que solo 28.8% recibe lactancia materna de forma exclusiva (Shamah-Levy et al., 2020). Una realidad que deseo de corazón cambie en los años por venir.

Fórmula láctea, ¿qué debo tener en consideración?

Como padres nos preguntamos siempre cuál es la mejor entre tantas opciones que hoy nos ofrece el mercado. La gran ventaja es que las empresas que las elaboran siguen pautas estrictas en cuanto a su contenido, que son modificadas y actualizadas periódicamente por instituciones como la Sociedad Europea de Gastroenterología, Hepatología y Nutrición Pediátrica (ESPGHAN, por sus siglas en inglés), la Academia Americana de Pediatría (AAP), la Organización de las Naciones Unidas para la Agricultura y la Alimentación (FAO) y la Administración de Alimentos y Medicamentos estadounidense (FDA, por sus siglas en inglés). En términos generales, una fórmula infantil dirigida a bebés menores de 12 meses de edad tendrá lo suficiente para nutrirlo.

Los sucedáneos de la leche materna, también conocidos como fórmulas maternizadas o fórmulas lácteas, están elaboradas a partir de la leche de algún mamífero (vaca, cabra), o bien, con base en una proteína de origen vegetal como el arroz o la soya. El objetivo es parecerse lo más posible a la composición de la leche materna, por eso están suplementadas con vitaminas, minerales, ácidos grasos poliinsaturados de cadena larga u omegas (omega 3/DHA y omega 6/ARA o ácido araquidónico) y muchas de ellas incluso con **prebióticos**, como los oligosacáridos de la leche materna elaborados de manera sintética (HMO por sus siglas en inglés) y probióticos como *Lactobacillus rhamnosus GG* (LGG) o *Bifidobacterium lactis*.

La parte en la que considero que debemos poner más atención es en los aceites vegetales e hidratos de carbono que contienen las fórmulas lácteas. Buscar opciones sin grasas vegetales (distintas de los aceites vegetales), oleína o **aceite de palma** ni aceite de coco (Lee *et al.*, 2009; Díaz-Villaseñor *et al.*, 2013) y sin **azúcares añadidos** (sacarosa, jarabe de glucosa, sólidos de jarabe de maíz, maltodextrinas).

Es importante mencionar que las fórmulas no se deben diluir por ningún motivo —estreñimiento, diarrea, incremento de peso mayor al esperado o cualquier otro—. Están calculadas para ofrecer una adecuada cantidad de nutrientes y energía, siempre y cuando se sigan las indicaciones de cómo prepararlas, señaladas en las etiquetas de los recipientes.

En cuanto a la cantidad de onzas que se espera tome un bebé, esta es muy variable. Si el pecho tuviera un "onzímetro", es decir, marcas para saber cuántas onzas come el bebé en cada toma, podríamos observar que es muy variable. A veces come 2 onzas y otras, 6 onzas. El cuerpo del peque se regula de acuerdo con sus necesidades energéticas, y el cuerpo de la madre responde a ello. Por último, la leche materna es un tejido vivo que se adapta a los requerimientos del infante.

En el caso de las fórmulas lácteas, debemos estar seguros de que nuestro bebé comerá lo que necesita, a veces más, a veces menos. No debemos obligarlo a terminarse un biberón o espantarnos porque solo le apeteció la mitad de lo que normalmente come. Es parte de su auto-rregulación que le permitirá identificar señales de hambre y saciedad, pavimentando un camino de salud para el futuro (Li *et al.*, 2010).

Una manera rápida de calcular por edad la cantidad de onzas que un bebé debe tomar es:
edad en meses + 2

Por ejemplo, si tiene dos meses más 2, debería tomar 4 onzas por toma. Este es un aproximado, pero nos permite orientarnos. La dosis máxima es de 8 onzas por toma, lo cual se alcanza a los seis meses de edad (6 meses + 2 = 8 onzas). No seguimos sumando después de ese momento.

El número de tomas es también variable, pero por lo general se sugiere 8 tomas en 24 horas los primeros tres meses de vida; después, 6 tomas de los 4 a los 6 meses de edad. Una vez iniciada la alimentación complementaria, puede bajar la ingesta de leche de fórmula y requerir entre 6 y 4 tomas al día. A partir del año de edad, disminuyen todavía más los requerimientos de leche, al adquirir mayor importancia los alimentos, entre 4 y 3 tomas al día es suficiente. Finalmente, de los 2 años de edad en adelante hacer 2 tomas al día, y solo si así lo quiere el niño, pues la leche se convierte más en un gusto que en una necesidad y puede suspenderla sin mayor problema.

A partir del año de edad, la recomendación es cambiar la fórmula láctea por leche de vaca entera. La razón es porque ofrecemos el beneficio nutricional de la leche sin azúcares añadidos ni grasas o aceites vegetales. El único azúcar que contiene la leche entera de vaca es la lactosa, que es un excelente prebiótico. Si deseamos suplementar con vitaminas, minerales y omegas podemos hacerlo. Además, la leche ya no constituye el alimento más importante de nuestros peques, sino la comida y muchos alimentos pueden sustituir el aporte nutricional de la leche.

Tipos de fórmulas lácteas

Para prematuros. Fórmulas ricas en energía y con algunos aspectos específicos en cantidad de proteína y grasas, para adecuarse a las necesidades de un recién nacido.

Etapa 1 o de inicio. Indicada en bebés a término, desde su nacimiento hasta que inician la alimentación complementaria, alrededor de los 6 meses de edad. Hay marcas que abarcan hasta el año de vida.

Etapa 2 o de continuación. Fórmula para bebés con alimentación complementaria, de los 6 a los 12 meses de edad. La nomenclatura "de continuación" ha generado confusión entre los consumidores llevándolos a suspender la leche materna a partir de que el bebé inicia la alimentación complementaria; sustituyéndola por una fórmula "de continuación". Esto se debe en parte a la mala información de que la leche materna pierde calidad nutricional a partir de los seis meses de edad del bebé, o bien, a una interpretación errónea de las recomendaciones de la OMS acerca de lactancia materna exclusiva hasta los 6 meses de edad. En caso de bebés alimentados con fórmula, no es absolutamente necesario cambiar de etapa antes del año de edad.

Etapa 3 o de crecimiento. Diseñada para niños mayores de un año de edad y hasta los 3 años de vida. Muchas de ellas contienen azúcares añadidos y saborizantes como vainilla para hacerlas más atractivas, pero justo por eso, pueden tener un efecto contraproducente en la salud global del peque.

Antirreflujo o anti regurgitación (AR). Son fórmulas que al añadir en su preparación harina de semilla de algarrobo o almidones de arroz, maíz o papa se vuelven espesas, haciendo que el contenido gástrico no suba hasta la parte alta del esófago, boca o nariz. No obstante, el reflujo sigue existiendo. Solo que no es visible.

Confort. Es de más fácil digestión al tener un bajo porcentaje de lactosa y las proteínas de la leche de vaca parcialmente hidrolizadas, es decir, cortadas en cachitos más pequeños que el intestino asimila mejor. Es una buena opción para bebés con cólicos.

Deslactosada. Indicada en casos de intolerancia temporal a la lactosa, por lo general, después de un evento diarreico infeccioso. La restricción por lo general es de 2 a 3 semanas y la intolerancia no sucede en todas las veces. Cabe resaltar que los bebés menores de un año de edad son, en mayor o menor medida, intolerantes a la lactosa. Esto ocurre porque nacemos inmaduros y tenemos un porcentaje bajo de lactasa, la enzima encargada de digerir la lactosa. Conforme nos acercamos a los 12 meses de vida, toleramos mucho mejor la lactosa al contar con más lactasa. La prueba de laboratorio para identificar una intolerancia a la lactosa se conoce como sustancias reductoras y se realiza en heces fecales. Hacer este estudio en peques antes de su primer cumpleaños, por lo general, arrojará un resultado positivo sin que nos hable de enfermedad. La lactosa es un excelente prebiótico y estimula el trofismo intestinal (el desarrollo saludable del intestino), por lo que no es aconsejable privar a los bebés de sus beneficios.

Parcialmente hidrolizada. A través de procesos químicos y biológicos, se parte la proteína de la leche de vaca en pedacitos más pequeños y de más fácil digestión (peso molecular entre 5 000 y 3 000 daltons). Puede servir para bebés con cólico. Es debatible su uso en la prevención de alergias. No es de utilidad como parte del tratamiento de la alergia a la proteína de la leche de vaca (APLV).

Extensamente hidrolizada o semielemental. En estas fórmulas, la proteína de la leche se hidroliza todavía más hasta lograr un peso molecular por debajo de 1 500 daltons, lo cual la hace pasar desapercibida por el sistema inmunológico de un bebé con APLV. Existen de dos tipos: aquellas hechas a base de caseína, indicadas en bebés con alergia a las proteínas del suero de la leche (alfa-lactoalbúmina y beta-lactoglobulina) y las elaboradas a base de proteínas del suero de la leche, para peques con alergia a la caseína. Existen opciones con lactosa en un bajo porcentaje, y aquellas sin lactosa.

Elemental o de aminoácidos. Son fórmulas hechas con la última expresión de una proteína, los aminoácidos. Indicada en niños con APLV que no responden al tratamiento con una fórmula extensamente hidrolizada (posiblemente, alergia a caseína y proteínas del suero de la leche); síndromes de malabsorción de causas diversas (desnutrición grave, esofagitis y enteropatía eosinofílica, enfermedad inflamatoria intestinal, síndrome colestásico del recién nacido y del lactante, etcétera).

Fórmulas de origen vegetal: soya o arroz. Al derivar la proteína de una fuente vegetal, puede ser que no se aprovechen tan bien como aquellas de una fuente animal (como cabra o vaca). Sugiero no ofrecerlas antes de iniciar la alimentación complementaria, pero cada caso debe individualizarse. Recomendadas en errores innatos del metabolismo como galactosemia y deficiencia hereditaria de lactasa. La fórmula de soya no se recomienda en bebés menores de 6 meses de edad con diagnóstico de alergia a la proteína de la leche de vaca, debido a la similitud de las proteínas que puede producir una alergia cruzada.

Bebidas vegetales a base de soya, almendras, arroz, amaranto. No son leches ni cumplen con los estándares nutricionales para considerarlas una fórmula láctea, por lo que deben evitarse en bebés menores de un año de edad como parte de su alimentación diaria. Pueden usarse en recetas de alimentos una vez que el infante inició la alimentación complementaria. Sin embargo, están contraindicadas como alternativa o sustituto de un sucedáneo de la leche materna. Su uso en lugar de una fórmula maternizada conlleva el gran riesgo de desnutrición, deficiencias de vitaminas y minerales (como anemia y raquitismo) con el subsecuente efecto negativo en el crecimiento y desarrollo de los niños.

Puede que la lactancia materna no sea la mejor opción para todas las madres, pero es la mejor opción para todos los bebés.

Lavinia Belli
La liga de la leche

¿Qué hay del uso del biberón?

Ale llevaba diez meses de lactancia cuando tuvo que ser hospitalizada por una cirugía de emergencia. Le explicó a su beba que se ausentaría un par de días y que estaría al cuidado de su papá. Isa era muy cercana a su papá. Jugaban juntos, dormían los tres en la misma cama y podía pasar varias horas con él, mientras mamá trabajaba, sin mayor problema. Pero nunca había dormido o pasado más de 12 horas sin Ale. Después de la primera noche, aún con mamá en el hospital, Carlos me llamó por teléfono desesperado.

—¡Quiero que me crezcan **chichis**!

Isabella pasó una noche muy complicada, llorando y pidiendo el consuelo del pecho de mamá. A Carlos se le agotaron las maneras de apapacharla. Finalmente, se quedaron dormidos por cansancio.

Esta experiencia me hizo reflexionar en que es valioso ofrecer alternativas a nuestros peques, no solo en cuanto a la alimentación al pecho, sino para dormir y contenerse. La verdad es que la chichi mágica es lo máximo: si se cayó, si tiene sueño, si está en un lugar nuevo con personas desconocidas, si hace calor, si hace frío, si no quiere comer, si está enfermito, si lo vacunaron, si pasó la mosca. Es un recurso tan efectivo e inmediato que no pensamos en otra opción, depositando enteramente la contención de nuestros peques en una sola persona: la propietaria del pecho. No nos planteamos que ese ser, aparentemente inoxidable y omnipresente, pueda faltar por la razón que sea, el tiempo que sea.

Por eso, aunque estemos decididas a alimentar a nuestros bebés con leche materna de manera exclusiva, no está nunca de más presentarle un biberón ocasional e involucrar a más personas en su cuidado y contención de forma frecuente (pareja, abuelos, otras madres). No poner todos los huevos en una sola canasta. Abrirnos a la posibilidad de que alguien más pueda dormir a nuestros bebés, alimentarlos. Siempre y cuando ya esté bien establecida la lactancia materna.

Lo sé. No es sencillo confiar en otros. Parecería algo instintivo, sobre todo al inicio. Como cuando nuestra pareja intenta cambiarle el pañal o vestirlo y parecemos tigresas furiosas, mamíferos cuidando a nuestras crías en todo su esplendor.

—¡Así no se hace! ¡No, no, no! ¡Ash, mejor ya dámelo, lo hago yo!

Para después reclamar que no se ocupa del bebé, que esto es una copaternidad, que estuvo todo el día en el trabajo y que ahora le toca cuidar del crío. Y cuando le entra al ruedo, criticamos cada detalle como si estuviese en un examen para recibir su diploma profesional como "padre idóneo". Confiar no es fácil, pero sí necesario.

¿Cuándo ofrecer un biberón?

Buscamos dos cosas: que no interfiera con la lactancia materna y que no sea demasiado tarde y escupa cuanta mamila le ofrezcamos.

Para evitar que un biberón entorpezca la lactancia materna —síndrome de confusión del pezón— (Zimmerman y Thompson, 2015), debemos primero asegurarnos de que esté bien establecida. Esto depende de cada díada madre-bebé, pero por lo general sucede entre la semana 5 y la 7 de vida. En situaciones en las que ha sido más difícil establecer la lactancia, debemos permitir que la relación entre la díada se afiance durante 4 a 6 semanas. Pasado ese tiempo, es poco probable que el bebé se confunda con la mamila y rechace el pecho. Entonces, ni ofrecerlo antes de tiempo ni postergarlo tanto que ya no lo acepte.

Con el síndrome de confusión del pezón prácticamente lo que sucede es que tomar del pecho es hacer esfuerzo para conseguir lo que desea: lechita. Con los biberones es más una cuestión de abrir la boca y dejar que caiga el maná del cielo. Todos los seres humanos sin excepción preferimos lo sencillo, fácil y rápido. Nunca he escuchado decir a una persona formada en una larga fila de 30 personas, a quien le piden dirigirse a una ventanilla recién abierta en el banco: "No, gracias. Prefiero esperar una hora a que me atiendan. Salir del banco en cinco minutos es demasiado sencillo". Así los bebés.

Entonces, una vez con la lactancia materna bien establecida, podemos ofrecer una mamila. Pero ¿cuál y cómo?

Cada vez más, las empresas que diseñan biberones están comprometidas con ofrecer una opción ergonómica, con características que los hagan simular el pezón de la madre. Pues no solo tienen una mejor aceptación por parte del bebé, sino que permiten moldear y estimular la cavidad oral. Aquí valdría la pena comentar que la alimentación al pecho materno ayuda a formar correctamente la cavidad oral y la anatomía maxilofacial, y que constituye una terapia de integración sensorial y psicomotora que veremos reflejada cuando inicie la alimentación complementaria, en el lenguaje, la salida de los dientes, etcétera (Naylor, 2001).

Por eso, nos interesa escoger bien una mamila y ojalá, usarla ocasionalmente.

Escoger un biberón

- ☺ Chupón de boca ancha.
- ☺ Tetina suave, elástica y ergonómica (también se llaman anatómicas), es decir que imiten la forma del pezón materno durante la succión, adaptándose bien al paladar del bebé, y que no se quede a la altura de los dientes, sino que entre bien en la boca.
- ☺ Flujo lento que se puede conseguir con una talla de tetina SS o flujo 0, independientemente de la edad.
- ☺ Con un sistema que reduzca la ingesta de aire al succionar, para disminuir la probabilidad de cólicos.

¿Cómo darle de comer a un bebé con un biberón?

La mejor manera es con el método Kassing (2002) también conocido como método pausado. Este método busca simular la lactancia materna, en la cual el bebé realiza un esfuerzo al mamar, usando su anatomía como lo haría si se alimentase al pecho. También le permite regular la cantidad que desea tomar en cada momento, y evitar sobrealimentarse.

Este método nos sirve tanto si deseamos usar el biberón de manera temporal como si es la manera en que se alimentará nuestro bebé. Los pasos a seguir para implementar este método son:

- Acomoda al bebé lo más vertical posible, para evitar que la leche caiga por gravedad en un flujo mayor. Así se esforzará en obtener leche. Esta posición también va a disminuir el riesgo de que se atragante.
- Ofrece el biberón de manera horizontal, no inclinado.
- Toca con la tetina sus mejillas y alrededor de la boca, para activar el reflejo de búsqueda. No la introduzcas directamente.
- Realiza pausas durante la toma, aproximadamente, cada 20 succiones. De esta manera, le damos oportunidad al peque de identificar las señales de saciedad.
- Alterna el lado en cada toma. Así fomentamos el desarrollo visual del peque de manera simétrica.

Miniconsejos prácticos para el uso del biberón:

- Si por algún motivo debemos ofrecer leche a un bebé recién nacido de una fuente distinta del pecho, es preferible que sea con un vasito (Huang *et al.*, 2009).
- Quien ofrezca la mamila deberá ser idealmente una persona distinta a la mamá, ya que el bebé, por lo general, buscará el "envase original" (pecho).
- Aunque no hay una receta infalible para que no rechace el biberón, explicarle al bebé lo que está sucediendo y ponerle cerca algún objeto con el olor de la madre, puede ser de gran ayuda (dudú, mantita, camiseta de mamá).

- No es necesario calentar la leche. Si decides hacerlo, que sea en *baño María*. Evita el uso de microondas, pues calienta los líquidos de una manera no uniforme y puede quemar por accidente a tu peque.
- No hay razón para esterilizar las mamilas ni tetinas. El tracto gastrointestinal no es estéril. Las mujeres no nos esterilizamos las mamas, ni deberíamos limpiarlas antes de ofrecerlas a nuestros peques para que coman de ellas. Con un buen aseo con agua caliente, media cucharadita de bicarbonato y un cepillito; así como un buen secado, es más que suficiente. En mamilas hechas de plástico no sugiero utilizar jabón, ya que con el tiempo y uso el material se vuelve poroso, y quedan restos microscópicos de detergente que termina en el cuerpo de nuestro bebé.

Lo hermoso de la lactancia materna es que va más allá de la lactancia misma. Más que leche, se mama corazón, presencia y mirada. No necesitamos de pechos para alimentar a nuestros hijos con consciencia y ternura. El vínculo con nuestros hijos se fortalece minuto a minuto, en los momentos de sol y de noches despejadas de luna brillante e incluso cuando nos embarga la oscuridad y nos sentimos agotadas, con deseos de no seguir más.

Como mujeres necesitamos de los otros para sostenernos y seguir lactando a nuestros críos, con leche o sin ella, el tiempo que decidamos y que este tiempo no caduque por falta de un apoyo amoroso y sin juicios.

En palabras de la psicóloga Erika de Urquijo, terapeuta de vínculo padres-hijos:

Que estas manos puedan ayudarte a recordar,
abrazarte para abrazar
darte para dar
amarte para amar.
Aceptar y recibir las manos que a tu lado se tienden
para apoyarte, sostenerte, impulsarte y amarte.
Que estas manos sean un remanso de paz para tu corazón
y así, para tu bebé.

Capítulo 6
Sueño infantil: Mitos y realidades[10]

El amor que el niño experimenta
no es el que los padres sienten por él,
es el que el niño recibe de ellos.
Gabor Maté

Desde el embarazo, Franz y yo tuvimos claro que deseábamos dormir con nuestro bebé en la misma cama. Habíamos leído acerca de los beneficios de hacerlo y cambiamos nuestra cama tamaño matrimonial por una más grande. Le quitamos las patas para que quedara cerca del piso, por si más grande se caía de la cama no fuera de una distancia tan alta, y nos sentimos satisfechos con nuestros preparativos del nido. ¿Qué más podríamos necesitar?

Me llamaba la atención la insistencia de algunos amigos y familiares en recomendarnos dormir a nuestro peque en una cuna. Nos contaron historias del terror de bebés asfixiados al ser aplastados por alguno de sus padres mientras dormían todos juntos. Fuimos advertidos de la importancia de preservar el lecho marital libre de nuestros hijos, para no traumarlos psicológicamente en años posteriores con ideas confusas sobre la sexualidad, y también para descansar mejor y seguir cultivando nuestra relación de pareja. Las recomendaciones de pasarlo pronto a su cuarto antes de que se acostumbrara a dormir con nosotros llegaron de personas muy cercanas y que eran una referencia de crianza para mí. Eso me hizo dudar.

¿Será que estaba romantizando la idea de dormir todos juntos en la misma cama? ¿Llegaría a los diez años de edad sin dormir en su propio cuarto?

Nos regalaron una cuna de colecho para situarla cerca de la nuestra, e incluso, una cuna de viaje. Estábamos convencidos de que no

[10] Para elaborar este capítulo agradezco las experiencias compartidas por las madres de varios de mis pacientes en torno al sueño de sus peques y al exquisito y bien fundamentado taller de Puericultura del Sueño, diseñado por la doctora Iris Rentería, a quien admiro y de quien no dejo de aprender.

las sacaríamos nunca de su empaque original, pero esa convicción era fluctuante, entonces mejor las conservamos por si tuviéramos que usarlas después.

Al nacer Otto, nuestros planes de colecho, es decir, dormir los tres en la misma cama, se dificultaron en parte porque no encontraba una posición sin que me doliera la herida de la cesárea, y también porque no lograba dar pecho acostada. Además de que me dolía muchísimo cada vez que comía de mí. Franz me construyó un trono de almohadas para estar cómoda y lactarlo sentada cada vez que me pedía. Lo dormía en su cuna de colecho para poder descansar mejor, pero francamente, ya no sabía si era más agotador incorporarme para tomarlo en mis brazos, llevarlo a la cama y alimentarlo o dormir chueca para aminorar los múltiples despertares.

Una vez que la lactancia dejó de ser dolorosa y pude darle pecho acostada, nuestra vida cambió. Hasta nuestro perro durmió mejor. Con la puntualidad de un tren suizo me pedía de comer cada tres horas, sin llorar ni despertarse. ¡Incluso me pude escapar al cine una noche! Sentía que estaba haciendo una travesura, alejándome un par de horas de mi bebé. ¡Fueron las palomitas más deliciosas que me he comido jamás! Esa escapada no se repitió sino hasta que Otto cumplió tres años y volvimos al cine, disfrutándolo como nunca.

La dicha terminó cuando nos fuimos de viaje a sus casi tres meses de edad. Las camas eran altas y angostas. De alguna manera, sentía que tenía que justificar, como si fuese algo malo, mi deseo de dormir con mi bebé. Me sentía mal si se quedaba dormido al pecho y no podía acostarlo semidespierto para que conciliara solito el sueño. Tuve la sensación de estarlo haciendo todo mal. Mi bebé no dormía de corrido en la noche y me percibía como pésima madre por la ansiedad que me daba querer estar con él, pero aparentar que podía bajar a cenar con toda la familia y verlo desde un monitor. Odié el ruido blanco. Cuanto más me alejaba de lo que mi instinto me decía que tenía que hacer, peor dormía mi bebé. Y junto con él, todos los demás en la casa. ¡Una casa ajena! Porque por más que sea familia, no es lo mismo que tu hogar. Después de una sesión de arrullo sin fin para dormirlo, se me acercó mi ahijado de nueve años con uno de los comentarios más tiernos, pero que al mismo tiempo me cayó como bomba: "¿Te hubiera gustado tener un bebé que llorara un poquito menos?". ¡Pobre! Tampoco él dormía con tanto llanto de mi bebé.

Regresar a nuestra casa fue la gloria en ese momento no era consciente, pero el alivio estaba en no tener que fingir nada y tener la libertad de hacer lo que quisiera. Libre de pretensiones y sin tener que darle parte a nadie de lo que hacíamos, regresamos a dormir juntos. Descubrimos las maravillas de que comiera cada vez que quisiera del pecho, en un sistema fabuloso de autoservicio. Hicimos oídos sordos a cualquier comentario que nos advirtiera que lo estábamos mal acostumbrando y que, de esa manera, jamás dejaría la chichi y que nunca dormiría de corrido. Las siestas eran también poco ortodoxas de acuerdo con los cánones que veía en redes sociales y que comentaba con otras mamás amigas: las hacía cargado en la mochila ergonómica o fular, sin el cuarto a oscuras, y con la música típica del carnaval de Lucerna. Si les pica la curiosidad y quieren reírse un rato imaginando a Franz bailando al compás de una banda suiza cargando a nuestro bebé para arrullarlo, pueden escucharla en Spotify. La lista de reproducción se llama "Dodo Otto". El encargado de las siestas como hasta los 2 años de edad fue mi esposo. Era su ejercicio diario, más económico que un gimnasio y con evidentes resultados en su musculatura y condición física. Nuestro bebé dormía de 2 a 3 horas, y durante ese tiempo Franz decidía si se quedaba con él a cuestas, o si se acostaban juntos en la cama. Aprovechaba para trabajar o descansar, e incluso, aprendió a colgárselo en la espalda y a veces horneaba pan.

Al momento de escribir este libro, Otto tiene 3 años de edad, sigue con nosotros en la cama durmiendo toda la noche y decidió que nos destetáramos a dos meses de su tercer cumpleaños. La mayoría de los días hace una siesta de entre una y dos horas, empezando en la silla del auto al regresar de la escuela y terminando, muchas veces, en la cama. En ocasiones pide compañía, otras no. Ninguna de las advertencias funestas que nos hicieron se han cumplido, ni tendrían por qué. De la misma manera, estamos seguros de que cuando esté listo dormirá en su cuarto.

Dejar de justificarnos y dar explicaciones de por qué no dormía toda la noche cuando era más pequeño, o porque sigue compartiendo cama con nosotros, nos ha dado paz. La mayoría de las personas que nos preguntó "y ya te duerme toda la noche" jamás nos felicitó cuando respondíamos con una negativa. Más bien nos veían con compasión y pena. Muy pocas personas nos encomiaron a seguir nuestro instinto y confiar en la naturaleza humana que dicta atender las necesidades de nuestras crías, sin el miedo de que "nos tomen la medida" o de que "alguien más chiquito dicte lo que se debe hacer en casa".

Algo que deseamos como padres es que nuestros hijos se sientan seguros de buscarnos en el futuro ante cualquier circunstancia. Que sepan que somos un puerto confiable y constante, que pueden contar con nosotros las 24 horas de todos los días del año. Mientras podamos, ahí estaremos para ellos.

Una certeza así se construye desde el principio, gota a gota, con días y noches mejores que otros. Con dudas y momentos de quiebre, con lágrimas de padres e hijos, con la vulnerabilidad a flor de piel. No es sencillo acompañar a nuestros peques en un proceso que no siempre comprendemos cómo funciona o en qué va a parar.

Hace un par de noches, Otto me dijo: "mamá, necesito que me abraces para dormir mejor". Mientras me acostaba a su lado rodeándolo con mis brazos recordé las veces en las que no supe interpretar su llanto y lo que me hubiera pedido de haber podido hablar. Se me salieron las lágrimas.

¡Hola, estoy de regreso!

Dormir, dormir y dormir.

En realidad, somos todos animales. Cuando observamos mamíferos nacer, comer, dormir, crecer, nos podemos dar cuenta de lo que nos espera. Somos seres de la naturaleza. ¿Qué podemos esperar, sino regresar a nuestro lado salvaje?

Cuidado, digo salvaje en el sentido de que la Naturaleza es sabia. Hoy en día queremos controlar todo a través de estándares "artificiales" y normas de la sociedad, aunque más y más estudios nos indiquen que seguir nuestro instinto es lo más adecuado. Obviamente, no quiere decir que no debemos prestar atención a lo que está viviendo nuestro bebé y nosotros mismos, pero sin perder de vista que dormir con nuestro cachorro humano es darle tranquilidad, y a nosotros también. Al principio de los tiempos de la humanidad, estábamos alertas ante cualquier ataque que pudiera ocurrir. Dormir juntos era una cuestión de seguridad. Que la cría pudiera sentir el olor de su madre, incluso el de su padre, era su única ancla, su única certeza de que todo iba a estar bien. Cargarlos y dormir junto con ellos era una necesidad para la perennidad de la especie. Esta herencia llega hasta nuestros días. Un bebé no puede hacer la diferencia entre un hogar seguro y un bosque peligroso, lleno de animales listos para comérselo como un plato fácil de obtener si está solo. Por eso, disfrutan y nos piden (a veces, llorando) ser cargados y arrullados.

Otro ejemplo de la sabiduría del universo: la libido. Lo leyeron bien: ¿Por qué creen que la libido de una mujer baja después de un nacimiento? Sencillamente, porque su atención debe concentrarse en el bebé y nada más. Por esa razón, le cuesta tanto trabajo dejar a su bebé en una cuna solo o en brazos de otros, incluyéndonos a nosotros, los papás. En tiempos antiguos, era su principal y única misión: ocuparse de su bebé, de la continuidad de la especie humana.

Y lamento decirlo, pero los papás deben saber que no tener relaciones sexuales enseguida de la llegada de un peque, es lo esperado. ¿Cuánto tiempo? Generalmente un año, a veces dos. Les voy a contar dos pequeñas anécdotas.

La primera. Dos años y cachito después del nacimiento de Otto, buscamos embarazarnos nuevamente. Entonces, fuimos con una amiga especializada en ayudar a las parejas a embarazarse. Lo primero que teníamos que hacer era llenar un cuestionario. Una de sus preguntas era: "¿cuántas veces hacen el amor?" Al leer esta pregunta, mi reflexión fue: "¿a la semana, al mes o al año?" Me volteé con Elisa y le dije:

—Esposa mía, tenemos que hacer la tarea más seguido.

Poco tiempo después, recibíamos la noticia de que seríamos padres nuevamente.

La segunda. Al momento de escribir este capítulo, Elisa me preguntó cuántas veces habíamos hecho el amor antes de buscar embarazarnos por segunda ocasión.

—Dos veces en dos años— le respondí.

Los dos nos carcajeamos de lo irreal que sonaba. Pero es cierto. La naturaleza es sabia.

Nos vemos en el próximo capítulo. ¡Buena lectura!

Dormir toda la noche

Tenía temor porque tooooodos te dicen que ya no vas a volver a dormir igual, como si fuera una amenaza. Entonces, yo me imaginaba noches en vela cuidando de un bebé que no pararía de llorar y mi mayor duda era: ¿cuántas veces despertará para comer en la noche?

Eli

Mamá de Santi

Ofrecerles a los bebés de manera constante nuestro cuerpo y mente como espacios reguladores y seguros, les proporciona herramientas para vivir situaciones estresantes en el presente y el futuro de una mejor manera. Sin embargo, nos dejamos llevar fácilmente por comentarios que nos atemorizan por estar cometiendo errores con nuestros hijos en su crianza. Comentarios que suenan a sentencias irrevocables. "No lo malcríes cargándolo tanto", "deja que se duerma solito, va a llorar unos días, pero luego aprenderá a consolarse sin tu ayuda", "necesitas dormir y enseñarle a que duerma sin apoyo de nada ni de nadie". Estas frases, y otras por el estilo, son madera para la hoguera de nuestro agotamiento físico y emocional. Rápidamente entramos en un callejón que parece no tener salida, un invierno eterno sin sol ni flores. Nos dejamos seducir por soluciones rápidas, que "sin causarles daño" harán que nuestro bebé duerma toda la noche. Nos aseguran que despertará feliz y el humor de toda la familia cambiará. ¿Por qué sufrir si hay opciones para lograr el tan anhelado "ya duerme toda la noche"? ¿Por qué seguirnos privando de un sueño reparador? Para que mi bebé esté bien, yo debo estar bien. Estoy de acuerdo, pero ¿a qué precio?

Para tomar decisiones informadas me parece necesario saber qué necesita una cría de humano.

Ficha técnica del ser humano

Reino: animal
Clase: mamífero
Grupo: placentario
Orden: primates

Familia: homínidos
Género: homo
Especie: sapiens

Los seres humanos nacemos inmaduros y en comparación con otros mamíferos tenemos una infancia muy prolongada, pues alcanzamos nuestro desarrollo corporal a los 18 años y madurativo cerebral a los 21 años de edad. Como mamíferos sociales precisamos cubrir no solo necesidades corporales sino emocionales (calidez, seguridad y cariño) para sobrevivir, crecer y reproducirnos adecuadamente. Estas experiencias las ofrece el "nido" que nutre a nuestras crías y que es la herencia de nuestros ancestros que ha perpetuado la especie hasta nuestros días. El nido evolutivo del desarrollo (Narváez *et al.*, 2013; www.evolvednest.org), como lo llama un grupo de científicos encabezado por Darcia Narváez, profesora emérita de psicología en la Universidad de Notre Dame, Estados Unidos, incluye:

✓ Experiencias perinatales calmantes: no separación de la díada madre-bebé.
✓ Lactancia materna a demanda.
✓ Cuidadores responsivos.
✓ Afecto extensivo.
✓ Juego autodirigido.
✓ Múltiples **alomadres.**
✓ Apoyo social positivo para la madre y el bebé.
✓ Contacto con la Naturaleza.
✓ Prácticas sanadoras.

La salud integral (mente, cuerpo, emociones) a largo plazo y el bienestar de cada individuo están influidos por la calidad de estas experiencias en la primera infancia (Narváez *et al.*, 2018). Pero su efecto no queda ahí. Permea a la vida cotidiana al favorecer interacciones cooperadoras y de conexión con otros seres humanos y con el planeta. Una verdadera crianza para la paz.

Mucho tenemos que hacer para alejarnos del camino destructivo y egoísta que hemos tomado como humanidad y retomar un sendero próspero, compasivo y regenerativo. La maravillosa y alentadora noticia es que empieza con cada uno de nosotros y en la manera en como criamos y apoyamos a criar a los niños y niñas del mundo. Es tarea de todos. Con o sin hijos propios.

Conceptos como "un buen bebé es el que duerme toda la noche" o "no lo vuelvas muy apegado a ti" no tienen ningún fundamento científico. De hecho, derivan de recomendaciones que se han pasado de boca en boca sin mayor análisis y que nunca han estado vigentes para la cría humana. ¿Saben quiénes fueron sus promotores? El psicólogo conductista John B. Watson en 1894 y el médico Frederick Truby King en 1924. Truby sugería imponer rutinas muy claras y concisas a las madres, asegurándoles que no debían hacer caso de su instinto maternal, ya que serían más felices si tenían poco contacto con sus bebés.

Tristemente, aunque no lo creas, esas ideas arcaicas siguen vigentes y en boca de figuras con supuesta autoridad, en quienes muchos padres confían ciegamente, pues "saben mejor y son los expertos". Promover una guerra sin cuartel de las necesidades parentales contra las necesidades infantiles lleva a tomar medidas innecesarias y que lastimarán a ambas partes.

El principio de "buscar cada vez menos contacto físico con el bebé para que no dependa de una muletilla para dormir" se aleja de nuestro diseño original como seres humanos. De mis pacientes he escuchado preocupaciones sinceras de cómo hacer las cosas mejor para que sus bebés duerman toda la noche, tales como: "nos preguntábamos cómo hacerle para que se durmiera sin que tuviéramos que quedarnos con ella hasta que conciliara el sueño". ¿Por qué tendríamos que dejar a nuestro bebé solo cuando pide lo contrario?

Vivimos tiempos confusos como padres y cuidadores, poniendo en duda lo que nos dicta nuestro instinto. Los comentarios y las expectativas sociales acerca de una "buena crianza" pueden llegar a ser asfixiantes.

Pero no en todo el mundo se vive esa falta de conexión. Hay sociedades que ni siquiera se cuestionan dormir o no con sus hijos, o responder inmediatamente a lo que necesitan. El punto es que la información a la que tenemos acceso está sesgada. Se sabe que 96% de las muestras de estudios psicológicos provienen de países con solo 12% de la población mundial (Arnett, 2008). Este pequeño porcentaje corresponde, en su gran mayoría, a sociedades occidentales, educadas, industrializadas, ricas y democráticas (WEIRD por sus siglas en inglés) (Henrich *et al.*, 2010). Asumir que los hallazgos y, por lo tanto, las recomendaciones procedentes de muestras poblacionales tan pequeñas representan a toda la especie humana es muy aventurado y hasta peligroso.

Como mamá primeriza no entendía por qué no se quería dormir solita en su cuna, yo pensaba que estaba algo mal, porque sus abuelas nos decían que la dejáramos solita.

Claudia

Mamá de Sara

Pero entonces, ¿cuándo dormirá toda la noche?

Hay que partir de nuevo de nuestra cualidad de ser mamíferos; recordemos que el sueño está regulado por el **ciclo circadiano**, así como por procesos neurofisiológicos complejos y activos, que cambian a lo largo de la vida de la persona, principalmente en los primeros cinco años de vida (Bathory *et al.*, 2017), por eso sabemos que no es una habilidad aprendida. El sueño no se enseña, es un proceso que se acompaña.

Dormimos en ciclos, no toda la noche de corrido. El detalle es que los ciclos de un bebé y hasta entre los 8 y 12 años de edad, duran de 40 a 50 minutos, mientras que los de un adulto van de 90 a 120 minutos. Esa es una de las razones por las que sentimos como padres que nuestro sueño está entrecortado. Ahora bien, hay maneras de sincronizar estos ritmos, como veremos más adelante.

Los ciclos son una adaptación de supervivencia: el objetivo es verificar con todos nuestros sentidos que no hay nada que ponga en peligro nuestra vida para seguir durmiendo. Si cada vez que tenemos microdespertares percibimos que estamos en una situación de riesgo, nuestro sistema de alerta se activará, impidiendo que durmamos bien. La ansiedad de los padres, circunstancias adversas en la dinámica familiar y el simple hecho de encontrarse el bebé solo en una cama o cuna sin su persona de seguridad cerca, lo ponen en un estado vigilante. ¿Quién puede cerrar el ojo así? Hay una escena de la película *En busca de la felicidad*[11] en donde están padre e hijo pasando la noche en el baño de una estación del metro de Nueva York. Mientras el

---

[11] *The Pursuit of Happyness [En busca de la felicidad]*. 2006. Escrita por Chris Gardner y Quincy Troupe, dirigida por Gabriele Muccino.

hijo está perdido en sus sueños recostado en los brazos de su padre, este tiene los ojos rojos y cara de angustia ante el miedo de ser atacados mientras duermen. La expresión "dormir como bebé" se refiere justamente a la capacidad que tienen los niños de depositarse en los brazos de Morfeo, siempre y cuando se sientan seguros. En este caso, la seguridad del niño es su padre.

El sueño es el estado de mayor vulnerabilidad en nuestro día. Si las condiciones no son favorables para descansar con seguridad, despertaremos múltiples veces o nos resistiremos a cerrar los ojos. Insistir en ofrecer al infante una situación estresante en la cual no se atiende a su necesidad más básica de ser cuidado en presencia, es alimentar el mal dormir de todos.

No tengo ninguna duda de la legitimidad que tenemos muchos padres de desear que nuestros hijos sean independientes y se autorregulen, pero comprender que es un proceso de maduración que no se logra de la noche a la mañana, y mucho menos en edades tempranas, debería darnos luz para vivir un proceso más, como caminar y hablar, con paciencia. Como cuidadores nuestra función es corregular las emociones de nuestros peques, encargarnos de su mundo emocional, ser su ancla; es decir, ofrecer vínculos emocionales constantes y predecibles que los calmen y hagan sentir seguros y amados. Como ya comentaba antes, nuestros hijos existen a través de nuestra mirada. Es decir, si se sienten vistos saben que pertenecen. Si se sienten entendidos, conectan con nosotros, con ellos y con el mundo que los rodea. Saberse escuchados es confirmar que son aceptados. Somos su nido que los nutre de un sentido de amor propio y plenitud.

Una mamá me compartía en consulta que, si no tuviera que trabajar y pudiera ser madre de tiempo completo, se sentiría más dispuesta a atender las peticiones de su bebé en las noches, pues podría desvelarse sin tener que estar lista al día siguiente para irse al trabajo. Lo sé, son muy agotadoras las noches de poco y mal dormir. Mientras nos acoplamos con el sueño de nuestros peques, dan ganas de tener toda la ayuda que se pueda para que alguien se ocupe de la casa, de hacer la comida y de atender a nuestro peque para darnos algo de tiempo y descansar. Salgamos a trabajar o no. Esta ayuda, por más soluciones creativas que busquemos, a veces no es posible. Entonces, vemos de qué manera hacerle para que nuestros críos duerman más y nos dejen descansar.

La respuesta no está alejándolos de nosotros, sino prestando cuerpo y espíritu para que se sientan protegidos y colmados. La realidad es que no moldeamos los lazos afectivos con nuestros hijos en la medida que pasemos más tiempo con ellos, sino en la manera en la que respondemos a lo que necesitan, cuando lo necesitan. No podemos comparar nuestras necesidades de adulto con las de un peque. Nosotros ya estamos maduros mental y físicamente, pero con frecuencia nos faltan herramientas para regularnos emocionalmente. Se nos olvida que somos nosotros los que tenemos la capacidad de esperar y de encontrar soluciones creativas a lo que necesitamos. Deberíamos tener la capacidad de consolarnos y buscar los recursos necesarios para hacerlo. Todas estas habilidades se las pedimos, incluso exigimos, a niños de diferentes edades cuando muchas veces ni siquiera nosotros contamos con ellas.

Diversos estudios hablan acerca de la relación entre un **apego seguro**, las cualidades maternas y la calidad de sueño en la infancia y la etapa escolar. Aquellos niños que se sienten más seguros dormirán más y con menor resistencia a ir a la cama, estableciendo que la manera en que nos relacionamos con ellos y cómo nos sentimos influirá en su sueño (Benoit *et al.*, 1992). Estas observaciones no se limitan a la primera infancia. La falta de involucramiento parental con un tipo de crianza dura y poco cálida se asocia a más despertares nocturnos y a una pobre calidad de sueño en adolescentes (Cousins *et al.*, 2007). Más aún, una relación de apego segura ligada a un cuidado responsivo funcionan como un factor protector en la presencia del riesgo genético para desarrollar ciertas enfermedades psiquiátricas (Kochanska, *et al.*, 2009). Situaciones estresantes, como la pérdida de un **nido evolutivo del desarrollo**, afectan negativamente el desarrollo cerebral del infante, predisponiéndolo a varias condiciones físicas y emocionales.

Un apego seguro fomenta en el peque el deseo de explorar, ser autónomo, confiar en él, así como establecer relaciones adecuadas, es decir, amorosas con él, con los demás y con el mundo en el que vive. Ser inconsistentes en la respuesta que ofrecemos ante lo que necesita un niño, o ignorarlo, lo pone en un estado de alerta constante y de falta de confianza, pues desconoce cuál será nuestra respuesta frente a lo que pide. ¿Si me despierto y lloro me cargarán, me harán caso? ¿Tendré que resignarme a que nadie venga a consolarme? ¿No comprendo por qué si mi mamá ve que la estoy llamando no viene a mí?

Este comportamiento promueve una percepción no saludable de sí mismo y de su entorno. Puede ser que se manifieste en edades posteriores como una persona con baja autoestima, deseosa de complacer y preocupada por las relaciones afectivas con otros, inclinándola a ser muy sociable y condescendiente, pero con un bajo nivel de intimidad. También podría reflejarse como una persona con una autoestima elevada y gran autonomía, pero baja sociabilidad y poca comodidad ante la intimidad. Intimidad entendida como establecer relaciones significativas y desde nuestro mundo interior.

Aunque todo lo anterior esté documentado, concentrarse en hablar de las teorías del apego como si fueran etiquetas para calificar la relación de los niños con sus familias, considero es fuente de estrés y ansiedad para los padres, que no lleva sino a sentimientos de culpa y frustración. Nos faltan recursos como sociedad para criar. El cuidador requiere todo el apoyo disponible para poder cuidar bien de sus peques. Muchas veces, por más que queramos ser responsivos, reguladores y ofrecerles a nuestros hijos tratos amorosos y protectores, el cansancio nos sobrepasa. Depositamos responsabilidades muy importantes, que hasta se vuelven pesadas, en una sola persona: la madre.

La trillada frase de "se necesita a una tribu para criar a un niño" cobra más sentido que nunca.

Como cuidadores, saber que el sueño de un peque es inmaduro y que tendrá despertares nocturnos no es suficiente para lograr el descanso que anhelamos. Es un primer gran paso comprender la fisiología de nuestros críos y responder oportunamente, pero el segundo gran paso es el autocuidado. Dormir con bebés es agotador. Tener hijos es cansado, física y emocionalmente. Atender a lo que nuestro cuerpo y nuestro espíritu necesita nos hará regresar a nuestro centro, a ese lugar en donde reside nuestro ser gentil, amoroso y compasivo. Regresar a nosotros mismos e ir a nuestros hijos. Ahí están las respuestas. No fuera, no en otros. Procurarnos hará que todo lo demás se acomode. Desafortunadamente, no nos damos tiempo para hacerlo: nos ponemos al último de la fila. Incluso sentimos que cuidarnos es un lujo o un gasto que no podemos cubrir por el momento, que hay otras prioridades. ¿Qué mayor prioridad que estar bien para que nuestros hijos lo estén?

Los consejos para la pregunta de "¿qué hacer si mi bebé se despierta cada hora?" parten de observarnos y preguntarnos ¿qué despierta en mí? Indagar amorosamente y atender sin juicios lo que encontremos, lo que surja, es ya un gran avance. No tengamos miedo de pedir ayuda.

Haz lo mejor que puedas hasta que conozcas algo mejor. Entonces, hazlo mejor.

Maya Angelou
Poeta

Estoy agotada y siento que por no dormir no logro ser persona

Cada peque es diferente y está en constante cambio y crecimiento. Habrá noches buenas y otras en las que dan ganas de nunca haber tenido hijos. Como dice Ana Torres, psicóloga y mamá de una nena hermosa: "cuando agarran el ritmo siempre pasa algo: un diente, una enfermedad, un hito del desarrollo, un cambio de casa, ¡un mosco en el cuarto!".

Un sueño de duración, calidad y regularidad suficientes es crítico para el bienestar, salud, productividad y sensación de felicidad desde que nacemos hasta que partimos de este mundo. Aunque si bien es cierto que nunca más dormiremos como antes de tener críos, el cansancio nos hace percibir que nuestro bebé no duerme en lo absoluto, y el agotamiento emocional crece y crece. La opción no es resignarse y volvernos zombis mutantes hasta que el sueño de nuestros peques madure. Hacerlo puede que acabe con nuestra salud física y emocional (Dennis y Ross, 2005), con una tolerancia en menos 45 y queriéndonos devorar a la familia entera, como buenos zombis. Atender nuestras necesidades es prioritario (Williams *et al.*, 2017). Enfocar parte de la energía en nuestro autocuidado y liberarnos de expectativas poco reales que nos imponemos y reflejamos en nuestros bebés, cambian nuestra percepción de las cosas. Hay un estudio que habla de cómo ofrecer cuidados psicosociales a las madres parece favorecer la duración del sueño de sus bebés, pero por lo que reportan es algo subjetivo, porque los críos se siguen despertando con la misma frecuencia (Kempler *et al.*, 2016).

Mi esposo, a las 4:30 a.m. y después de una noche muy cansada, me dijo: "¡Cuánto y a quién hay que pagarle para empezar a dormir!"

Ana

Mamá de Isa

Quiero saber ¿qué hacer para que todos en casa duerman mejor

Sin afán de ofrecer soluciones generalizadas como una receta de cocina, y rápidas como comida de microondas, algunos consejos que pueden ser de gran utilidad son los siguientes:

✓ *Rutinas y ritmos.* Rutina y ritmo no son lo mismo. Una rutina tiende a ser inflexible y rígida, salirse de la raya puede generar ansiedad en los padres y generar el efecto contrario al esperado; en cambio, los ritmos van más de acuerdo con entender las necesidades particulares de cada bebé, y acomodarlas a la vida familiar y a lo que cada miembro del clan precisa para estar bien. Los ritmos invitan a conocer a nuestros hijos y sintonizarnos con ellos. Las rutinas consisten en un plan preestablecido que se pretende aplicar a todas las familias, sin tomar en cuenta la individualidad y transformación constante de sus miembros.

Ahora bien, no hay un solo modelo familiar y cada uno tiene su propio estilo de crianza. Querer imponer recomendaciones sin respetar y honrar la diversidad de la familia es violentar a quienes la constituyen, pues nadie conoce más y mejor lo que vive y precisa cada familia, que la familia misma. Los padres son los expertos en sus propios hijos y el papel como profesionales de la salud y miembros activos de una sociedad es fomentar la confianza en sus habilidades. Este empoderamiento facilitará una visión más amplia de lo que requieren para funcionar como desean.

La familia

Las familias son grandes, pequeñas, extendidas, nucleares, multigeneracionales, monoparentales, de dos padres y abuelos [...] Como miembros de la familia nos nutrimos, protegemos e influimos unos en otros. Las familias son dinámicas y son culturas en sí mismas, con diferentes valores y maneras únicas de realizar sus sueños. Nuestras familias se convierten en la fuente de nuestra rica herencia cultural y diversidad espiritual. Cada familia tiene diferentes fortalezas y cualidades que fluyen de los miembros individuales y de la familia como una unidad. Nuestras familias crean vecindarios, comunidades, estados y naciones.

Fuente: New Mexico's Memorial Task Force on
Children and Families and the Coalition for Children, 1990.

Lo que buscamos es dar una estructura que organice y permita anticipar lo que sucederá durante el día y la noche, respetando los tiempos y el bienestar tanto de niños como de adultos. Bajo este entendido y aclarado lo que no debe ser una rutina, emplearé a partir de ahora dicho término, al ser el que se utiliza de manera frecuente y tenemos más arraigado.

La manera en que un peque dormirá en las noches está muy ligada a la rutina de todo el día. Hay ciertas actividades sincronizadoras que facilitarán una buena noche. En la rutina de sueño, estas actividades incluyen aspectos nutricionales —tipo de alimentación, colaciones saludables—, de higiene —baño, aseo oral—, comunicación —leer cuentos, cantar canciones— y de contacto físico —masaje, arrullo, caricias— (Mindell y Williamson, 2018). Como parte de la rutina diurna podemos considerar ciertas actividades, físicas y cognitivas, que dependerán de su edad e influirán positivamente en su sueño. Por ejemplo, salir al parque, algún encuentro con sus pares (como una clase de música), activación física (natación, baile) y juego libre. Las actividades sincronizadoras no tienen como objetivo cansarlos, sino facilitar un saludable empleo de su energía corporal y mental, que busque una recuperación a través del sueño. Cansarlos de más conlleva un desborde emocional e incluso a perder el momento en el que están listos para dormir. Es como cuando estás en una fiesta y te estás cayendo de sueño. Si superas el *statu quo* podrás seguir en el reventón por más tiempo. Hasta con arranque de energía potenciada.

Las siestas son el resultado de la necesidad del niño de reponer su energía a nivel celular. Cada peque las establece y tienden a seguir un patrón en horario y forma de lograrlas. No debe ser nuestra intención forzar a que sucedan, sino aprender a identificar de manera oportuna las señales de sueño que nos comparten nuestros críos, para poner a su disposición los medios para descansar.

La mejor rutina antes de dormir es aquella que implemente cada familia de manera constante y predecible. Un dato que me parece valioso resaltar es que, si por alguna razón nuestro peque ya tiene todas las señales de sueño, y aún no hemos terminado la rutina, debemos priorizar dormirlo a ser estrictos en que se lave los dientes, por ejemplo. Las rutinas de sueño pueden contribuir a una variedad de beneficios que van más allá de dormir mejor (Mindell y Williamson, 2018). Aportan a la expansión del lenguaje y conocimiento a través de los libros que les leemos y las historias que les contamos. Los mimos, arrullos y canciones que les cantamos permiten una regulación emocional y física, así como fortalecer el vínculo entre los peques y sus cuidadores. Pero debemos evitar que las rutinas nos asfixien por ser inflexibles con ellas. Como diría mi abuela: "ni tanto que queme al santo ni tan poco que no lo alumbre".

Señales de sueño

"Estoy cansado". Cejas rojas, mirada fija, voltea la cabeza, ojos cansados.
"Necesito dormir". Bosteza, se agarra la oreja, se talla los ojos, se empieza a poner irritable.
"Estoy sobrecansado". Se arquea, se pone rígido, lanza puños, pega, grita o llora intensamente.

Iris Rentería, médico del sueño y otorrinolaringóloga pediatra.

✓ *No pantallas ni televisión antes de irse a dormir.* Se sabe que la luz azul que emiten las pantallas de los dispositivos electrónicos, como teléfonos móviles y tabletas, interfieren negativamente en la producción de melatonina (Wahl *et al.*, 2019; Green *et al.*, 2017). La melatonina es la hormona que ayuda a regular el sueño de acuerdo con los ritmos circadianos. Es un componente normal de la leche materna, con concentraciones más elevadas en la noche, con un pico alrededor de las 3 a.m. (Moland *et al.*, 2019; Italianer *et al.*, 2020). Los bebés menores de tres meses de edad obtienen la melatonina a través de la leche materna, por lo tanto, niveles bajos de melatonina en la madre podrían repercutir desfavorablemente en el sueño de su bebé. ¡Ups! Cuántas mamás no prendemos nuestros celulares o tabletas en la noche o madrugada al no poder conciliar el sueño, sin darnos cuenta que ¡estamos contribuyendo al círculo vicioso de no dormir bien ni nosotras ni nuestros bebés!

En cuanto a la televisión, es a fin de cuentas un estímulo audiovisual que excita el pequeño cerebro en desarrollo de nuestros peques e interfiere con su descanso. La propuesta es sacar la tele del cuarto y mejor intercambiarla por cuentos, historias y canciones antes de dormir.

✔ *¿El biberón ayuda a dormir mejor en la noche en bebés con lactancia materna?* Con fórmula o leche materna, la respuesta es: no. De nuevo, es un tema de apreciación sentir que un bebé duerme más tiempo al darle una toma de fórmula en las noches o que un cuidador distinto a la madre ofrezca una mamila con leche materna (Rudzik *et al.*, 2018). Se ha observado que las mujeres que alimentan a sus bebés de manera exclusiva con leche materna en las noches tienen un promedio de 30 minutos más de sueño nocturno que aquellas que ofrecen fórmula para dormir (Doan *et al.*, 2014). Además, ofrecer esas tomas de fórmula nocturna pueden condicionar malestares estomacales, como cólicos, al no digerirse tan fácil y rápidamente como la leche materna (Doan *et al.*, 2007). Por otra parte, algunos estudios refieren que la melatonina presente en la leche materna favorece el bien dormir de los bebés, y con ellos, de toda la familia (Cohen Engler *et al.*, 2012; Rudzik *et al.*, 2016). Un beneficio adicional de ofrecer pecho en lugar de una mamila con leche materna es que deseamos que nuestro peque se vuelva experto en encontrar y comer del pecho por sí mismo en las noches, permitiéndonos dormir mejor y, en caso de regresar a trabajar, estar listas con un buen descanso para rendir mejor al día siguiente.

Siempre podemos encontrar otras formas de involucrar a nuestras parejas y padres de nuestros críos, que no sea darle el biberón de la noche. De hecho, se sabe que dormir todos en la misma cama puede facilitar el involucramiento de papá en la interacción a través del juego y el cuidado del bebé, ya que, al compartir cama con sus hijos los niveles de testosterona disminuyen (Gettler *et al.*, 2012; Kuo *et al.*,

2018). Esto bajo la premisa de que niveles altos de esta hormona pueden interferir con el cuidado activo de los bebés por parte del progenitor. Por otro lado, y como explicaré más adelante, dar pecho en las noches y madrugadas de manera exclusiva es un factor protector contra la muerte de cuna, y de seguridad en general.

✓ *El ruido blanco podría servir.* El objetivo del ruido blanco es enmascarar sonidos del ambiente que podrían perturbar el bien dormir. Lo podemos encontrar en aplicaciones, aparatos diseñados para tal fin y listas de reproducción en servicios de música digital. Hay una variedad de ruido blanco: los que incluyen sonidos de la selva tropical, del océano con todo y cantos de ballenas, sonidos de aparatos electrodomésticos como lavadoras y aspiradoras, o un ruido blanco más puro como el que proviene de los aparatos de televisión de antaño. Lo que dice la evidencia científica es que en adultos no sirve de mucho (Riedy *et al*, 2021). En bebés podría ser otra historia. Finalmente, el sonido del paso de la sangre por las venas y arterias es muy similar al ruido blanco. Reproducirlo en peques puede tener un efecto calmante (Sezici y Yigit, 2018) ya que es un sonido familiar y que los regresa a sus experiencias dentro del vientre de mamá.

✓ *Hacer taquito: solo al principio del sueño.* Aunque es una práctica muy socorrida e incluso existen saquitos para dormir diseñados para mantener los brazos de los bebés pegados al cuerpo, evitando que los muevan, se "asusten" y se despierten, la realidad es que los pone en mayor riesgo de la muerte súbita del lactante (Richardson *et al.*, 2009), porque tienen menos movilidad para alejarse de aquello que podría asfixiarlos y se despiertan menos. La Naturaleza no se equivoca. Los ciclos cortos de sueño que generan minidespertares durante la noche son un factor protector, que puede inhibirse haciéndolos taquito y dejándolos así durante toda la noche. Sirve de maravilla para el arranque del sueño y recordar no dejarlos así el resto del tiempo.

✓ *Dormir en la oscuridad.* Durante el sueño nocturno, dormir en un cuarto oscuro favorece el bien dormir, pues está de acuerdo con la regulación circadiana de nuestro organismo (Colombo y De Bon, 2011).

El 11 de julio de 1991 tuvo lugar un eclipse total de sol que se apreció en México, del cual fui testigo. A mis diez años de edad, lo que más me admiró de todo fue observar como los pajaritos que vivían en el árbol contiguo a mi casa, se fueron a dormir en cuanto cayó la oscuridad. Han de haber pensado que fue la noche más corta de su vida, pues poco tiempo después se hizo la luz nuevamente y estaban despiertos como si iniciaran una fresca mañana.

Como animales que somos, la luz repercute en nuestra biología e implica la diferencia entre el día y la noche. Marcar esta diferencia desde etapas tempranas será un beneficio para que los bebés se habitúen a los cánones sociales actuales (aunque sea en el mundo occidental) de dormir de noche y estar despiertos de día, regidos también por el ciclo circadiano. Mi sugerencia es hacer el menor ruido posible en las noches, procurando un ambiente de poca luz mientras que, en el día, comenzar la mañana con un "buenos días, alegría",[12] buena cantidad de luz y bullicio. Las siestas, al ser durante el día, no tendrían que ser ni en la oscuridad ni en el silencio absolutos. Sino con el ruido normal de la casa y solo bajar un poco la intensidad de la luz.

✓ *Ni frío ni caliente.* Como ya sabemos, cada bebé es distinto. Y aunque los tres primeros meses de vida fuera del útero el cuerpo aprende a regular su temperatura, sobretaparlos puede alterar sus funciones cardiovasculares y respiratorias, lo cual puede conducir a eventos que pongan en peligro su vida (Bach y Libert, 2022). Un mameluco y un saquito para dormir que no limite la movilidad de los brazos es más que suficiente para lograr una buena temperatura. Incluso, si duerme al lado de mamá puede que el saquito salga sobrando ya que el calor corporal funciona como un termostato, y ofrece una temperatura ideal al peque. En caso de que haga mucho frío en el cuarto, es preferible controlar la temperatura del ambiente con un calentador eléctrico que cubrirlo con cobijas pesadas o vestirlo con más de dos capas de ropa y gorrito. Es importante estar atentos a datos que nos sugieran que está demasiado caliente, como que sude o la cara se vea roja.

✓ *Baño con hojas de lechuga, ¿sirve?* No hay evidencia al respecto para saber si funciona o no. Lo que puedo deducir es que para que la lechuga libere sus propiedades favorecedoras del sueño, tendría que estar el agua a temperaturas más altas de las adecuadas para bañar a un bebé y así lograr una infusión. Francamente, no sé si sirva o no. Lo que sí sé es que bañar a los bebés en tinas de agua mezcladas con alcohol puede representar graves riesgos para la salud del infante. Por más que quien los recomiende nos asegure que "yo así lo hice con mis hijos y no les pasó nada", mejor evitarlo.

---

[12] *Buenos días, señor Sol,* canción escrita e interpretada por Juan Gabriel.

✓ *Cenas inteligentes.* Una vez iniciada la alimentación complementaria, podemos optar por incluir dentro de la cena alimentos ricos en **triptófano**, almidón y proteínas de origen vegetal o animal. Me explico con mayor profundidad en el apartado de alimentación complementaria, que viene más adelante en el libro ("guiño, guiño").

✓ *Asesorías de sueño.* Hay de asesores a asesores en sueño infantil. No podemos meter a todos en el mismo saco. La tendencia del ser humano es la polaridad, es decir, blanco o negro. Las asesorías de sueño no son la excepción:

Adultocéntricas. El descanso adulto justifica los medios, incluso por encima de la salud física y emocional de los bebés y niños.

Niñocéntricas. El niño es lo más importante, pasando por encima de las necesidades biopsicosociales de sus cuidadores.

La mirada más equilibrada es una asesoría de sueño centrada en la familia, que apoye las fortalezas de sus miembros y reconozca sus habilidades parentales. Este tipo de asesorías se basan en el respeto mutuo y en la comprensión del diseño de una cría de humano. El apoyo debe ser individualizado, pues cada núcleo familiar tiene sus propias necesidades, características y deseos. De igual forma, se espera que sea dinámico y flexible, ante la naturaleza cambiante y distinta de cada peque. La asesoría de sueño que deseamos es aquella que nos ofrezca herramientas para sensibilizarnos e interpretar la conducta de nuestros críos, reconociendo que su comportamiento es en sí mismo un lenguaje.

Debemos alejarnos de aquellas asesorías que, con la promesa de ser amables, sugieren quedarse relativamente cerca del bebé, pero sin atender sus necesidades de ser confortado en caso de pedirlo. Este "entrenamiento de dormir" se ejemplifica en el estudio del "rostro fijo" o *still face* (Weinberg y Tronick, 1996) que hoy se considera poco ético por el grado de sufrimiento que produce al infante. El estudio expone la interacción de una madre con su bebé en tres tiempos: al principio, se observa una convivencia llena de sonrisas y juego; en la segunda parte, la madre está presente, pero ignora al peque, quien busca llamar su atención, primero de manera tranquila y, al final, llorando de manera desesperada; por último, la madre lo abraza y contiene. Esta situación tiene un efecto doble que se entrelaza en los peques. Por un lado, transmite el mensaje de "no importa cuánto llores, no te atenderé, no cuentas conmigo". Si se repite en un determinado periodo de tiempo, el bebé aprende que, en efecto, nadie lo consolará y más vale la pena resignarse que seguir sufriendo en espera de lo que no llegará. El otro efecto es a nivel físico. Se activa su modo de supervivencia regulado por el sistema nervioso simpático: su corazón late más rápido, se liberan hormonas de estrés, se altera su digestión. Dependiendo del temperamento del bebé y de las experiencias que haya tenido desde el útero, será más o menos resistente a este "entrenamiento". Algunos llorarán más tiempo que otros. Dado que el cuerpo guarda una memoria, aprenderá cómo responder para regresar a un estado de calma lo más pronto posible. Cuando sea expuesto a estímulos similares, como dejarlo solo en su cuna y cuarto, sabrá cómo actuar para sobrevivir: durmiendo toda la noche sin llorar. El costo tan alto que paga el bebé y que se reflejará en etapas posteriores, ¿realmente vale la pena? ¿Cómo enseñarles a ser respetuosos y empáticos si no lo somos con ellos?

Es frecuente que muchos padres acepten este tipo de asesorías en un estado de desesperación y cansancio. Pueden incluso considerarlo cruel pero el resultado es tentador: dormir toda la noche, bebé incluido. No conozco a un solo padre o madre que haya logrado vivir esta experiencia sin que le doliera el corazón, sin que sintiera que tenía que amarrarse las manos y aguantarse para no salir corriendo a consolar a su bebé. Aprendemos a ignorar nuestros instintos, a desconfiar de lo que como padres sabemos que debemos hacer.

La idea de que los bebés deben ser "entrenados para dormir" de manera temprana por razones de su desarrollo es un mito. Un constructo social que amenaza una lactancia saludable y el desarrollo cerebral del infante. Lo que consideramos como un sueño infantil consolidado puede ser conveniente para los padres, pero no le hace ningún bien a los bebés.

James McKenna

Fundador del Laboratorio de Sueño
Conductual Madre-Bebé, Universidad de Notre Dame

El colecho y ¿sus controversias?

Si optaste por alimentar a tu bebé con leche materna de manera exclusiva o de forma predominante, una manera de dormir mejor y más tiempo es en definitiva hacer colecho.

El colecho se refiere a "las diferentes maneras en las que los bebés y niños duermen en contacto cercano, físico y emocional, con sus familias, por lo general a un brazo de distancia" (McKenna, 2020).

Ha habido mucha controversia acerca de si es adecuado que los bebés compartan cama con su cuidador, enfocándose principalmente en el riesgo de accidentes fatales o la muerte de cuna, mejor conocida como muerte súbita del lactante (McKenna *et al.*, 2007). Lo que sucede noche tras noche en muchas familias es que, pese a las advertencias de profesionales de la salud respecto al colecho, la gente sigue durmiendo con sus hijos. Si leemos bien la información que nos arroja la literatura científica, podremos observar que el colecho por sí mismo no es un factor de riesgo para la salud e integridad de los bebés. Aquellos peques que, tristemente corrieron con el desafortunado desenlace de fallecer al dormir con uno o dos adultos, fue por la posición en la que durmieron (boca abajo en lugar de boca arriba), el lugar en donde durmieron (sillón, camas con colchones mullidos o de agua), así como por las condiciones circundantes, tales como la ingesta de alcohol de alguno de los cuidadores, uso de cobijas o almohadas en el bebé, que alguno de los cuidadores fumara o el sobrecalentamiento del bebé por el uso de ropas pesadas (McKenna y McDade, 2005).

Las recomendaciones de la Academia Americana de Pediatría en contra del colecho (Moon *et al.*, 2022) contradicen los reportes de muerte súbita del lactante a nivel mundial. Recordemos que el porcentaje de la población que no colecha es muy bajo cuando consideramos la realidad de todo el planeta. El sueño infantil en solitario es un concepto del último siglo. Los bebés no están diseñados para dormir solos, ni por seguridad ni para su beneficio emocional dirigido hacia su independencia, autonomía y autorregulación. De hecho, los bebés que colechan, no los que duermen solitos, tienden a ser más independientes (Keller y Goldberg, 2004). Claro, no es el único factor a tener en cuenta. Podemos dormir con ellos hasta que se vayan a la universidad y no por eso serán más seguros y confiados en sí mismos. Pero todo suma.

Por otra parte, dormir separados es ¡agotador! Tener que pararte de la cama para buscar a tu peque a otro cuarto o incluso a la cuna que está al lado de tu cama para alimentarlo y consolarlo es poco práctico. La mayoría de los padres terminan por quedarse con el bebé cerca de ellos en la misma cama para dormir y descansar un poco más. La práctica hace al maestro, y el poder alimentar a nuestros bebés al pecho mientras dormimos, conocido como *breastsleeping* (Srimoragot, 2022) hará que nuestra sonrisa regrese de nuevo al poder descansar mejor. Les comparto algunos testimonios de mamás.

"Amistades y familiares me dijeron que era mejor pasar a mi bebé a la cuna porque luego nos costaría trabajo sacarlo de la cama. Por el cansancio de tener que levantarme a darle pecho, hice oídos sordos a las sugerencias que me daban y lo traje a dormir conmigo. ¡Santo remedio! Dormimos mucho mejor y más horas. Mi bebé seguía comiendo en la noche y en la madrugada, pero descansábamos todos". Karla, mamá de Elián.

"El primer mes y medio la dormía en una cuna. En cuanto cambiamos a dormir juntas en colecho, mejoró la lactancia y pudimos dormir y descansar más". Moni, mamá de Ale.

"Estaba obsesionada con que durmiera en su cuna. Me sugirieron darle fórmula para que pudiera dormir toda la noche, pero no nos funcionó. Después de noches de despertarse cada hora decidimos hacer colecho. No quería hacerlo porque la psicóloga nos había dicho que era malo para la seguridad del niño. El colecho nos permitió descansar muchísimo mejor". Clau, mamá de Reni.

"Tenía mucho miedo de aplastarla, como me decía su primer pediatra y toda la familia. ¡Pero el cansancio me hizo mandar la cuna a volar! Hoy tiene dos años y seguimos durmiendo juntos y felices". Patricia, mamá de Ana Luisa.

El miedo que muchos padres tienen de aplastar al bebé si duermen en colecho no tiene ningún sustento. Estamos capacitados para cuidar a nuestras crías y estar atentos a los peligros que pudieran tener mientras duermen (Cepeda *et al.*, 2021) siempre y cuando no hayamos consumido alguna sustancia (drogas, medicamentos o alcohol) que afecten nuestro estado de alerta. Debemos regresar a confiar en nuestras capacidades y reconocer que "el hábitat de la cría de humano es el cuerpo de su madre".[13]

"La presunción hecha por algunas autoridades médicas de que una madre no es capaz de responder a las necesidades de su infante mientras duerme es refutada por la supervivencia humana a lo largo de la historia y prehistoria. entre 45 y 60 millones de años de evolución no pueden estar equivocados" (McKenna, 2020).

---

[13] Doctor Nils Bergman, neurocientífico especialista en neurociencia perinatal.

Varios estudios realizados en los últimos 30 años también lo confirman (Mosko *et al.*, 1997; Nelson *et al.*, 2001).

Beneficios del *Breastsleeping*

✓ *Mayor producción de leche.* La succión de los bebés durante la noche estimula la producción de leche necesaria para una adecuada alimentación.

✓ *Tomas más frecuentes.* Los estudios apoyan que las tomas más frecuentes reducen el tiempo de llanto del bebé, contribuyendo a la conservación de energía del bebé y a que sus despertares sean en calma.

✓ *Periodo de lactancia más prolongado.* Con los beneficios inmunológicos y nutricionales que conlleva, influye positivamente en un óptimo crecimiento y desarrollo.

✓ *Mayor seguridad.* Los bebés pueden ser monitoreados de manera continua durante la noche, incluso mientras dormimos, y la tendencia de acostarlos sobre la espalda sin nada que obstruya su nariz y boca para facilitar la lactancia, es protectora.

✓ *Sueño de mayor duración.* Los bebés que duermen solos deben llorar más fuerte y durante el tiempo que tome despertar a sus padres que duermen en un cuarto separado. Al dormir juntos, toda la familia logra periodos de descanso más prolongados y de mejor calidad.

✓ *Menores niveles de estrés.* Al no tener que llorar y, por lo tanto, al tener sus necesidades físicas y emocionales cubiertas de manera más inmediata, permanecen más calmados y satisfechos.

✓ *Mejor regulación de la temperatura.* Los bebés que duermen junto con sus madres regulan mejor su temperatura, además de que pueden ser atendidos con mayor presteza con base en lo que la mamá detecta al estar en contacto cercano con ellos.

✓ *Mayor sensibilidad a la comunicación con la madre.* Las mamás y los bebés que duermen rutinariamente juntos tienen una aumentada sensibilidad entre ellos, estableciendo un lenguaje de olores, movimientos y contacto.

(McKenna, 2020).

En efecto, dar pecho a nuestros bebés mientras duermen no disminuirá la frecuencia de las tomas nocturnas, pero en definitiva nos ofrecerá un mayor descanso y, a nuestros bebés, un sentido de seguridad y protección real contra condiciones tan preocupantes como la muerte súbita del lactante. Viéndolo en perspectiva, vale la pena. Evitemos comparar nuestras noches con familias que alimentan a sus peques con fórmula, pues el patrón de sueño es distinto.

Ante la pregunta, ¿hasta cuándo dormirá en nuestra cama? o ¿a qué edad debemos pasarlo a su cuarto?, no hay nada definido. Cada individuo es distinto, cada dinámica familiar única. Mientras todos estén cómodos y disfruten de compartir cama, el acuerdo puede seguir en pie. En el momento en que alguno de los involucrados no esté contento con esa disposición para dormir, es hora de echar mano de la creatividad y hacer una lluvia de ideas para elegir la mejor propuesta para todos. ¿Hacer una cama más grande para que todos estén cómodos? ¿Ponerle un colchón a nuestro peque de preescolar cerca de la cama para que cada uno tenga su espacio? ¿Decorar su habitación de manera atractiva y asegurarle que las puertas de nuestra habitación estarán siempre abiertas por si desea regresar a nuestra cama?

Con la pandemia de 2020, muchos niños y niñas regresaron a dormir con sus padres. No fue un retroceso del cual preocuparse. Al contrario, es un hecho que debe llenarnos de orgullo, pues muestra que nuestros peques saben que somos su lugar seguro al que siempre pueden recurrir, sin importar su edad. No existe "mal acostumbramos a nuestro peque a dormir con nosotros", porque no es un hábito reprobable. Es la esencia propia de nuestro ser mamífero.

Me gusta mucho dormir con él, verlo mientras duerme y alegre todas las mañanas.

Eunice

Mamá de Aleix

Dormir de manera segura

Independientemente del lugar en donde decidamos que nuestro bebé duerma, debe hacerlo de manera segura.

La muerte súbita del lactante es el fallecimiento repentino y sin causa aparente de un bebé menor de un año de edad, que principalmente sucede mientras duerme. El riesgo disminuye de manera importante a partir de los cuatro meses de edad, al ser más maduro en sus capacidades para despertarse. El principal factor de riesgo de la muerte súbita del lactante es dormir sobre su estómago. En segundo lugar, está el tabaquismo materno durante el embarazo y en el posparto (Lahr *et al.*, 2005), aunque el que los padres o cuidadores fumen en general es también un riesgo. Otros factores que pueden poner en peligro al bebé son haber nacido antes de las 38 semanas de gestación, el sobrecalentamiento mientras duerme y peques durmiendo en un cuarto separado al de sus cuidadores.

Recomendaciones para un sueño seguro

☞ Acostar al bebé siempre boca arriba, nunca de lado ni boca abajo. Aunque padezca de reflujo gastroesofágico o de enfermedad por reflujo gastroesofágico. Si el bebé ya se gira, situándose de manera espontánea boca abajo y siendo capaz de regresar por sí mismo a una posición boca arriba, no es necesario reacomodarlo.

☞ Colocar al bebé sobre un colchón firme y plano.

☞ Evitar dormirlo sobre una almohada, almohadas de lactancia, "nidos" para dormir, una cama de agua, sillón, mecedora, asiento para auto o portabebés, cuñas o colchones antirreflujo.

☞ Cubrir el colchón con una sábana bien ajustada, manteniendo otras sábanas, cobijas pesadas o duvets, peluches y cojines lejos del bebé.

☞ No es necesario taparlo. Si la habitación fuese fría, es preferible calentarla con un calentador eléctrico. No necesita almohadas.

☞ Vestirlo con una pijama calientita, pero ligera, sin cubrir la cabeza, para evitar que se sobrecaliente. Si usa saquitos de dormir, que sean aquellos que le permitan tener los brazos libres.

☞ Nunca dejar sin supervisión al bebé ni que duerma solo en la cama, aunque tenga un castillo de almohadas alrededor. No solo puede rodarse y caer de la cama, sino puede asfixiarse al girar y topar con una almohada.

☞ Evitar dormir con mascotas.

☞ El uso de monitores para detectar que el bebé ha dejado de respirar no muestra evidencia en la disminución de la muerte súbita del lactante, y pueden generar un falso sentido de seguridad (Moon, 2011).

☞ En caso de dormir al bebé en una cuna, cuna de colecho, cuna portátil, bambineto o moisés debemos asegurarnos que cumpla con los requisitos de seguridad, que están en las normativas europeas o estadounidenses que regulan el uso de muebles para infantes.[14]

☞ Las cunas deben tener una distancia entre barrotes de 4.5 cm a 6.5 cm. Ni tan pequeña que pueda atorarse un dedo ni tan amplia que quepa la cabeza del bebé. Evitar pinturas tóxicas y verificar que no tenga astillas o tornillos mal fijados.

☞ Si nuestro bebé está alimentado únicamente con fórmula láctea, es preferible que duerma cerca de sus padres, pero no en la misma cama. La razón es que la sincronía protectora que se logra con el *breastsleeping,* es decir, dormir con el bebé mientras se alimenta al pecho, es menor. Sin embargo, contar con el contacto cercano de sus padres al dormir para atender sus necesidades de manera pronta y sentirse seguro, favorece un mejor sueño con menos despertares.

☞ Si compartimos cama con el bebé la posición ideal del bebé es entre la madre y el lado de la cama (que no deberá estar pegada a la pared o a otro mueble como mesas de noche), en lugar de entre los dos padres o entre dos adultos, y bajar la cama al piso.

Cada familia es un universo. Aunque el colecho tiene sus beneficios, puede que algunos padres no deseen practicarlo. Mi deseo es que la decisión de cómo dormir sea informada y no basada en el miedo o ideas infundadas. Lo más importante es que el momento del sueño sea agradable y se cubran las necesidades de todos en casa.

---

[14] UNE-EN 716-1:2008. Mobiliario. Cunas y cunas plegables de uso doméstico para niños. Parte 1: Requisitos de seguridad. www.une.org y ASTM F2194-13 Standard Consumer Safety Specification for Bassinets and Cradles. www.cpsc.gov/BusinessEducation

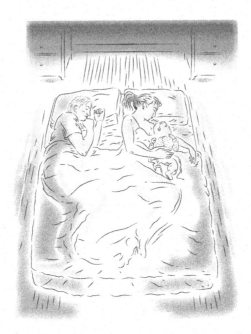

Figura 10. La mejor manera de dormir en colecho.

Por último, me gustaría agregar que, aunque el llanto persistente en un bebé que no duerme puede ser indicador de padecimientos que estamos obligados a investigar y atender de manera oportuna, es también una manera de expresar algo que necesitan. Estamos cayendo en la tendencia a convertir cualquier llanto en una enfermedad y no debe ser así, ya que es una herramienta evolutiva para llamar la atención de los cuidadores. De hecho, el que un bebé llore por hambre es el último recurso que emplea. La invitación está en sintonizarnos con nuestro bebé y con nosotros mismos. Volver a habitar ese mundo intangible e intuitivo que tenemos tan olvidado.

Un contexto respetuoso de los procesos naturales del desarrollo no es y no está diseñado para estar libre de lágrimas.

Iris Ehtel Rentería
Médico del sueño, asesora de sueño
con enfoque en la familia, otorrinolaringóloga
pediatra y madre de dos críos.

Capítulo 7

Los primeros tres meses, ¡el principio del caos!

Si cambiamos el comienzo de la historia,
cambiamos la historia entera.
Raffi Cavoukian

Hacerme a la idea de que ya era madre no fue un paso sencillo ni evidente. Mi bebé anhelado descansaba entre mis brazos, no obstante, por alguna razón que no lograba descifrar, me sentía lejana y distante. Lo que me jalaba una y otra vez al aquí y al ahora era su llanto. La frase "donde está tu atención está tu realidad" era tangible con un pequeñito que, al presentir mi partida, aún de cuerpo presente, me hacía regresar a su lado.

Tenía un par de semanas de nacido cuando recibí un comentario que me sorprendió y se quedó conmigo dando vueltas en mi cabeza: "Parece que Otto es un bebé de alta demanda", dictaminó una amiga, madre de dos peques.

Alta demanda. ¿Existen realmente bebés que piden mucho? O será más bien que no estamos acostumbrados a tener que estar tan disponibles para un ser humano que depende enteramente de nosotros.

Ni el novio más meloso me había dado jamás esa sensación de asfixia y confinamiento que sentí al convertirme en madre. Por un lado, intuía la importancia de mantenerme cerca de mi bebé, pero por otro necesitaba aire, espacio, salir de esa cortina que de manera abrumadora caía noche y día al estar en casa hora tras hora, con un nene a quien no sentía receptivo de mi afecto y de mi esfuerzo. Pegado al pecho sin fin y ni una sonrisa que me alentara portando el mensaje de "lo estás haciendo bien, mamá". No sabía cómo comunicarme con él. Lo observaba atentamente, y lo que conseguía de manera frecuente eran imágenes fantasiosas de que lo lastimaba, sin querer o a propósito. Me aterraban mis pensamientos. ¿Sería capaz de herirlo?

El amor desbordante que varias mujeres me compartieron que sentían al ver a sus hijos no formaba parte de mi experiencia. No en

ese momento. Me sentía un monstruo, una "madre desnaturalizada".
¿Cómo podría ser responsiva y efectiva en el cuidado y crianza de mi
bebé, si ni siquiera me sentía capaz de ser afectiva? ¿Será que carecía
del famoso "instinto materno"?

Recordé claramente la vivencia compartida por otra amiga en relación con su maternidad: "El primer año de vida de mi hijo, me vestí enteramente de negro. Viví un luto sin siquiera percatarme de ello".

Ese amor ilimitado y entrega absoluta de lo que tanto hablan no
había venido junto con la placenta al momento del nacimiento. Hoy,
a tres años de su llegada, puedo afirmar con total certeza que no me
arrepiento ni un segundo de ser la madre de Otto. Que me llena de
alegría y locura, que me lo como a besos cada vez que se deja. En definitiva, mi vida sin él sería ahora una vida sin él. Imposible de digerir,
de imaginar siquiera, de contemplar.

La ambivalencia de ser madre, y seguramente, de ser padre, es el
secreto mejor guardado incluso hacia nosotros mismos.

Prestar cuerpo, estar disponibles de verdad, es algo que puede ser
muy incómodo. Nos vamos habituando. Poco a poco enamorando
de ese fruto de nuestro vientre. Hasta que se vuelve irresistible e irrevocable.

La renuncia que implica dar paso al otro, al hijo, no se construye
necesariamente de un día para otro ni de forma espontánea. Nos re-
sistimos a entregarnos, a rendirnos ante ese pequeño ser que incluso
percibimos como una amenaza para nuestra libertad.

Pero lo que hace este periodo más doloroso es el cansancio emocional de esta ambivalencia, más todavía, el silencio tácito de una sociedad que vería como un sacrilegio cualquier sentimiento distinto de
una madre, de una familia, al de rebosante dicha por la llegada de un
bebé. Darnos cuenta de nuestra "imperfección" como padres puede
ser más un obstáculo que un aliciente para vincularnos con nuestros
peques. Perdemos de vista que no requieren padres perfectos sino de
padres disponibles, que respondan a sus necesidades tanto físicas como emocionales.

Lo que he percibido, no solo como madre sino desde el espacio de
confianza que me confiere ser pediatra y tener acceso al corazón de
las madres y de los padres en crudo, es que como la comunidad (aunque sea la llamada occidental) ve deseable la separación e independencia de los hijos de manera temprana, cuanto más pronto mejor.

Que no se acostumbren a nuestros brazos, a estar cargados, a nuestra presencia constante, al contacto estrecho. Es frecuente sentir las miradas de "compasión" de otros, con hijos o sin ellos, por nuestra condición "esclavizada" frente a nuestros críos cuando elegimos una crianza más cercana.

Nos hablan de apego, sin embargo, se celebra el desapego. Cárgalo mucho, pero que duerma solo en su cuna. Pégatelo al pecho, pero no tanto que se malacostumbre. Atiende a sus ritmos, pero márcale una buena rutina para que te deje hacer tus cosas. Escucha sus necesidades, pero ponle límites para que no te tome nunca la medida y crezca como un niño obediente, educado, aceptado y amado por la sociedad.

Con esos estándares no me extraña que nos sintamos tan confundidos y perdidos como padres. Tan lejanos a escuchar y seguir lo que nos funciona como familia; tan distantes de lo que tiene sentido para nosotros.

Depositamos nuestra entera confianza en las sugerencias y recomendaciones de pediatras y otros profesionales de la salud, cuando la mayoría de nosotros no tuvimos ninguna formación en crianza, y basamos nuestras indicaciones en lo que leímos en redes sociales, en un libro acerca del cuidado de los niños que fue un éxito en la década de 1960, en el sentir o usanza del momento, con gran temor a salirnos de la norma y contribuir a la formación de una generación de niños malcriados, berrinchudos y tiranos.

El principio del caos es realmente el orden del caos. Es cuestión de dejarnos guiar por esa fuerza creadora y conciliadora que es la vida misma, por nuestra innata sabiduría e intuición y la de nuestros hijos. Aceptar con perspectiva que, en la línea del tiempo, el momento que estamos con nuestros críos es tan breve, tan fugaz y de igual manera, tan importante. Nada es para siempre. Pero nuestra auténtica presencia y entrega nunca vuelve a ser tan importante como en esos años de infancia y adolescencia de nuestros peques. En palabras de Shefali Tsabary[15] "somos la tierra desde donde florecemos, el cielo donde aprendemos a volar".

---

[15] Shefali Tsabary, doctora en psicología, autora de los libros *The Conscious Parent* *[Padres conscientes]*, *The Awakened Family [El despertar de la familia]* y *Out of Control [Sin control]*.

Renuncié a mi ombligo para compartirlo con mis hijos,
para albergar sus cuerpos dentro y fuera de mí;
que, aunque su andar,
su salir y entrar es transitorio
mi renuncia es hasta el último aliento.

Nunca volveré a ser la misma,
aunque me extrañe a veces y no me reconozca otras tantas.
Aunque en ocasiones quiera irme y no regresar;
mi alma no deja de velar, de contemplar y desear acompañar
a por quienes un día decidí renunciar... de mí.

Sus sonrisas consuelan las noches más cansadas,
el raspón de la rodilla me regresa a estar presente
a seguir prestando mi cuerpo
como cimiento y tierra fértil para que crezcan y un día
se vayan y los deje ir.

Renuncio con gusto.
Renuncio con dolor.
Renuncio con propósito
y aunque a veces se me olvide,
renuncio con amor.
Q*

Los tres primeros meses son el punto de partida de un videojuego que durará todo el tiempo que nuestros hijos estén con nosotros. Crees haber dominado un nivel, cuando se te presenta el siguiente, totalmente nuevo y desconocido. Realmente, nunca dejamos de ser padres primerizos. Incluso si tenemos más de un peque. Lo que aprendimos y creímos haber dominado en una etapa, poco nos sirve en la siguiente. Me queda claro que la paternidad y la maternidad es el arte de la reinvención.

Es un estado irreal en el que el tiempo es lento y eterno, pero al mismo tiempo se pasa en un abrir y cerrar de ojos. Cuando menos nos damos cuenta ya está caminando, ¡y no le hicimos su tamiz de caderas!

Se antoja una miniguía de aspectos prácticos, para orientarnos en lo que vale la pena invertir nuestra energía, tiempo y economía. Ahí les va:

Miniguía con diez aspectos prácticos para bebés de 0 a 3 meses

1. Autocuidado y tribu

No dejaré de repetir una frase que me encanta, y que ya hasta parece un pequeño mantra personal: "nadie da lo que no tiene". ¿Cómo vamos a poder estar disponibles para nuestros bebés si nos duele el cuello, la espalda o nos sentimos estresadas y solitas?

Nunca es tarde para profesarnos amor y agradecer a nuestro ser lo maravilloso que es. Hay para todos los gustos y necesidades.

Sesiones de masaje (idealmente, a domicilio) y si además incluye un delicioso drenaje linfático para ayudarnos con el edema que en ocasiones tenemos de manera residual después del nacimiento de nuestros bebés, ¡qué mejor!

Acupuntura y medicina china. Es una opción para integrar procesos psicocorporales y, en serio, no tenemos por qué temer a las agujas. Se los dice alguien históricamente aterrada por ellas. No duelen. Es más bien la sensación de energía que sientes cuando están en el sitio correcto haciendo su trabajo, y es muy tolerable. Después, unas deliciosas **ventosas** en la espalda, masajito y renovada para seguir con el crío.

Contacto con la Naturaleza. Incluso en las grandes ciudades hay espacios verdes que nos permiten admirar y dejarnos envolver por el efecto relajante de otros seres vivos. El mágico intercambio entre las plantas y árboles con nosotros, en este círculo de vida del dióxido de carbono que espiramos y el oxígeno que recibimos a cambio, nos nutre y fortalece. Si es posible, caminar descalzas en el pasto para reconectarnos y arraigarnos a la tierra, es un recurso revitalizante.

Baños posparto y cierre de caderas con rebozo. Este ritual de la medicina tradicional mexicana, que seguramente se encuentra también en otras culturas, tiene un gran alcance psicocorporal, para ayudar a sanar una etapa transformadora en nuestra vida como mujeres que es dar a luz. No importa si el nacimiento fue por parto o cesárea, si lo hacemos una vez que terminamos de sangrar en las primeras semanas o un año después. A fin de cuentas, sigue circulando en nuestra sangre material genético de nuestros bebés hasta un año después de su nacimiento. Los beneficios de estas prácticas apapachadoras no tienen fecha de caducidad y van desde mejorar la circulación sanguínea y linfática hasta contener y liberar al cuerpo y alma de tensiones y estrés. En lo personal, fue una experiencia que me encantó y que recomiendo ampliamente.

Comer saludable. No olvidar nuestros suplementos y tener la consciencia de procurar nuestra hidratación, es una manera poderosa de cuidarnos y cuidar de nuestros peques.

Activarnos físicamente. No digo salir a correr o ir al gimnasio con una rutina extenuante de 45 minutos, pero sí hacer caminatas para respirar, idealmente con nuestro bebé porteado, o retomar una actividad suave y gentil para nuestros cuerpos como yoga, tai chi o chi kung, que nos permitirá liberar **endorfinas** y despejarnos.

Tribu, tribu, tribu. Ya sea virtual o presencial es algo que no nos puede faltar. Un espacio de apapacho, de escucha atenta y de sana complicidad con una guía profesional amorosa y con experiencia, nunca será un lujo. Permitirnos hacernos preguntas y abrir nuestro corazón en confianza con mujeres que están viviendo una etapa similar a la nuestra. Ojalá se abrieran más espacios para hombres que paternan. Hacen mucha falta.

Cuando una mujer decide casarse, tener hijos; de una manera su vida comienza, pero de otra, se detiene. Construyes una vida llena de detalles. Te conviertes en madre, en esposa y te detienes para que tus hijos puedan moverse. Cuando se van, se llevan tu vida llena de detalles con ellos. Y se espera que te muevas nuevamente, solo que no recuerdas qué es lo que te mueve porque hace mucho nadie te lo ha preguntado. Ni siquiera tú misma.

Robert James Waller
Los puentes de Madison

2. Visitas al pediatra

Pocas son las personas que tienen una cultura de prevención. Por lo general, acudimos al médico solo en caso de enfermedad y si es absolutamente necesario. Como adultos, cuando deseamos conocer nuestro estado de salud, nos hacemos "chequeos médicos" con estudios de laboratorio, una revisión y nos damos por bien servidos por otros tantos años. Pero en bebés y niños, una herramienta valiosa para valorar si su estado de salud es óptimo es a través del seguimiento en el tiempo de su peso y estatura; así como una revisión física de pies a cabeza sin ropa. Las consultas con el pediatra también ofrecen la oportunidad, o deberían hacerlo, de sondear cómo se encuentra la madre, si tiene un ambiente sostenedor y cómo está la dinámica familiar. Ya que de eso depende en gran parte la salud física y emocional del crío.

La temporalidad entre una visita al pediatra y otra debe individualizarse, pero podemos decir que en general, para #primer hijo es de:

- una vez al mes hasta el año de edad (dependiendo el caso, de los 6 a los 12 meses las visitas pueden espaciarse a cada 2 meses).
- cada 3 meses hasta los 2 años
- cada 6 meses hasta los 7 años
- anual hasta los 101 años o más

Para #segundohijo y #losquevengan, por lo general es una visita cada 2 meses el primer año de vida; y luego, seguir igual que con el primer hijo. En la práctica real, a familias de más de dos críos los veo dos veces al año, si bien nos va. Tengo la sensación de que los padres acaban tan agotados con el primero, aprendiendo de su experiencia y deseando no ser tan intensos con los demás, que confían que el segundo y subsecuentes estarán bien con menos atención. Y lo están, la mayoría de las veces. Bien dice mi abuela que "crecen como hierbas silvestres: fuertes y resistentes". No obstante, pecar de confiados no me parece la ruta más adecuada. Ir al pediatra y que te digan que todo está bien y que el peque goza de buena salud, es una alegría enorme.

Debo confesar que los primeros meses que llevaba a Otto con su pediatra me sentía tensa. Era como si acudiera a una evaluación. Si estaba bien mi peque, lo estaba haciendo bien. Pero si me decían que le había faltado crecer tantos centímetros o que tenía tensión muscular, me sentía reprobada en mi boleta de calificaciones de mamá. Me impresiona el grado de vulnerabilidad que sentimos como padres en los primeros meses, por eso es tan importante rodearse de profesionales de la salud empáticos.

En mi formación como gastroenteróloga pediatra le dábamos mucho peso al estado nutricional del niño. Hacíamos cálculos para obtener un diagnóstico que se dividía en eutrófico (niño con un peso y estatura adecuados), desnutrición aguda o crónica y su intensidad (leve, moderada o grave). Escribir en la receta "desnutrición aguda leve" nos quería decir, la mayoría de las veces, que había cursado con una infección reciente en donde el peso que perdió lo recuperaría en unos días. No se trataba realmente de un diagnóstico serio, pero recuerdo la cara desfigurada de Claudia, una mamá en mi recién inaugurada consulta privada, cuando lo anoté en la receta de Alexa, su primogénita.

—¿Mi hija está desnutrida? Eli, ¿qué he hecho mal? —me preguntó entre lágrimas.

Esa fue la última vez que anoté diagnósticos que en un libro se ven muy lindos, pero que en la práctica pueden ser insensibles sin aportar realmente nada a las familias. Las gráficas son más benévolas y nos dan perspectiva. El chiste, como con todo, es saber emplearlas correctamente.

Gráficas de crecimiento y cómo emplearlas correctamente

Las curvas o gráficas de crecimiento son una valiosa herramienta, fácil de utilizar, que se emplea como referencia para evaluar el crecimiento y el desarrollo de los niños y niñas desde su nacimiento hasta los 18 años de vida, comparándolos con peques de su edad y género. Graficar a un peque a lo largo del tiempo nos da perspectiva y mayor poder en nuestra evaluación que una sola medición de peso y talla (estatura), o un registro cronológico en donde lo único que observamos son números, pero no realmente una tendencia.

Por eso cuando en alguna reunión me intercepta una mamá y me pregunta si su peque tiene un buen peso y estatura para su edad dándome números (edad, peso y talla), no puedo ofrecerle una respuesta adecuada pues son solo eso, números aislados.

La historia de una vida no se cuenta acertadamente a partir de una fotografía, sino del relato de una serie de imágenes en un álbum, que atestiguan el paso de los meses y de los años.

El valor reside en graficar en el tiempo, ver el comportamiento de las curvas y tomar en cuenta el cuerpo y constitución de los padres. "Hijo de tigre, pintito" diría mi abuela. Esperar que nuestros críos sean altísimos o corpulentos si papá y mamá no lo son es tener una expectativa que remotamente podrá cumplirse. Cuando revisamos fotografías de los padres a la misma edad de sus peques, nos podemos llevar una buena sorpresa al comprobar que se parecen mucho.

También vale la pena considerar que cada peque es diferente. Algunos crecerán más rápido con estirones importantes en un corto periodo y otros, de manera constante pero poco a poco. Incluso, un mismo niño se comporta de manera variable a lo largo de su vida. Hay periodos en los que parece que no crece nada y después se desquita. Momentos de crecimiento acelerado y otros, más lento. El patrón saludable no es realmente continuo, sino por saltos. La imagen curveada que observamos en las gráficas que encontramos en los libros o en internet, no traducen la realidad de los críos de carne y hueso. Se ven así porque son modelos matemáticos. Lo que esperamos es una gráfica con un patrón de crecimiento en escalera, y el espacio entre cada escalón es distinto para cada peque. Por eso, más que basarse en el peso y talla como números aislados, es preferible tener a la mano su registro graficado. He escuchado incontables veces la historia de madres decepcionadas o profesionales de la salud alarmados porque los niños no aumentaron los 250 gramos o 0.5 cm que se esperaba ese mes, lo cual lleva a tomar decisiones no solo desesperadas, sino innecesarias. Las gráficas nos dan calma pues vemos el escenario con perspectiva.

Un niño sano se espera que crezca y aumente de peso a su propio ritmo si las condiciones ambientales y de salud son óptimas. Pero el ritmo de crecimiento de un peque no es igual al de otro. Esa es la razón por la que solo podemos comparar a un niño consigo mismo. Para dejarlo más claro, observemos a los chicos de un salón del último año de educación primaria. Habrá algunos que todavía tendrán cara de niño y algunos que estarán todos peludos y con cambios de voz. No significa que unos sean "normales" y los otros no. Quiere decir que cada uno tiene un patrón de crecimiento distinto, gran parte influido por la genética.

De acuerdo con la edad en la que los niños y niñas inician la pubertad, el pediatra James Tanner describió tres patrones: maduradores tempranos, intermedios y tardíos como un abanico de normalidad. Estas variaciones entre críos las vemos desde que son pequeñitos. Unos cuantos empezarán con la dentición a los 3 meses de edad y otros tantos a los 14 meses, sin que refleje necesariamente un estado de salud o enfermedad. Insisto. No tiene ningún sentido comparar entre hermanos y, mucho menos, con niños fuera de la familia.

Yo lo sé. Es casi inevitable. Nos genera angustia cuando nos dicen que nuestro peque está flaquito, que se le ven las costillas, o nos percatamos de que no está tan largo como sus compañeritos. Es una preocupación válida y para ello, guiarnos con una buena interpretación de las gráficas de crecimiento hará que nos regrese el alma al cuerpo.

Si en algún momento del seguimiento observamos en las gráficas una desaceleración o detención del crecimiento o del aumento ponderal (peso) de manera persistente, es una señal para investigar de manera oportuna qué está sucediendo. ¿Será que nos está alertando de algún padecimiento crónico? ¿Es el reflejo de alguna enfermedad aguda? ¿Se está acomodando en la talla familiar? Consideremos que tanto la genética como el ambiente intervienen en el crecimiento de un peque. Comenta el doctor Miguel Ángel Guagnelli, endocrinólogo pediatra:

la talla final que tendrá un niño o una niña depende en una proporción muy importante —alrededor de 80%— de los genes heredados de padres y abuelos. La maquinaria genética que regula el crecimiento se hereda de forma bastante predecible. El 20% restante corresponde a factores nutricionales y ambientales, que pueden permitir o evitar que una generación llegue a ser más alta que la anterior. Esto significa que la talla de los padres sirve como una referencia para la talla al final del crecimiento y el percentil en que debe de crecer. Pero, sobre todo, quiere decir que, si la curva de crecimiento del hijo o hija está por debajo de la esperada por la talla de los padres, es necesario asegurarse de que no haya algún problema que esté limitando su crecimiento y a la larga condicione una talla final baja.

Antes de los 2 años de edad e incluso para algunas escuelas de pediatría hasta los 5 años de vida, debemos tomar en cuenta si el bebé nació antes de la semana 38, si tuvo restricción del crecimiento en el útero o bajo peso al nacer, porque los niños pueden "reatrapar" su estatura familiar durante este tiempo. Por eso no dejo de repetir la importancia de individualizar cada caso.

Desear que nuestros hijos sean "normales" y que se metan a un percentil 50 a como dé lugar es pasar por alto lo que los hace únicos. La diversidad enriquece a la humanidad. La corporalidad no es la excepción. La relevancia del percentil 50 en peso y talla, es que al ser el promedio en el que los niños y las niñas se encuentran, lo consideramos el lugar en el que idealmente nuestros peques deberían situarse a lo largo del tiempo. Nada más alejado de la realidad, y con consecuencias angustiantes para toda la familia, al tener este sentimiento de "carencia" que nos lleva a medidas que pueden lastimarlos, como obligar a los críos a comer o someterlos a estudios invasivos innecesarios.

Desafortunadamente, cuando el peque no está creciendo o aumentando de peso en el percentil "correcto" no es extraño que la leche materna sea el chivo expiatorio... otra vez... y algunos profesionales de la salud argumenten que es esa la causa que explica que no aumente de peso o crezca como debería. Lo cual es terrible porque no solo privamos al peque de una fuente rica y valiosa de nutrientes para el cuerpo y el alma, sino que, en caso de existir realmente una detención de la velocidad del crecimiento, retrasamos el diagnóstico de algún padecimiento y el plan de tratamiento que pudiese ameritar.

Es importante tener en mente que el periodo de mayor crecimiento de un bebé es durante el primer año de vida, siendo todavía más rápido en los 3 primeros meses. A partir del año de edad, hay un descenso notorio en la velocidad de crecimiento, que comentaremos en el siguiente capítulo.

Las curvas que debemos emplear los primeros dos años de vida de nuestro peque son: peso para la talla, peso para la edad, talla para la edad y perímetro cefálico y hay para niños y para niñas.

Para usarlas correctamente, tenemos que tener buenos instrumentos de medición y ser constantes en la manera de medirlos. Es decir, si un mes peso al bebé con ropa y pañal, sin importar que esté seco o no, y lo mido con una cinta métrica estirada partiendo de su cabeza hasta los pies, y al siguiente mes lo peso totalmente desnudo, usando un **infantometro**, o bien, en la báscula de la vecina; no es de extrañarse que obtengamos datos que en lugar de darnos luz nos confundan. "¡El niño se encogió!" o "¡Mira cómo bajó de peso!" son los comentarios que escucharemos o pensaremos, cuando realmente fueron mal medidos o pesados.

En este momento, tenemos acceso a dos fuentes: las gráficas de la OMS y las de los Centros para el Control y Prevención de Enfermedades de Estados Unidos (CDC por sus siglas en inglés). La diferencia es importante. Las curvas de la OMS describen estándares de crecimiento en 882 niños sanos alimentados con leche materna de los siguientes países: Brasil, Ghana, India, Noruega, Omán y Estados Unidos. A estos peques se les dio seguimiento durante 5 años y posteriormente se hicieron proyecciones para obtener los datos de las siguientes edades.

Las gráficas de la CDC son referencias, no un estándar, cuyos datos fueron obtenidos de encuestas a padres de 4 697 niños de diferentes edades, como representación de poblaciones de distintas etnias de Estados Unidos (caucásicos, afroamericanos, hispanoamericanos, hispanocaribeños y afrocaribeños) en un solo momento en el tiempo durante el periodo comprendido entre 1976 y 1994.

Peso por edad para niñas
Del nacimiento a los 6 meses (percentiles)

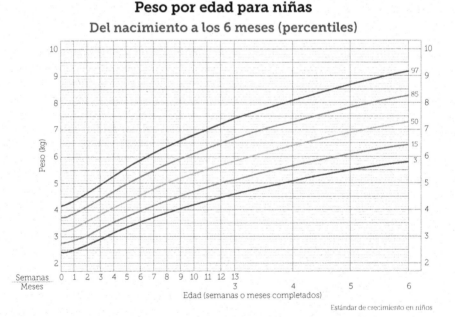

Figura 12. Ejemplo de gráfica de la OMS.

Después de esta explicación, podemos ver que las gráficas son guías, muy buenas, pero no las tablas de la ley enviadas por Dios para seguirlas a rajatabla. ¡Se vale salirse de las curvas!

Como ejemplo, les comparto la gráfica de peso para la edad y de talla para la edad de una nena hermosa que he tenido la fortuna de darle seguimiento desde los 6 meses de edad hasta convertirse en toda una señora de 5 años. Se había encontrado en todo momento por debajo del percentil 3, hasta que se convirtió en señora y decidió entrar a la curva. Sin embargo, es una niña que goza de buena salud, traviesa y que quiere ser astronauta y bailarina de ballet. No hay delito que perseguir con esta gráfica, que nos habla de la diversidad corporal de los seres humanos ni sugerí destetar en ningún momento. Continuaron una satisfactoria lactancia para ambas partes de la díada hasta los 3 años de edad y ha gozado de una buena salud.

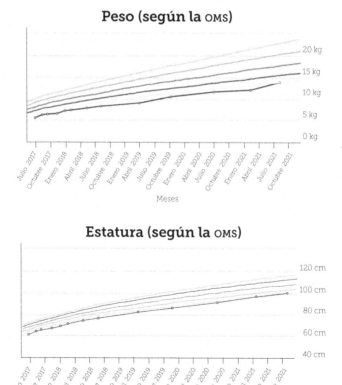

Figura 13. Peso y talla menor a percentil 3 en una niña sana.

El objetivo no es lograr tal o cual percentil o que nuestros peques sean "promedio" por estar en el percentil 50, sino reconocer que la salud nutricional es también sinónimo de individualidad. Mucho trabajo tenemos como padres para aceptar a nuestros críos tal como son, no como deseamos que sean, y acompañarlos con buenos recursos para que logren su potencial.

3. Vacunas

La primera vez que llevé a vacunar a Otto, lloré más que él. Me pegó en el alma escuchar ese llanto que claramente denotaba dolor. Él se calmó rápidamente pegado a mi pecho, maravillosa *tetanalgesia*, mientras yo le explicaba lo que había pasado y lo que los dos sentíamos, sorbiendo mocos y lágrimas entre palabra y palabra.

Pero como comenté en el capítulo en donde hablé del nacimiento de mi peque, una cosa es el dolor y otra, muy distinta, el sufrimiento. Por supuesto, no es agradable ver a nuestros retoños llorar de dolor, pero es transitorio y tiene un sentido. Es por un bien mayor.

Explicarles antes, durante y después lo que está sucediendo, lo que pueden esperar al ser vacunados en cuanto a sensaciones, les permite gestionar mejor sus emociones y no llegar al momento del piquete con tanto miedo. Esto a cualquier edad, de recién nacidos en adelante. Los niños son tan merecedores de la verdad como cualquier adulto. Engañarlos es una mala opción, porque ya no saben que esperar en la siguiente visita al médico o centro de salud, y estarán hiperalertas y temerosos, pero sobre todo, desconfiados de nuestro discurso. El típico "no pasa nada" o "no te va a doler" es mentirles y perder credibilidad. Nuestros peques confían en nosotros y en lo que les decimos. No honrar nuestra palabra es más doloroso para nuestros hijos que el piquete mismo.

La contención empieza desde antes de vacunarlos, con la explicación. Durante el procedimiento podemos desplegar las herramientas que utilicemos normalmente para calmar a nuestros peques. Si estamos lactando, la *tetanalgesia* es un recurso valiosísimo y bien documentado (Zurita-Cruz *et al.*, 2017). Nadie tiene por qué sugerirnos o prohibirnos no pegarnos al pecho a nuestros bebés al momento del piquete o inmediatamente después.

México tiene uno de los mejores sistemas de vacunación del mundo, con un acceso gratuito a casi todas las vacunas que recomiendan las instituciones internacionales de salud infantil que se apliquen a niños y niñas desde el nacimiento hasta los 6 años de edad. La calidad de las vacunas ofrecidas por el sector de salud pública es la misma que las aplicadas en el sector privado. Lo que les sugiero a mis pacientes es aprovechar aquellas que pueden aplicar de manera gratuita, y ahorrar ese dinero para invertirlo en las vacunas que no están incluidas en el esquema nacional de vacunación.

El cuadro que comparto a continuación está basado en las recomendaciones de la Secretaría de Salud de México y la Asociación Mexicana de Vacunología.

Cuadro 1. Vacunas

Edad	Sector Público			Sector Privado
Nacimiento	BCG	Hepatitis B		
2 meses	Hexavalente acelular (difteria, tosferina, tétanos, poliomielitis, infecciones por *Haemophilus influenzae* tipo B, hepatitis B)	Rotavirus. Hay dos opciones: monovalente (dos dosis) y pentavalente (tres dosis)	Neumococo conjugada	
4 meses	Hexavalente acelular	Rotavirus monovalente o pentavalente	Neumococo conjugada	
6 meses	Hexavalente acelular	Rotavirus pentavalente		Neumococo conjugada
9 meses Se puede aplicar la primera dosis a partir de esa edad.				Meningococo conjugada (cepas A, C, Y, W)
12 meses	Triple viral o SRP (sarampión, rubéola y parotiditis)		Neumococo conjugada	

Cuadro 1. Vacunas (*cont.*)			
Edad	*Sector Público*		*Sector Privado*
13 meses			Hepatitis A Varicela
14 meses			Meningoco- co conjugada (cepas A, C, Y, W)
16 meses			Varicela
18 meses	Hexavalente acelular		
19 meses			Hepatitis A

Algunas sugerencias

☞ En cuanto al refuerzo de la SRP, sugiero aplicarla para antes de su segundo cumpleaños. La razón es doble. Por un lado, los niños se escolarizan más temprano y así, les permitimos aumentar su inmunidad antes de comenzar la escuela. Por otro lado, es deseable contar con una protección más completa frente a los brotes de sarampión que se han registrado en varios países.

☞ En caso de contar con los medios económicos y la disponibilidad de la vacuna, es una excelente opción para disminuir el número de piquetes aplicar la vacuna cuatrivalente para varicela, sarampión, rubéola y parotiditis a los 12 meses de edad, con un refuerzo antes de los 2 años de edad. Se debe tomar en cuenta que el intervalo mínimo entre la primera y segunda dosis es de tres meses.

☞ La vacuna de la influenza, ya sea trivalente o tetravalente, debe aplicarse en bebés mayores de 6 meses y por temporada, idealmente a su inicio (entre septiembre y noviembre). El refuerzo deberá ser al mes de la primera dosis que le apliquen en su vida. Este refuerzo no tiene que repetirse en aplicaciones posteriores.

☞ Las vacunas de influenza y de *Haemophilus influenzae* tipo B no son iguales. La primera protege contra el virus de la influenza, actualizando las cepas por temporada de acuerdo con las mutaciones observadas. La segunda protege contra las infecciones graves ocasionadas por esa bacteria, como meningitis y neumonía, entre otras.

☞ El intervalo ideal entre la primera y segunda dosis de hepatitis A es de seis meses. En caso de superar ese tiempo, no se tiene que reiniciar el esquema.

☞ Recomiendo escalonar la aplicación de las vacunas con el propósito de evitar que nuestro peque reciba varios piquetes el mismo día; es decir, aplicarlas todas, pero de una en una en un periodo más largo. El objetivo de aplicar las vacunas en el momento sugerido es protegerlos lo antes posible de una enfermedad que se puede prevenir y nadie nos asegura que durante esa ventana de tiempo no contraiga la enfermedad contra la que protege la vacuna que retrasamos.

☞ Tal vez con la única vacuna que sugiero esperar su aplicación hasta los 6 meses de edad es la BCG (Bacilo Calmette-Guérin) que protege contra las formas diseminadas y graves de la tuberculosis (como la meningitis tuberculosa). Es la misma vacuna que 95% de las veces deja una cicatriz que podemos encontrar en el brazo derecho o, en el caso de mi hijo, a la altura del tirante en la espalda del lado derecho (por decisión de su madre que vela por su vanidad). La razón por la cual sugiero el retraso es porque prefiero valorar durante ese tiempo que los peques no padecen una inmunodeficiencia primaria, es decir un trastorno hereditario en el que está afectada la función del sistema inmunológico, poniéndolos en riesgo de una reacción grave a la vacuna conocida como **becegeítis**. Si bien es cierto que las inmunodeficiencias primarias son poco frecuentes (1 de cada 2 000 recién nacidos vivos) prefiero ser cauta, a menos que el bebé tenga ciertos factores de riesgo que ameriten su aplicación al nacimiento, como vivir en un lugar con alta incidencia de tuberculosis.

4. Tamices neonatales

Son cinco: metabólico, cardiaco, auditivo, de caderas y oftalmológico. Su importancia está en que nos permite hacer diagnósticos opor-

tunos y ofrecer un plan de tratamiento que puede modificar radical-
mente la vida del nuevo integrante de la familia.

Para que se den una idea, nada me dejó más convencida de la importancia de los tamices que cuando asistí a un evento organizado
por una compañía de **aparatos auditivos**. Tomó la palabra en el po-
dio un joven veinteañero que nos explicó la importancia de la detección temprana de los diferentes grados de sordera en los primeros tres
meses de vida. Mi sorpresa fue cuando dijo que él era sordo de nacimiento. Hablaba con una perfecta dicción. Jamás hubiera pensado
que tenía problemas de audición, porque los adultos que he tenido la
oportunidad de conocer en esta situación es más que evidente cuando hablan que tienen un reto para escuchar bien. ¿En dónde radica la
diferencia entre unos y otros? En el diagnóstico temprano que permite implementar una terapéutica oportuna.

Así también con los demás tamices. Una vez más, la medicina
preventiva se luce como los grandes. En todas las áreas de la medicina, pero en especial en pediatría, queremos siempre ir dos o tres pasos adelante, porque de nuestras acciones preventivas depende el futuro de ese peque.

Cuadro 2. Un poco más de información sobre cada tamiz				
Tamiz neonatal	Quién lo realiza	Cuándo	Qué busca descartar y evitar	Comentarios
Metabólico	Lo toma un profesional de la salud con experiencia (pediatra, laboratorista) y lo procesa e interpreta un genetista en un laboratorio especializado.	Entre el 3 y 5 día de vida.	Enfermedades enzimáticas que afectan diversos órganos y sistemas como galactosemia, fenilcetonuria, hiperplasia suprarrenal, entre otros. Evitar complicaciones como retraso en el neurodesarrollo, convulsiones, etc., gracias a un diagnóstico oportuno.	Es preferible un tamiz metabólico ampliado que uno básico, ya que se descartan más enfermedades.

Cuadro 2. Un poco más de información sobre cada tamiz (cont.)

Tamiz neonatal	Quién lo realiza	Cuándo	Qué busca descartar y evitar	Comentarios
Auditivo	Audiólogo pediatra.	Antes de los 3 meses de nacido.	Un problema auditivo que le impida al bebé desarrollar el lenguaje adecuadamente.	Si le aplaudo a mi bebé o lo estímulo con algún sonido y reacciona, no es prueba suficiente para garantizar que escucha.
Visual	Oftalmólogo pediatra.	A la cuarta semana de vida.	Alteraciones de los ojos que amenacen su visión, como cataratas, tumores y enfermedades de la retina.	Especialmente importante en bebés prematuros.
De caderas	Ortopedista pediatra.	Antes de las 6 semanas de nacido.	Detectar una displasia del desarrollo de la cadera, que es una alteración en la formación de la cadera que puede ocurrir antes del nacimiento, durante o incluso, meses después.	La revisión clínica no es suficiente. Amerita ultrasonido de cadera, porque es el único medio certero de confirmar o descartar el diagnóstico.
Cardiaco	Pediatra o neonatólogo con experiencia.	Entre las 24 y 48 horas de vida	Permite detectar malformaciones cardiacas.	Es un tamizaje. Cualquier sospecha debe ser corroborada por un cardiólogo pediatra.

5. Neurodesarrollo

Empecemos definiéndolo y conozcamos un poco más por qué es tan importante. En palabras de la terapeuta en neurodesarrollo infantil Judith Amon "es el proceso continuo en el cual se van adquiriendo habilidades motoras, cognitivas y emocionales como resultado de un aprendizaje, que va de la mano con la maduración del sistema nervioso de un niño".

Es importante resaltar que aprendizaje no es lo mismo que escolaridad. El aprendizaje se inicia desde el embarazo a través de nuestras emociones e interacciones con el bebé que viene en camino y continúa el resto de su vida.

La mejor manera de brindar oportunidades para el aprendizaje temprano es en una atmósfera que fomente la curiosidad, la motivación, un concepto positivo de sí mismo, el autocontrol y el aprecio hacia el idioma y la cultura del hogar.

Organización Panamericana de la Salud, 2021

Independientemente de la metodología que se decida seguir para acompañar al niño en este proceso —o ninguna— es imprescindible crear un ambiente de oportunidad respetando sus ritmos, capacidades y gustos para no forzarlo a experimentar situaciones para las que todavía no está listo o que sencillamente no le interesan. El vínculo que establecemos con nuestros peques nos permite ser receptivos y responsivos a las señales que nos dan, para ofrecerles un espacio cálido y propicio para el descubrimiento de sí mismos y del mundo que los rodea.

Respetar a los niños en sus ritmos no es tarea sencilla cuando recibimos tantísima información a través de las redes sociales e incluso por la convivencia con otros peques y sus padres. La tendencia de comparar a los críos entre sí puede ser abrumadora y crear mucha confusión. Parecería incluso que existe un sentido de competencia silenciosa por ver quién gatea primero, quién habla mejor y qué tan buenos padres somos al ofrecerles actividades y estímulos a nuestros hijos, inspirados por la cuenta de Instagram de moda. En lo personal me he preguntado a qué hora les da tiempo a las mamás que postean en Pinterest y otras redes, para hacer todas las bellezas que comparten. Tendemos a creer que nuestros críos tienen que hacer tal o cual cosa, porque es lo que vemos publicado, en lugar de ofrecerles lo que necesitan. Comprendo. Nos sentimos temerosos como padres de no aprovechar "la ventana de oportunidad en su plasticidad cerebral" y estarlo haciendo mal. De nuevo, la invitación es ir hacia adentro, no hacia fuera. El conocimiento proviene realmente de observarlos, fortalecer nuestro vínculo con ellos y una vez sintonizados, responder de acuerdo con lo que necesitan y desean explorar. Los niños son nuestro libro abierto. Todo lo demás, son guías, incluso inspiraciones. No algo a lo que debemos de **aspirar**.

La mayoría de los bebés sanos crecen de una manera adecuada logrando su potencial en cada etapa y sin retos que atender en cuanto a las esferas del desarrollo: lenguaje verbal y escrito, psicomotricidad (gatear, caminar, saltar, dibujar, etc.), cognitivo y socioemocional. Es frecuente que los padres estimulen adecuadamente a sus peques, sin ser siquiera conscientes de estarlo haciendo al cantarles, acariciarlos o jugar con ellos. Por ejemplo, cuando los mecemos de un lado a otro al cargarlos estimulamos su **sistema vestibular**, pero no estamos pensando en el efecto de nuestras acciones sobre su neurodesarrollo mientras los mecemos. Es más un tema intuitivo, la fuerza de la Naturaleza que nos jala a cuidar de esa manera a nuestros cachorros humanos.

El detalle radica en que hay niños que se salen de esa norma. Peques que se hubieran beneficiado de una estimulación oportuna en edades tempranas.

Nunca es tarde. Finalmente, el cerebro tiene una gran plasticidad. Sin embargo, deseamos que el camino no sea tan empinado para nuestros críos y aprovechar los primeros tres años de edad, cuando tantas conexiones neuronales se crean y otras tantas se pierden. Reconocer alteraciones en el neurodesarrollo de nuestros peques y actuar a tiempo, se verá reflejado en las siguientes etapas de su vida (véanse las "Listas de verificación del desarrollo por edad" de los 2 meses a los 5 años de edad y el "cuadernillo de los indicadores del desarrollo". https://www.cdc.gov/ncbddd/spanish/actearly/materialesgratuitos.html).

En la consulta como pediatra me encuentro muchas veces con una resistencia marcada de los padres y abuelos a que los bebés tengan una valoración de rutina por un especialista en neurodesarrollo. Por un lado, está el miedo de que algo esté mal y que un profesional nos lo confirme. Vivimos un duelo anticipado para el que, la gran mayoría de las veces, no hay ninguna razón. Por otro lado, está la idea arraigada de "si no está roto, por qué repararlo". Es decir, si no observamos nada fuera de lo común por qué tendríamos que solicitar una revisión.

La realidad es que no somos expertos en el tema, incluso como pediatras no todos tenemos estudios adicionales en aspectos de neurodesarrollo, y podemos hacer comentarios como "el bebé es flojito" cuando realmente tiene bajo tono muscular. O irnos con la finta de que es un bebé muy "adelantado" si la abuelita lo comenta al notar que controló la cabecita antes del mes y medio, cuando realmente ese dato nos dice que tiene un tono muscular alto.

Es cierto que cada bebé lleva su propio ritmo de desarrollo, pero hay banderas rojas a ciertas edades de nuestros peques que nos deben alertar que algo no está pasando como debería, y actuar en consecuencia. No esperar a que mejore al crecer o que el tiempo lo cure. Como papás dudamos de las sospechas que tenemos de que "algo" no está del todo bien con nuestros hijos, sobre todo si un profesional de la salud nos dice que no pasa nada. ¡Confiemos en nuestro sexto sentido! Nadie los conoce mejor que nosotros, y es importantísimo asegurarnos de que en verdad todo está bien con ellos. Y si no, ofrecerles los recursos adecuados para que logren su potencial a tiempo.

Mi recomendación es que todos los bebés, con o sin factores de riesgo, tengan el beneficio de una revisión de rutina con un especialista certificado en neurodesarrollo a los 2, 6 y 12 meses de edad. Una visita de prevención para asegurarnos que todo marcha bien y tal vez, recibir algunos consejos sobre cómo fomentar sus habilidades en tal o cual área del desarrollo a nadie le cae mal.

Bebés con factores de riesgo que ameritan neurorrehabilitación

- Haber nacido antes de las 37 semanas de gestación.
- Contar con un peso al nacimiento por debajo de 2.5 kg.
- Presentar al nacimiento hipoxia, hiperbilirrubinemia o cualquier otra situación que ameritó hospitalización en una unidad de cuidados intensivos neonatales (UCIN).
- Contar con el diagnóstico de algún síndrome o condición que se asocie con alteraciones en el neurodesarrollo.

Lo último que deseamos para nuestros críos es irnos a los extremos, ni sobreestimularlos ni dejar pasar por alto signos de alerta.

Cuando hablamos de sobreestimulación no nos referimos a que un peque tenga necesariamente muchas actividades, sino más bien a que no está listo para integrar los estímulos (físicos, emocionales, sensoriales o ambientales) que le ofrecemos. Observar la reacción de nuestros bebés ante un sonido, una textura o una postura será nuestra mejor guía para brindarles la estimulación más apropiada para su edad, temperamento y maduración cerebral. Incluso entre hermanos, lo que disfrutó uno puede que no lo goce otro.

Por otra parte, es fácil caer en la tendencia de ofrecer estímulos constantes. Olvidamos el valor del silencio y de "no hacer nada". Sentimos que perdemos tiempo de oportunidad si no estamos en constante acción. Le tenemos miedo al "aburrimiento" sin darnos cuenta de que es el motor de la creatividad: detenernos nos motiva a avanzar. Nos volvemos un circo de tres pistas entreteniendo a nuestros hijos con canciones, juegos, material audiovisual a través de videos y apps interactivas a toda hora. Los llevamos desde chiquititos a natación, clases de música, curso de señas y bebé políglota. No hay espacio para la calma. Y entre tanto trajín se nos olvida que lo que más busca y precisa nuestro bebé son las cosas sencillas y gratuitas que confiere el contacto humano, cariñoso y presente con sus cuidadores.

Hablemos brevemente de las escuelas o métodos para acompañar a nuestros hijos en su desarrollo.

El concepto "movimiento libre" lo acuñó la doctora Emmi Pikler, pediatra húngara que, a mediados del siglo pasado, propuso que fuese el niño el rector de su desarrollo, con el adulto como un facilitador y fuente de seguridad, no como un interventor.

Se coloca al bebé en el suelo en una posición boca arriba para que pueda moverse libremente, investigar, descubrir e interactuar con su medio; sin exigirle ningún movimiento o posición que no logre él mismo. Sus capacidades y habilidades se desarrollan a partir de la curiosidad e iniciativa que despliegue el peque con total independencia; conforme crece y su cerebro madura, así aprende de sus logros y fracasos al explorar su medio en un ambiente propicio para ello.

Los niños descubren e inspiran lo mejor en sí mismos y en los demás cuando se les deja desarrollarse a su manera y se respetan sus tiempos.

Magda Gerber
Educadora y terapeuta especializada en la primera infancia

azúcar en la sangre del bebé, sino en favorecer la lactancia materna y el contacto continuo con la madre.

Nosotros bañamos a Otto a la semana de nacido, que fue un poco después de que se cayera el muñón del cordón umbilical y sanara bien. Esa zona la mantuvimos limpia de sangre y seca, sin aplicar ningún antiséptico ni alcohol, pues justamente queríamos evitar matar las bacterias que habitan esa región y que permiten una adecuada cicatrización del muñón umbilical.

Consejos para el baño del bebé

✓ *Procurar baños de esponja antes de la caída del muñón umbilical.* El propósito es no humedecer de más esa zona, para no retrasar su caída y evitar infecciones. La esponja o tela que se utilice debe ser de un material suave y nunca tallar la piel.

✓ *Usar únicamente agua es más que suficiente.* Antes de que empiecen a comer sólidos, los bebés se ensucian realmente poco. La intención es mantenerlos frescos, no resecar su piel y evitar que el sudor pueda irritarlos.

✓ *No frotar la piel ni al lavar ni al secar.* Debe evitarse el uso de estropajos, cepillos o esponjas que no sean suaves. Incluso la palma de la mano es más que suficiente para un buen aseo. La piel de un bebé, sobre todo si nació antes de las 37 semanas de gestación, es muy delicada. Tallarla puede lastimarla, además de que no es necesario.

✓ *Individualizar la frecuencia y conforme crece bañarlo más.* La recomendación de la OMS es bañar a los recién nacidos tres veces a la semana. Después del primer mes de vida, vale la pena individualizar cada caso. Hay bebés que por su tipo de piel se benefician de un baño diario y otros que cada tercer día es más que suficiente.

✓ *Tener todo a la mano antes del baño.* Nuestra atención debe estar centrada al cien por ciento en nuestro peque al momento de bañarlo. Nada de distractores. No hay llamada ni mensaje de texto que realmente no pueda esperar. Un accidente sucede en cuestión de segundos, no minutos. Entonces, todo lo que utilizaremos durante el baño, incluido el secado, debe estar cerca. De igual forma, vale la pena retirarnos pulseras y anillos que pudieran lastimar la piel de nuestro bebé.

✓ *No olvidar los pliegues.* La piel de los pliegues de brazos, piernas, detrás de las orejas y cuello tiende a estar húmeda, acumula pelusa, sudor y mugrita, pudiendo irritarse fácilmente. Por alguna razón, se nos olvida lavar los pliegues y nos acordamos cuando observamos que están rojos y con un olor a sebo, o bien, con una capa de células muertas que le da a la piel una aspecto seco y oscuro. Tenerlo presente le ahorrará a nuestro peque la incomodidad.

✓ *Limpiar el ombligo con confianza.* Una vez cicatrizada el área del ombligo, podemos y debemos lavarla sin miedo. En el consultorio practico en casi todos los peques el deporte de bajo impacto conocido como "quitar la mugre umbilical". Procuro inyectarle humor al momento, pues los padres se sienten apenados por haber confundido lo oscuro de esa zona con una mancha por la cicatrización al caerse el muñón. Un algodón humedecido con alcohol será más que suficiente para dejar esa zona "rechinando de limpio".

✓ *Tener paciencia con la costra láctea en el cuero cabelludo y cejas.* Es común que los bebés presenten sebo en el cuero cabelludo y cejas, que se conoce como "costra láctea". Con el tiempo irá quitándose y solo en algunos casos es lo suficientemente importante como para visitar a un dermatólogo pediatra. La mayoría de las veces, dar masaje con aceite de almendras dulces o algún otro aceite vegetal de dos a tres horas antes del baño, será suficiente para retirarlo. Debemos evitar la tentación de arrancar las costras de sebo, para no lastimar la piel y quitarle cabello de manera innecesaria.

✓ *Regular la temperatura del agua a un ideal de 38 grados centígrados o 100.4 grados Fahrenheit.* Un termómetro para tinas, o bien, sentir el agua con la piel de nuestros codos nos orientará para saber si el agua está en su punto para nuestro bebé. Recordemos que su piel es más delgada y no necesita que el agua esté hirviendo para quemarse.

✓ *Ofrecer baños de corta duración.* Ya habrá tiempo más adelante para jugar a la hora del baño. Pero inicialmente, los baños no deben durar más de cinco minutos. Por un lado, para evitar resecar la piel y por otro, para mantenerlos calientitos. Pegarlos a nuestra piel en caso de sentirlos fríos es la mejor estrategia para que recuperen calor rápidamente, en lugar de taparlos con toallas o ponerles de inmediato su ropa.

✓ *Usar tina o regadera.* En un principio, y como apenas nos estamos habituando en cargar a nuestro bebé y sentirnos seguros con él en nuestros brazos, una tina o algún espacio similar será la mejor opción. Sin embargo, una vez entrados en confianza incursionar con baños en la regadera nos dará una sensación de flexibilidad y libertad. Ponerse una camiseta para cargarlo mientras lo bañamos impedirá sentirlo resbaloso al enjuagarlo. Ser padres "todo terreno" y habituar a nuestro peque a una variedad de opciones será siempre un beneficio.

✓ *Disfrutar del momento del baño.* Somos agua y venimos del agua. El medio líquido nos regresa a nuestro primer hogar, nos conecta. Es un hermoso momento para vincularnos con nuestro bebé. Incorporarlo a la rutina para que sea un evento que se espere con anticipación por ambas partes lo hace todavía más gozoso.

El Principito volvió al día siguiente.

—Hubiera sido mejor —dijo el zorro— que volvieras a la misma hora. Si vienes, por ejemplo, a las cuatro de la tarde, desde las tres comenzaré a ser feliz. Y cuanto más avance la hora, más feliz me sentiré. A las cuatro ya estaré inquieto y preocupado; ¡y así, cuando llegues, descubriré el precio de la felicidad! Pero si llegas a cualquier momento, nunca sabré a qué hora preparar mi corazón. Los ritos son necesarios.
—¿Qué es un rito? —dijo el Principito.
—Es también algo demasiado olvidado —dijo el zorro—. Es lo que hace que un día sea distinto de otros días, una hora distinta de otras horas.

Antoine de Saint-Exupéry
El Principito

7. Cacas

Si algo buscamos como padres es que nuestros hijos "sean normales". Que duerman normal, coman normal, hagan caca normal. Aquello que se sale de la "norma" nos preocupa, olvidando la vasta diversidad que mostramos como seres humanos "normales". Las cacas no se quedan atrás. Hay un abanico de colores, texturas y frecuencias que son consideradas adecuadas para un bebé y que no representan enfermedad. Exploremos.

Color. El recién nacido debe evacuar dentro de las primeras 48 horas de vida fuera del útero. Estas heces fecales se conocen como meconio y está compuesto por una mezcla de líquido amniótico, lanugo (que es el vello que cubre el cuerpo del bebé dentro del útero), moco, bilis y células de la piel y del tracto gastrointestinal. Es negro verdoso, chicloso y espeso.

Una vez que empieza a digerir más volumen de leche (entre el 4to. y 5to. día), ya sea materna o de fórmulas lácteas, el color de sus cacas cambiará de un color marrón (heces de transición) a un amarillo mostaza. Es frecuente observar grumos blanquecinos (como semillas) en las evacuaciones, los cuales serán escasos en comparación con el resto de la caca.

Los colores que nos deben de alertar y llevarnos a buscar de inmediato atención médica son blanco, beige o crema. Cacas de este color son conocidas en el mundo médico como acolia. En los primeros tres meses de vida del bebé, ni siquiera la presencia de sangre en las evacuaciones es tan preocupante como la falta de color. La razón es que nos orienta a pensar en un problema de salud verdadero y estamos obligados a investigar a profundidad y rápido, independientemente de si tiene o no ictericia. La ictericia es cuando la piel o mucosas (interior de la boca y conjuntiva —parte blanca de los ojos—) se encuentran amarillas. Esto es muy frecuente (2.4-15%) cuando el bebé tiene de dos a cuatro días de nacido y desaparece alrededor de las dos semanas de vida (Fawaz *et al.*, 2017), sin que nos hable de enfermedad, principalmente en bebés con lactancia materna exclusiva. Nuestro bebé puede parecer pollito y estar sano, sin embargo, no tiene permitido tener cacas blancas. La acolia en un bebé recién nacido nos puede hablar de una disfunción hepato-biliar, cuya primera causa es la atresia de vías biliares. En la atresia de vías biliares el drenaje de bilis está obstruido, lo que inflama progresivamente el hígado y limita la absorción de nutrientes esenciales para el buen crecimiento y desarrollo de los peques. Una intervención temprana (en los primeros 30 días de vida) reducirá el daño del hígado y cambiará por completo su calidad de vida, incrementando sus posibilidades de sobrevivir.

No todo bebé que persista con ictericia a las dos semanas de edad debe ser estudiado. Si es alimentado con leche materna de forma exclusiva, sin acolia y con una exploración física sin datos de alerta, puede darse seguimiento una semana después para evaluar la disminución progresiva de la ictericia. Los baños de sol ya no se recomiendan, sino aumentar la ingesta de leche materna, pegándose al bebé de manera más frecuente, y valorando que tenga una buena transferencia de leche. Si la ictericia persiste hasta la tercera semana de vida, se recomienda hacer estudios de sangre en un laboratorio para determinar su origen. En caso de que sea un peque alimentado con fórmula láctea, abordarlo con estudios de sangre estará indicado desde la segunda semana de edad.

La razón por la que los críos alimentados con leche materna exclusiva son más susceptibles a presentar ictericia fisiológica, es decir, sin relación con enfermedad, es porque la leche materna contiene una enzima que cataliza los carbohidratos, conocida como beta-glucuronidasa. Esta enzima rompe la bilirrubina, incrementa su presencia en sangre y pigmenta la piel y mucosas del peque. Y así como canta Juan Luis Guerra y su grupo los 4:40: "me sube la bilirrubina, cuando te miro y no me miras", la solución es mirar más al crío y pegarlo en repetidas ocasiones al pecho para que se excrete ese exceso de bilirrubina.

El color verde en las cacas de los bebés rara vez significa enfermedad. Puede decirnos que sus movimientos intestinales van más rápido de lo usual o que le hace falta tomar más lechita o que está alimentado con fórmula.

De igual manera, observar sangre en las evacuaciones de un bebé no necesariamente nos habla de un padecimiento, como una alergia a la proteína de la leche de vaca. Aunque es un indicador fuertemente asociado con este diagnóstico, debemos siempre observar el cuadro general del peque: ¿está aumentando de peso y creciendo?, ¿duerme bien y no está irritable?, ¿no presenta dolor al comer o algún otro síntoma en piel o sistema respiratorio? Y con base en esto, actuar sin precipitarnos por suspender la lactancia materna de manera temporal o permanente.

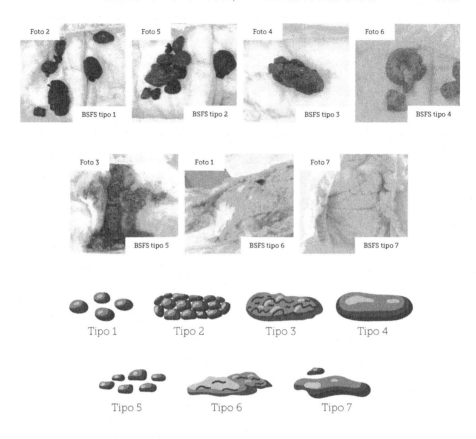

Figura 14. Escala Bruselas de heces fecales para lactantes
y preescolares y Escala Bristol.

La presencia de moco en las cacas tampoco quiere decir que haya un problema. Hay bebés perfectamente sanos con moco constante en sus evacuaciones. Por eso, nuestra guía es el cuadro general de nuestro crío. No datos aislados.

Textura. Para un bebé que todavía no come sólidos y en quien el mayor porcentaje de su alimentación es a base de leche materna, es absolutamente normal que evacúe completamente líquido, sin que signifique diarrea, o que sus evacuaciones sean pastosas como pasta de dientes. Tristemente, he visto en consulta peques mal diagnosticados con una infección gastrointestinal por tener evacuaciones líquidas, con olor ácido y explosivas, recibiendo antibióticos y antiparasitarios sin ningún sentido y con todas las implicaciones negativas al alterar su microbiota. La literatura científica nos muestra la asociación perjudicial del abuso de los antibióticos en bebés menores de 2 años de edad y su neurodesarrollo en etapas posteriores —menores habilidades cognitivas y de comprensión verbal, aumento en el riesgo de problemas relacionados con la metacognición, emociones, impulsividad, trastorno por déficit de atención e hiperactividad y ansiedad— (Slykerman *et al.*, 2019). No podemos dar medicinas a la ligera.

En un bebé de fórmula esperamos que las evacuaciones sean menos líquidas, pero nunca bolas duras y secas como de borrego. Las fórmulas lácteas con aceite de palma entre sus ingredientes pueden llegar a estreñir a un bebé. En ocasiones, solo con modificar la marca por una que no lo contenga, es más que suficiente.

En la figura 14 les comparto la Escala Bruselas de heces fecales para lactantes y preescolares (BITSS, por sus siglas en inglés) (Huysentruyt, 2019). Es una adaptación de la Escala Bristol de heces fecales (BSFS, por sus siglas en inglés), para peques que todavía no han dejado el pañal. Los valores esperados en bebés que aún no han iniciado la alimentación complementaria son las fotos 3 (BSFS tipo 5), 1 (BSFS tipo 6) y 7 (BSFS tipo 7). Lo demás es estreñimiento.

¿Mi bebé está estreñido?

¿Tu bebé puja y hace mucho esfuerzo para evacuar?
¿Se le pone rojita la cara y cuando finalmente evacúa, la caca es suavecita?

¡NO ES ESTREÑIMIENTO! Es disquecia del lactante. Eso significa que tu peque todavía no ha aprendido a coordinar la acción de pujar con la de relajar el ano para que salga la caca. No necesita de supositorios ni introducir nada en su pequeño ano para estimular la defecación.

Ayúdalo a evacuar con mayor facilidad:

- ☞ Explícale que todo está bien, que ya aprenderá a evacuar por sí solo y que se relaje.
- ☞ Ponlo en posición de cuclillas, con su espalda contra tu pecho y vientre.
- ☞ Alterna dándole masaje en su pancita en sentido de las manecillas del reloj, con movimientos tipo bicicleta con sus piernas.

¡Definitivamente, no hay delito que perseguir! Es una cuestión de maduración que el tiempo curará. ¡No sufras!

Frecuencia. Catorce veces al día, o cada vez que coma, una vez al día, cada tercer día o un par de veces cada 15 días: todas son variantes de normalidad. El primer mes esperamos que las evacuaciones del bebé se presenten a diario y varias veces, pero conforme se establece la lactancia materna es común que se espacien. Esto sucede alrededor de la sexta semana de vida, e identificamos que la lactancia ya está establecida porque la díada madre-bebé se encuentran en mayor sintonía, y nuestro peque incrementa adecuadamente de peso y talla. Pueden espaciarse antes y no hablarnos de que le falta más leche, sobre todo si moja una buena cantidad de pañales con orina y no presenta manchas naranjas o rojizas en el pañal. Estas manchas no son por sangre sino por cristales de urato que se presentan de manera frecuente en una orina más concentrada, debido a que todavía no está ingiriendo un gran volumen de leche. Son normales los primeros cinco días de vida. Después, nos puede sugerir deshidratación y vale la pena consultar a nuestro pediatra o médico de cabecera. Los bebés alimentados con fórmula láctea tienden a ser más regulares, presentan de 2 a 3 deposiciones todos los días o cada tercer día.

Después de la sexta semana de vida o una vez que la lactancia esté bien afianzada, un bebé con leche materna exclusiva puede evacuar una o dos veces cada dos semanas y ser normal, siempre y cuando no esté incómodo, coma bien y si cuando evacúa las cacas son suaves. En ocasiones, este patrón nos habla de que ese bebé se vería beneficiado por un par de semanas con probióticos, para ayudarle a regular su **microbiota**. Pero no hay realmente mucho escrito al respecto. Son solo observaciones.

8. Mascotas

No te deshagas de tu mascota, cualquiera que esta sea. Es parte de tu familia y llegó antes que tu bebé. Tiene derecho de permanencia por antigüedad. Que nadie te venda la idea de que le hará daño a tu crío, porque no es así. Bueno, a menos que tu mascota sea una boa constrictor. Pero fuera de lo que dicta nuestro sentido común, el menos común de todos los sentidos, perros y gatos no tienen mayor problema con el nuevo integrante de la familia. Al contrario, está bien descrito que convivir con perros o gatos durante el embarazo y después del nacimiento del bebé le confiere un factor protector contra alergias (Hesselmar *et al.*, 2018; Ownby *et al.*, 2002).

Recuerdo que una de mis preocupaciones antes del nacimiento de Otto era quién iba a ocuparse de *Shadi*, mi amado perro. Teníamos una rutina muy bien establecida de salidas al parque y por su edad avanzada, visitas regulares al fisioterapeuta y acupunturista canino. Podrá sonar exagerado, pero *Shadi* es mi compañera desde hace quince años. Valoro su vida y la calidad que tenga. Es un compromiso que acepté hace más tiempo de lo que llevo de casada y de madre.

Lo que tenía claro desde el inicio de mi embarazo era la intención de integrarla con mi bebé recién nacido y no aislarla. *Shadi* no se separó de mi durante ese tiempo, bueno, tampoco se alejaba de mí no estando embarazada. Pero es especialmente protectora cuando estoy enferma o esperando bebé. Con este segundo embarazo ha sido igual. Me sigue como mi sombra. Pero ¡no nos dejemos engañar! Ahora verán la razón.

Antes de que naciera nuestro bebé, consultamos a un etólogo canino (un especialista en el comportamiento animal) para recibir bien al nuevo integrante de la casa y que la adaptación para *Shadi* fuera mejor que la que vivimos cuando me casé. Nos sugirió charlar con ella, explicarle que iba a llegar un bebé, que ella seguiría con nosotros y que estaría cuidada por alguien más en nuestra ausencia. Al nacer Otto y antes de salir del hospital, llevamos una prenda con su olor para que *Shadi* lo oliera y se familiarizara con él. Ya en casa, mientras lo cargaba, la acariciaba y la dejaba estar cerca para facilitar su mutua adaptación. Mi sueño era que mi perro fuera como una pequeña nana para nuestro hijo. Amorosa, paciente, atenta a su llanto y sus necesidades. Las historias que había escuchado de boca de otras familias me llenaban de ilusión.

Algunas sugerencias extra para la vida con mascotas y bebés

✓ Mantén a tu mascota en buen estado de salud, con sus vacunas y desparasitaciones al corriente.
✓ Permite que tu mascota huela e incluso lama al bebé. No le hará daño.

✓ Dormir en la misma cama no es la mejor idea, pero si lo desean, en el mismo cuarto no hay problema.

✓ Considera que tu mascota necesita sus momentos de juego y de convivencia para evitar que se sienta excluida o aislada. Sentirse así puede provocar cambios indeseables en su conducta.

✓ Nunca dejes sola o sin supervisión a tu mascota con tu bebé. A fin de cuentas, son animales y tienen días mejores que otros, en los que puede que no sean tan pacientes y tolerantes ante el comportamiento a veces brusco de los peques. Estar atentos como dueños del animal, nos permite identificar a tiempo si no la está pasando bien y podría reaccionar de una forma que lastime al niño. La manera que tienen los animales para marcar límites con sus crías puede lastimar a un cachorro humano, sin que su intención sea agresiva o de ataque.

✓ Si no tienes una mascota desde antes del nacimiento de tu crío, no es el momento para darle la bienvenida a una. Puede que suene muy lindo que el perro crezca a la par que tu peque, pero considera que es tener otro bebé con todas las necesidades que deben ser atendidas al mismo tiempo.

Pero no. *Shadi* ignoró a nuestro hijo hasta que no hacerle caso ya no fue suficiente, y entonces huía cada vez que Otto la buscaba gateando y después, caminando. Tres años después digamos que lo tolera. Pero no más. En resumen, todos los consejos son de utilidad, pero definitivamente, no garantizan que serán los mejores amigos.

9. Cólicos y reflujo

De los motivos de consulta más frecuentes en el ámbito pediátrico y origen de gran estrés en las familias son los malestares gastrointestinales que presentan muchos bebés los primeros 3 meses de vida. La sensación de impotencia que comparten padres y profesionales de la salud al sentir que poco de lo que hacen es suficiente para calmar el llanto y las molestias de los peques es realmente desesperante. Esa angustia lleva a ambas partes a tomar medidas extremas, como suspender la lactancia materna, inundar al bebé de medicamentos, incursionar en distintos tipos de fórmulas lácteas y someter al más pequeño integrante de la familia a múltiples estudios invasivos. Todo esto incrementa el sufrimiento de quienes lo viven. Se sobrediagnóstica a los críos y finalmente, el tiempo hace su parte en la maduración del tracto gastrointestinal y mejoran. Pero el trago amargo nadie lo olvida.

Desde mi perspectiva, como madre que vivió algo similar y con la experiencia de acompañar a varias familias en este proceso como gastroenteróloga pediatra, no la deberíamos pasar mal si logramos un abordaje más integrativo. Es decir, no concentrarnos únicamente en el cuerpo del bebé buscando como sabuesos enfermedades e indicando tratamientos farmacológicos para curarlos. Ese es el antiguo paradigma. La invitación es ampliar nuestra visión y ver al bebé como parte de un todo con su madre, con su familia, con su ambiente interno y externo; aceptando que somos: mente-cuerpo-emociones y que como un todo respondemos. Comprender que, aunque si bien es cierto que los seres humanos al nacer somos muy inmaduros en las funciones de nuestro cuerpo, no significa que estamos desconectados de lo que sentimos y de lo que sienten nuestros cuidadores, en primer plano, mamá.

Sensibilizarnos con este nuevo paradigma nos permitirá ofrecer mejores herramientas y, sobre todo, una comprensión más robusta de lo que las familias viven y qué hacer al respecto. Al tener presente que la respuesta no está fuera ni en terceras personas, sino en la familia misma y en su veraz y auténtico conocimiento de sí mismos.

Suena intenso, ¿no? Acostumbrados a soluciones rápidas embaladas en cajitas de plástico y depositando la responsabilidad de nuestra salud en otros, tener que mirar hacia dentro, en silencio y de manera amorosa, suena más bien a una hazaña difícil de lograr. Créanme que no lo es. Es un camino, sí, pero el devenir padres es de por sí un camino que no podemos tomar a la ligera. Hay que echarle humor, siempre acompañados y reconociendo que cometeremos errores durante la travesía de criar a nuestros hijos. Abracemos de lleno el poder de la reparación, no de la culpa, seamos conscientes de que la sanación solo proviene de nosotros. Todo y todos los demás son instrumentos, recursos, herramientas.

La comprensión de la estrecha relación que existe entre el cerebro y el tracto gastrointestinal, entre las emociones y el cuerpo, no es nueva. En la antigua Grecia, Hipócrates y Aristóteles nos hablaban de la importancia de considerar a la persona como un todo y no como un sistema aislado. En el siglo xix, el cirujano estadounidense William Beaumont trató a un paciente con una herida en el abdomen que, debido a una mala cicatrización, presentó una comunicación (fístula) entre el estómago y la piel. Así tuvo la oportunidad de estudiar más a fondo la digestión gástrica y su relación con los alimentos, bebidas y emociones (Beaumont, 1838). Hoy en día, las investigaciones arrojan información interesantísima acerca de la dinámica tan estrecha que existe entre la microbiota que nos habita, nuestra salud intestinal y cómo nos sentimos y comportamos, reflejándose en la salud de nuestro cuerpo y mente. Esta comunicación bidireccional se conoce como el eje microbiota-intestino-cerebro (Cryan *et al.*, 2019) y es responsable, en gran medida, de nuestros estados de salud y enfermedad.

Repasemos un ejemplo para comprender mejor cómo funciona este eje, la relación entre el mundo emocional de los padres con sus hijos y cómo impacta en su salud y conducta, tal como lo comenté en el tercer capítulo.

Una familia compuesta por los padres y un hijo va caminando tranquilamente por el parque. Se sienten relajados y en calma después de haber disfrutado de una deliciosa comida juntos. De pronto, aparece un hombre encañonando una pistola. En ese preciso instante y de manera automática, los padres entran en modo de supervivencia: huir, atacar o paralizarse. Su sistema nervioso simpático se pone en acción dirigido por el cerebro emocional, el sistema límbico. La respuesta que están a punto de dar no proviene del cerebro racional que calcula, analiza y reflexiona la situación. El cuerpo se prepara para sobrevivir: las pupilas se dilatan para tener una mejor visión de la escena; el corazón late más rápido mandando sangre a los músculos que necesitan emplearse para el escape o la pelea; se detiene la digestión; se secretan hormonas de estrés, adrenalina y cortisol, para actuar eficientemente ante la amenaza. El cachorro humano, como un mamífero diseñado para responder apropiadamente a las señales transmitidas por sus padres, detecta los sutiles cambios de voz, los gestos que denotan tensión y percibe la liberación hormonal (seguramente a través del olfato, íntimamente relacionado con el sistema límbico) de que algo no está bien. No es momento para preguntar qué sucede sino para responder de acuerdo con la reacción de sus padres. De lo contrario, su vida correría peligro. El niño guarda una memoria no necesariamente del suceso, sino de lo que le hizo sentir y cómo respondió. Se crean conexiones neuronales y una señalización específica en el eje microbiota-intestino-cerebro para responder oportunamente ante el peligro y salvar nuevamente su vida, por si se vuelve a presentar una situación que se sienta similar. No en balde, como especie hemos sobrevivido tantos años. Si no estuviéramos conectados con nuestros cuidadores, hace mucho tiempo que estaríamos extintos.

Una situación amenazante para una familia, en especial para la díada madre-hijo, puede ser prescindir de una red de apoyo, no contar con el sostén físico o emocional de una pareja, la inestabilidad económica, que la familia extendida o amigos estén ausentes o lejanos, un embarazo no deseado, la relación conflictiva con quien nos apoya en casa (madre, suegra), vivir en un lugar que no es nuestro hogar, un nacimiento distinto a las expectativas de la madre, una lactancia dolorosa, la ansiedad y tristeza de tener que regresar pronto al trabajo, entre otros.

El bebé percibe ese estrés y con frecuencia responde a través del cuerpo con cólicos o regurgitación.

Tal vez nos preguntemos de qué depende que algunos bebés con situaciones similares de estrés respondan de una u otra manera. No todos los peques tienen cólico y no necesariamente están exentos de situaciones estresantes en la familia o ambiente.

Un abanico de factores interviene en cómo cada persona responde ante eventos de estrés, constituyendo su eje microbiota-intestino-cerebro:

- Desde el vientre materno: genética, temperamento, dieta y microbiota de la madre.
- Pasando por el momento del nacimiento: parto vaginal o cesárea, contacto inmediato piel con piel, lactancia materna o fórmula, alojamiento conjunto o cunero, alguna complicación que amerite intervenciones y hospitalización.
- Hasta los dos primeros años de vida: dieta, duración de la lactancia materna; uso de antibióticos y medicamentos, asistencia a la guardería, entre otros.

Todo salpimentado con las vivencias emocionales del bebé, de la madre y de la dinámica familiar (McDonald y McCoy, 2019; Jasarevic *et al.*, 2017).

Poner especial atención y cuidado por parte de toda la sociedad para procurar un ambiente favorable para la díada desde el día cero se verá reflejado en la salud y bienestar de las familias del mundo. ¡Así de importante es el papel de cada uno de nosotros en la humanidad!

Solo quiero recalcar que el objetivo no es una vida sin estrés. Eso no existe y no estoy tan segura de que sea deseable. El propósito es contar con las herramientas necesarias para autorregularnos y corre-

Quizá uno no deseaba tanto ser amado como ser comprendido.

George Orwell
1984

gular a nuestros peques; atender a las señales que nos dan sus cuerpos y su conducta observados como un regalo amoroso, para darnos cuenta de algo que estamos pasando por alto y en lo que debemos invertir nuestra energía y tiempo para resolverlo.

Es como el tablero de un automóvil. Si se prende una lucecita no tiene sentido llamar al mecánico para que corte el cable y deje de molestarnos esa señal. Lo que deseamos es saber por qué se encendió y qué haremos para resolverlo.

Si nuestro abordaje ante los cólicos o regurgitación de un bebé se enfoca únicamente en el cuerpo, estamos atendiendo solo la punta del iceberg. El manejo debe ser integrativo e interdisciplinario, tomando en consideración que lo que se vive en la primera infancia repercute en las etapas posteriores de la vida de esa persona y, por lo tanto, de su entorno (Golubeva *et al.*, 2015).

Vámonos ahora al terreno práctico de la vida cotidiana. Imaginemos que tenemos a un bebé que llora mucho, duerme mal, regresa la leche y sus padres están francamente preocupados y cada vez más ansiosos. ¿Qué hacemos? ¿Cuál es la ruta?

El *primer paso* es aprender a identificar a qué nos enfrentamos. *Cólico del lactante*, por definición consiste en episodios de llanto prolongado o irritabilidad sin causa aparente, que se presentan en general al final de la tarde o al caer la noche. Comienzan entre la cuarta y sexta semanas de vida y se resuelven de manera espontánea entre los 3 y 4 meses de edad, en bebés nacidos a término. En bebés pretérmino la mejoría se presenta de 3 a 4 meses después de la fecha esperada de nacimiento.

Si dudas si tu peque tiene cólico, entonces no lo tiene. Es muy evidente. Los bebés lloran sin consuelo, doblan y estiran las piernitas sobre el abdomen, hacen gestos de dolor, tienen muchos gases y están incómodos hasta que los sacan. ¡No hay pierde!

Reflujo fisiológico o regurgitación del lactante. Es el paso involuntario y sin esfuerzo del contenido del estómago (leche, secreciones, alimento) al esófago, boca o nariz. No siempre es visible. En ocasiones, solo observamos que el bebé hace "cara de agruras" o presenta hipo. A veces, puede regresar poquita leche o mucha, despacito o con tal intensidad que baña a quien está enfrente. Eso sí, sin dolor ni esfuerzo. Por más escandalosa que se vea la regurgitación del bebé, o que se espante y llore al ver nuestra cara de terror porque le salió la leche por la nariz, ninguno de los datos anteriores nos habla de enfermedad: alergia alimentaria o enfermedad por reflujo gastroesofágico (ERGE). El vómito no es sinónimo de regurgitación o reflujo. La diferencia es que en el vómito hay presencia de náusea, esfuerzo y arcadas, y debemos reportarlo al médico.

Es frecuente confundir los síntomas de un bebé que tiene reflujo con uno que padece de tensión muscular. La posición de Sandifer, es decir, que el niño se arquee hacia atrás, es característico de un crío que tiene tensión muscular, sobre todo si se acompaña de molestia para cambiarle la ropa o bañarlo, no disfruta de la posición boca abajo (sobre su pancita), tiende a pararse mucho cuando lo cargan, y prefiere tomar de un solo pecho, o bien, voltea constantemente del mismo lado o mueve más un lado del cuerpo que el otro. El abordaje y tratamiento es totalmente distinto.

Datos de alerta para reflujo

- Síntomas después de los 4 meses de edad.
- Fiebre.
- Retraso del crecimiento.
- Regurgitación frecuente y dolorosa.
- Vómito: regresar la leche con náusea, arcadas y esfuerzo.
- Pérdida de peso.
- Ingesta materna de drogas.

Fuente: Di Lorenzo y Nurko (2016).

Datos de alerta para reflujo que sugieren enfermedad

- Dolor al regurgitar o al comer.
- Vómito con sangre.
- Aspiración del contenido gástrico a las vías aéreas.
- Apnea, es decir, que haga pausas al respirar.
- Pérdida de peso.
- Retraso del crecimiento.
- Dificultad para la deglución.
- Síntomas respiratorios (tos, sibilancias) o dermatológicos (eccema, urticaria).

Fuente: Di Lorenzo y Nurko (2016).

El *segundo paso*: manos a la obra. Ya que tenemos una mejor idea de lo que nuestro bebé podría tener, veamos cómo podemos apoyarlo a que pase las siguientes semanas de una mejor manera, al igual que nosotros.

Recordemos, aunque hay factores que incrementan la probabilidad de que un peque tenga cólico o reflujo fisiológico (regurgitación), se trata mucho de un tema de maduración del tracto gastrointestinal. La mayoría de los niños con reflujo mejorarán sin necesidad de medicamentos a los 6 meses de edad. Algunos peques pueden regurgitar hasta que empiecen a caminar, entre los 12 y 15 meses. En cuanto al cólico, mejora a más tardar a los 4 meses de edad.

La clave yace en contar con las herramientas adecuadas para no desesperarse a la espera de que el tiempo haga su parte y mejorar las condiciones circundantes para prevenir que ese bebito con cólico o regurgitación presente más adelante dolor abdominal recurrente o problemas alérgicos (Wolke *et al.*, 2017; Savino *et al.*, 2005). Vamos a explorarlas:

☞ *Ofrecer como primera línea de acción recursos que fortalezcan el vínculo de la díada madre-hijo en lugar de medicamentos*
Una adecuada producción de serotonina, la hormona de la felicidad, genera en el binomio madre-bebé una sensación de bienestar, relajación y satisfacción. Se retroalimentan entre sí en un círculo virtuoso. Por su parte, la oxitocina, la hormona del amor, favorece el apego, la

lactancia, el deseo de seguir procurando a tu bebé pese a los desvelos que parecen no tener fin.

De hecho, más de 90% de la serotonina en el cuerpo se sintetiza en el intestino con la participación estrecha de la microbiota (Yano *et al.*, 2015) y participa en la hipersensibilidad visceral, así como en la motilidad del tracto gastrointestinal (Mawe y Hoffman, 2013). Eso significa que niveles bajos de serotonina impactan negativamente en la salud integral de la madre y el bebé, porque incrementan el llanto, la irritabilidad y los síntomas gastrointestinales como el cólico del lactante.

Entonces, ¿cómo hacer más eficiente la comunicación bidireccional entre nuestro zoológico interno, el intestino y el cerebro?

- Una alimentación rica en fibra (verduras, frutas, semillas) y omega 3 (aguacate, nueces, semillas, hojas verdes, salmón, aceite de oliva) con la menor cantidad de azúcares añadidos, proteínas de origen animal y alimentos procesados ricos en grasas trans y aditivos químicos (conservadores, saborizantes, colorantes y estabilizadores artificiales) (Makki *et al.*, 2018).
- Masaje para el bebé y la madre.
- Grupos de apoyo de lactancia y de maternidad con un acompañamiento emocional para los padres, que les ofrezca un espacio de contención y seguridad. Compartir experiencias con otras familias que están en una etapa similar y con la guía de un profesional de la salud con experiencia en posparto y en la primera infancia, invitan a la reflexión de lo que significa realmente la llegada de un bebé, con expectativas más realistas sobre sueño, lactancia y llanto; para comprender cómo modifica enteramente nuestra vida, pero sin ser el fin del mundo. Aunque a veces así se sienta.
- Porteo para estimular los niveles de oxitocina y serotonina en la díada. También actúa de manera mecánica al fomentar un adecuado tránsito de la leche en el tracto digestivo y ayuda a la canalización de gases; cumple prácticamente la misma función que los medicamentos procinéticos (domperidona, cisaprida, metoclopramida).
- Dar probióticos al bebé durante los primeros tres meses de vida puede ser de gran ayuda en reducir la intensidad y frecuencia del cólico del lactante. Por supuesto, debemos indivi-

dualizar cada caso. Los probióticos que se relacionan con una reducción en el tiempo que llora un peque a causa de cólico son bifidobacterias; *Lactobacillus rhamnosus* GG, *Lactobacillus reuteri, Lactobacillus acidophilus*, VSL#3 (Shin *et al.*, 2019; Xu *et al.*, 2015), que se encuentran disponibles en productos comerciales. Cuestión de consultar al pediatra para que determine cuáles son los ideales para cada peque.

☞ *Darle un descanso al modo de supervivencia constantemente activado.*

Para una mejor calidad de vida se requiere el equilibrio entre los dos componentes de nuestro sistema nervioso autónomo, el simpático y el parasimpático. Al activar el nervio vago, componente principal del sistema nervioso parasimpático, le damos acceso a nuestro cuerpo a un estado de relajación que permite la digestión y el reposo (Margolis *et al.*, 2021). Lo más bello y poderoso de todo es que la manera de hacerlo viene de nosotros, no de fuera. De nuestra capacidad innata de autosanación.

- *Respiración consciente*
  Observar cómo respiramos y, poco a poco, hacer nuestra espiración más prolongada que la inspiración, nos ayuda a disminuir la frecuencia cardiaca y regresar a nuestro centro. Calmarnos. Ver todo con mayor perspectiva. No como el infierno que nunca acabará sino como una etapa más de la vida, transitoria, efímera. Destinada a terminar. Ahora bien, respirar a consciencia puede traernos sensaciones o recuerdos del pasado que teníamos muy bien guardados en nuestro inconsciente. De por sí, como mujeres, pasar el umbral de la vida y de la muerte en un nacimiento libera energía que teníamos atorada para ser atestiguada durante el posparto. Por eso la importancia de acompañarnos, en estos procesos, de profesionales de la salud con experiencia en momentos de transformación (psicoterapeutas, doulas, guías espirituales), para situar nuestros miedos y vivencias pasadas en su justo lugar. Con un pie en el presente, sabiendo que como adultos nada de lo sucedido puede volvernos a lastimar y dando luz a la sombra que desea ser integrada y sanada.

Técnica de respiración 4-7-8

Descrita por Andrew Weil, médico fundador del Centro de Medicina Integrativa del Colegio de Medicina de la Universidad de Arizona en Estados Unidos, como un recurso para tranquilizarnos y relajarnos; lo más importante son los tiempos para inhalar, sostener y exhalar el aire.

- Siéntate con la espalda recta y apoyada en un respaldo, los pies en contacto con el suelo. Puedes hacerlo también recostado.
- Coloca la punta de la lengua justo detrás de los dientes frontales, donde comienza el paladar. El propósito es que el aire exhalado se mueva por toda la boca, mientras es expulsado.
- Cierra tu boca e inhala el aire a través de la nariz. Cuenta hasta cuatro.
- Aguanta la respiración durante siete segundos.
- Saca todo el aire a lo largo de ocho segundos, de manera audible.
- Realiza cuatro respiraciones en total. Conforme nos sintamos cómodos y si así lo deseamos, podemos extendernos a ocho respiraciones.
- Puede que en un inicio sientas algo de mareo. Es lo esperado. Guarda la calma y retoma tu respiración normal, para repetir el ejercicio más adelante.

- *Cantar*
  Las cuerdas vocales están conectadas con el nervio vago, de tal forma que cantar o tararear (más en el sentido de producir tonos o melodías con un sonido similar a "mmmmm" que "ta ra rá") nos conecta con nosotros mismos y nuestro bebé. No es por azar que cantar se ha utilizado desde tiempos inmemoriales como una manera de calmar a nuestros peques y no tan peques. Cantamos para aminorar la carga de trabajo, para darnos valor camino al campo de batalla, cantamos para alabar a Dios o al Ser Superior en el que creemos o cuando tenemos miedo, cuando estamos genuinamente felices, también cantamos.

La vida es más divertida y menos desesperante cantando.

Michel Sardou
Cantante y actor

- *Masaje de pies*
  El arte de la reflexología ayuda a modular el nervio vago (Lu *et al.*, 2011) con todos sus beneficios para el cuerpo y las emociones. No tenemos que ser expertos reflexólogos, sino darnos un bien intencionado masaje en los pies y permitirnos gozar de sus frutos.
- *Meditación u oración contemplativa*
  Es un recurso extraordinario cada vez más estudiado en las áreas de neurociencia (Tang *et al.*, 2015). La clave es que sean periodos cortos de práctica diaria (10 minutos como máximo). Estos momentos de autocuidado amoroso nos ofrecen un sentimiento de mayor apertura y ecuanimidad y disminuyen nuestra reactividad ante situaciones estresantes (Kral *et al.*, 2018). Quiero puntualizar que estas prácticas están íntimamente relacionadas con nuestra espiritualidad, parte intrínseca de nuestro diseño humano, y no necesariamente con alguna religión o doctrina filosófica. A continuación, les comparto una visualización inspirada por las prácticas contemplativas del budismo tibetano, Tonglen y Phowa, para sanar las vivencias experimentadas tanto por la madre como por el bebé antes, durante y después del nacimiento.

Prácticas contemplativas del budismo tibetano

Visualiza cómo un rayo de luz brillante, del color que te guste, entra por tu coronilla. Conforme va entrando por tu cabeza, ilumina cada parte de tu cuerpo, célula por célula. Recorre tu cuerpo y observa cómo se llena de luz, limpia todo a su paso: experiencias físicas, mentales y emocionales.

Si hay algún lugar en el que sientas pesadez, dolor o molestia (de cualquier tipo) visualízalo como un humo gris que se verá reemplazado por esta luz que todo abarca.

Ya que hayas cubierto la totalidad de tu cuerpo, observa cómo ese halo de luz sale nuevamente por tu coronilla (o si prefieres, desde tu corazón, como la caricatura ochentera de Los ositos cariñositos) y se dirige a tu peque. Entra por su coronilla y hace el mismo recorrido que contigo, iluminando todo a su paso.

> Si hay algún lugar o emoción que le esté causando molestia o conflicto (de cualquier tipo), concéntrate en esa zona visualizándola como un humo gris que la luz disipa a su paso. Cuando hayas recorrido la totalidad de su cuerpo y se encuentre todo iluminado, visualiza cómo ese rayo de luz regresa a ti.
>
> Observa cómo la luz se acomoda en forma del símbolo del infinito ∞ entre tú y tu peque. Repitiendo su camino tantas veces como sientas necesario. Una vez que intuyas que has terminado, agradece y reconoce el poder sanador como instrumentos que somos.

☞ *"Regresar" a nuestro bebé al vientre materno*

Dentro del vientre de mamá nuestros bebés estaban apretaditos y contenidos, moviéndose de un lado a otro con nosotras, escuchando el paso de la sangre por nuestros vasos que hacía shhh-shhhh-shh. Recrear estas sensaciones ayuda a los peques a sentirse en calma y descansar. Finalmente, deberíamos estar más tiempo en el útero, pero intercambiamos un cerebro más grande por nacer antes para no quedarnos atorados en el canal del parto. Me explico mejor. Conforme evolucionamos a *Homo sapiens* nuestro cerebro se agrandó y con él, nuestro cráneo, y empezamos a caminar de manera erguida, modificando nuestras caderas y el eje de la columna. Estos cambios evolutivos hicieron muy complicado el nacimiento de un bebé después de los nueve meses de gestación. Por eso, se redujo el periodo gestacional y fue necesaria una exogestación (Trevathan, 2011), es decir, un periodo de maduración fuera del vientre materno. Durante ese tiempo, "volver" al útero nos tranquiliza. El pediatra norteamericano Harvey Karp propone la técnica de las "cinco s" para lograrlo:

- *Swaddle o hacer taquito.* Coloca los brazos flexionados al centro del cuerpo del bebé y envuélvelo con una sábana para que se mantenga de esa manera. Procura que las piernas estén sueltas y flexionadas para no lastimar las caderas. *Una vez dormido no es recomendable mantenerlo envuelto de esa manera,* ya que corre peligro de no poder mover sus brazos y liberarse en caso de que algo obstruya su carita, poniendo en peligro su vida.

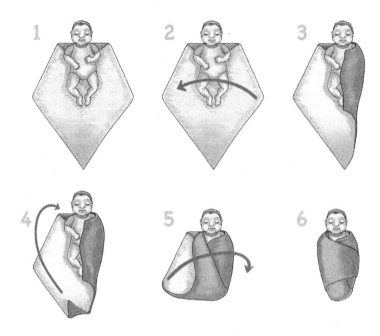

Figura 15. *Swaddle* o "hacer taquito".

- Swing *o mecer*. Sostén firmemente la cabeza y cuello del bebé, mécelo con movimientos cortos, sin agitarlo. Puedes empezar con una alta velocidad para equiparar su nivel de energía, e ir disminuyéndola conforme se calma.
- Side-stomach position *o posición de lado sobre el estómago*. Al cargarlo y mecerlo, pon al bebé de lado o boca abajo sobre tu brazo u hombro. Esta posición no es absolutamente necesaria. Ponerlo en una posición vertical mientras hacemos las demás "s" también funciona muy bien. Si se queda dormido y quieres acostarlo, que sea siempre boca arriba. No de lado ni sobre su pancita.
- *Shush*. Reproduce con la boca un sonido similar al que hace la sangre al pasar por nuestras venas y arterias: shhh-shhh-shhh. Recuerda que es rítmico, como los latidos del corazón.
- Suck *o succión*. Una vez establecida la lactancia, bienvenido el chupón, que debe ser retirado una vez calmado el bebé. No siempre es necesario.

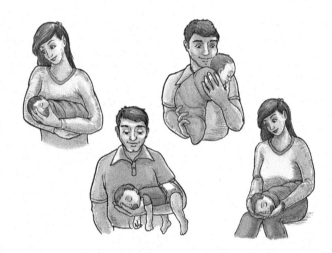

Figura 16. *Side-stomach position* o posición de lado
sobre el estómago.

☞ *Evitar estudios y tratamientos innecesarios*
La clínica, es decir, un buen interrogatorio y exploración física, es la
reina del diagnóstico. Los **estudios de gabinete** y laboratorio deben
tener el objetivo de apoyar la sospecha diagnóstica. No pretender que
hagan el diagnóstico; solicitados con este último propósito tienden a
confundir y llevarnos a tomar decisiones terapéuticas inadecuadas.

Puncionar a los bebés para tomarles muestras de sangre o reali-
zarles estudios incómodos e invasivos como una serie esofagogastroduodenal (SEGD) tomando en cuenta que, como ya comentamos, la
principal causa de trastornos gastrointestinales en el lactante es funcional (sin una causa orgánica), no tiene perdón de Dios. ¡He dicho!

Los críos no son conejillos de Indias de ningún profesional de la
salud para llevar a cabo todo el protocolo que leímos en las últimas
guías de práctica médica o que descubrimos en la plática de algún
congreso de actualización. Tampoco podemos tomar decisiones im-
pulsivas motivadas por la ansiedad contagiosa de los padres que desean que sus peques dejen de tener molestias no hoy sino antier.

La pediatría puede ser una práctica compleja y que requiere no solo conocimientos sino intuición y sentido común. Diría un maestro:
"la pediatría es tan peligrosa como nadar con tiburones". Pero nunca de los nuncas podemos perder de vista que nuestra prioridad es el
bienestar y salud integral de los niños, dándoles la menor lata posible.

Si sospechamos de una alergia a la proteína de la leche de la vaca (APLV), antes de picotearlos y solicitar estudios para corroborarlo, proponemos a la madre una dieta sin dicha proteína durante cuatro semanas y continuamos con la lactancia materna (Fiocchi *et al.*, 2016). Claro, sin olvidar el abordaje integrativo que ya he sugerido.

Si pensamos que se trata de una enfermedad por reflujo gastroesofágico (ERGE), no corremos a hacerle una serie esofagogastroduodenal (SEGD). Analizamos el caso y ofrecemos un tratamiento empírico con un tiempo bien definido. Si responde favorablemente, establecemos un diagnóstico. La SEGD consiste en darle a beber bario a un bebé para posteriormente, tomarle placas de rayos X y observar su tracto gastrointestinal desde la boca hasta la primera parte del intestino. También evalúa la mecánica de la deglución. Es de gran utilidad en caso de sospechar una malformación anatómica que esté condicionando la ERGE o una alteración al momento de deglutir, pero definitivamente no sirve para diagnosticar reflujo. Aunque el reporte del estudio diga "reflujo grado III", no traduce que ese bebé esté enfermo. Todos tenemos reflujo en mayor o menor medida a lo largo de nuestra vida. Es más frecuente en los primeros 6 meses de vida por la inmadurez que ya hemos comentado. Pero, como bien aprendí de mi maestro, el doctor Sergio Miranda, decir que un peque tiene reflujo por ese estudio es como asegurar que un niño tiene estrabismo porque justo al tomarle una foto hizo bizco. Es un suceso temporal que tuvimos suerte de registrar en ese preciso instante, pero no determina absolutamente nada, y no justifica el inicio de tratamiento con medicamentos, ni mucho menos, suspender la lactancia materna. Por eso, hacerle pasar a un peque literalmente "un trago amargo" para "confirmar" un diagnóstico de ERGE, no tiene sentido.

De igual manera, despedir a una familia del consultorio con una receta para el bebé con más medicamentos de los que tomaría su abuelito, es querer tapar el sol con un dedo. No ver el panorama completo. Además de que cuando un medicamento no tiene un verdadero propósito terapéutico, solo ofrece sus efectos adversos.

Un deporte practicado con frecuencia por algunos colegas, con quienes comparto una visión integral del abordaje de un bebé sano con regurgitación, es suspender medicamentos innecesarios. Que si para el reflujo, para las agruras, para los cólicos, para los gases, para el mal de ojo. Y lo que es peor es que se recetan sin un tiempo bien establecido desde el principio. Entonces, nos encontramos a peques que llevan tomando los mismos medicamentos que les fueron recetados el segundo mes de vida hasta su primer cumpleaños, con dosis que ya no sirven ni para espantar moscas.

Cuando mi hijo lloraba sin parar a sus dos meses y medio de vida, intenté darle medicamentos creyendo que se podría tratar de ERGE. Creo que hubiera sido más fácil lavarle los dientes a un canguro boxeador. Me acabé casi la mitad del frasquito en una sola toma de tantas veces que la escupió. No lo culpo. Probé el medicamento y en verdad sabía espantoso. Y aunque supiera delicioso, se lo di más por mi desesperación e incapacidad de comprender en ese momento el motivo de su llanto, que porque estuviera enfermo. Sus cachetes delataban que gozaba de una buena salud a metros de distancia. "Madre agobiada" era el diagnóstico que cualquier chofer de camión podría haber hecho. Pero yo solo veía un panorama oscuro y fatídico. De acuerdo, le salieron los primeros dientes poco después. Pero viéndolo en retrospectiva no fue la causa principal de su llanto. Fue solo la cereza del amargo pastel.

No es sencillo ser pediatra. Mucho menos padre o madre de familia. Pero reitero que no debemos tomar decisiones sobre la salud de nuestros peques desde el miedo o la ansiedad. El estrés vuelve angosta nuestra visión y torpe nuestra elección.

La historia, el arte y la realidad nos enfrentan a la precariedad de la existencia humana. Los acontecimientos que están más allá del control de una persona llevan merecida o inmerecidamente a posibles daños físicos o psicológicos que la someten a la inseguridad y pérdida de su calidad de vida, especialmente si se refieren a pérdidas consideradas valiosas en la escala personal de valores, afectando seriamente sus emociones.

María de la Luz Casas
Enseñanzas de la pandemia covid-19.
El reencuentro con la vulnerabilidad humana (2020)

☞ *Di no a "las dietas del amor"*

Las llamadas "dietas del amor" son un eufemismo para "dietas que me hacen sentir miserable porque solo como un apio al día, estoy bajan-

Cuadro 3. Intolerancia a la lactosa (*cont.*)		
Signos y síntomas	*Alergia a la proteína de la leche de vaca (APLV)*	*Intolerancia a la lactosa*
Gastrointestinales	Dolor al comer. ERGE que no mejora con medicamentos. Vómito. Estreñimiento. Eritema perianal. Evacuaciones con sangre.	Dolor abdominal. Distensión abdominal. Flatulencias. Diarrea explosiva con olor ácido. Eritema perianal.
Respiratorios (no relacionados con infecciones respiratorias)	Escurrimiento nasal continuo. Tos frecuente. Sibilancias (que le silbe el pecho).	Ninguno.
Dermatológicos	Eccema (dermatitis atópica) que no mejora con tratamiento dermatológico o empeora. Urticaria (ronchas o habones en la piel). Angioedema (EDEMA de párpados, labios y vías áreas).	Ninguno.

Comparto también la Escala de síntomas relacionados con la APLV (CoMiSS por sus siglas en inglés) (Vandenplas *et al.*, 2022) que es un tamizaje, no una herramienta diagnóstica. No sustituye a un **reto alimentario** a la proteína de la leche de vaca con una dieta de exclusión, y aunque puede ser muy acertada en detectar niños que realmente tienen APLV, debe corroborarse de la mano de un gastroenterólogo o alergólogo pediatra.

La escala va de 0 a 33, con un corte arbitrario propuesto en 10 puntos. Igual o superior a 10 puntos indica una mayor probabilidad de que exista APLV, pero para confirmar o refutar el diagnóstico se sugiere una dieta de eliminación durante dos a cuatro semanas, seguida de un reto. Un puntaje menor a 10 no descarta APLV pero la hace menos probable.

Es importante considerar dos cosas. La primera, que las regurgitaciones deben ser dolorosas; la segunda, que el llanto y la irritabilidad son muy subjetivos.

Síntoma	Escala	
Cuadro 4. Escala de síntomas relacionados con la APLV		
Llanto	0	menos de 1 hora/día
	1	1 a 1.5 horas/día
	2	1.5 a 2 horas/día
	3	2 a 3 horas/día
	4	3 a 4 horas/día
	5	4 a 5 horas/día
	6	más de 5 horas/día
Regurgitación	0	0 a 2 episodios/día.
	1	más de 3 a menos de 5 de pequeño volumen.
	2	más de 5 episodios de más de una cucharadita cafetera.
	3	
	4	más de 5 episodios de más o menos la mitad de lo que comió en menos de la mitad de las tomas.
	5	Regurgitaciones continuas en pequeñas cantidades después de 30 minutos de cada toma.
	6	Regurgitaciones de la mitad o el volumen completo de la toma en al menos la mitad de las tomas. Regurgitación de la toma completa después de cada toma.
Heces fecales (Escala de Bristol)	4	Tipo 1 a 2
	0	Tipo 3 a 4
	2	Tipo 5
	4	Tipo 6
	6	Tipo 7
Síntomas dermatológicos	0 a 6	Eccema atópico Cabeza-cuello-tronco extremidades Ausente 0 0 Leve 1 1 Moderado 2 2 Grave 3 3
	0 a 6	Urticaria (no 0; sí 6)
Síntomas respiratorios	0	Sin síntomas
	1	Síntomas ligeros
	2	Síntomas leves
	3	Síntomas graves

Recuerdo el caso de un peque cuya mamá estaba realmente desesperada por el cansancio de no dormir bien en ningún momento del día ni de la noche, porque su bebé tenía muchos síntomas. Empezó un acompañamiento emocional con una psicoterapeuta especializada en posparto, y comenzaron ella y su bebé con sesiones de acupuntura y medicina china. Dos semanas después, en consulta, me refirió que los síntomas del bebé habían mejorado notablemente y que ella se sentía más tranquila y descansada. Al terminar la consulta, se acercó conmigo la abuelita para decirme que todo seguía exactamente igual con el bebé. La verdadera diferencia es que la mamá estaba más calmada.

• *En caso de realizar pruebas de sangre para el diagnóstico de* APLV, *no deben emplearse las cuantificaciones de inmunoglobulina G (IgG)*
La APLV se presenta a través de dos mecanismos inmunológicos: mediados por inmunoglobulina E (IgE) y no mediados por IgE. Los síntomas y sus tiempos de presentación son distintos, así como el uso de pruebas diagnósticas. En ningún caso deben emplearse estudios que utilicen IgG para su diagnóstico, porque no tienen relación alguna. Si un peque es diagnosticado con APLV, alergia alimentaria o alguna alergia respiratoria basándose en niveles de IgG, hay un error (Stapel *et al.*, 2008). Lo menciono porque es algo que encuentro con frecuencia en la consulta. Entonces, mejor ahorrarse el gasto, el piquete y las terapéuticas resultantes de una mala interpretación de estudios de laboratorio.

• *Los bebés con* APLV *no se tratan con fórmulas lácteas elaboradas a partir de otros mamíferos*
Está bien estudiada la reacción cruzada entre leches de otros mamíferos como cabra, burra, yegua y camello (Jarvinen y Chatchatee, 2009). Si un bebé con sospecha de APLV toleró adecuadamente una fórmula elaborada con proteínas de otro mamífero, quiere decir que, para empezar, nunca tuvo ese diagnóstico.

• *Uso de fórmulas confort, parcialmente hidrolizadas o a base de soya en* APLV
El tratamiento se basa en continuar la lactancia materna con la exclusión de la proteína de la leche de vaca y, en algunos casos, de la proteína de la soya en la dieta de la madre. En caso de utilizar alguna fórmula láctea, deberá ser extensamente hidrolizada o con base en aminoácidos. Para mayor detalle de las fórmulas, pueden revisar el capítulo 5 sobre lactancia. En cuanto a las fórmulas de soya, se ha observado, en bebés menores de 6 meses de edad con diagnóstico de APLV, una **reactividad cruzada** de 14% en aquellos con alergias no me-

diadas por IgE y de hasta 60% en alergias mediadas por IgE (Lozinsky *et al.*, 2015). Solo para tomarlo en cuenta.

• *Prohibido utilizar bebidas vegetales como parte del tratamiento de un bebé con APLV*
Las bebidas vegetales o a base de plantas (mal llamadas "leches"), elaboradas a partir de soya, arroz, almendra, coco o amaranto no deben ser utilizadas para reemplazar una fórmula láctea o la leche materna en bebés menores de un año de edad, con o sin APLV. Estas bebidas vegetales no son adecuadas para cubrir sus requerimientos energéticos y nutricionales, condicionando una falla en el crecimiento y desarrollo, alteraciones en los electrolitos, piedras en el riñón y deficiencias graves de hierro y vitaminas (escorbuto, raquitismo y anemia, entre otros) (Merritt, 2020).

• *No es necesario empezar con la alimentación complementaria antes de tiempo*
Una práctica común es ofrecerles a los bebés con APLV alimentos sólidos de manera temprana, es decir, alrededor de los 4 meses de edad. La realidad es que no se ha observado un beneficio superior al de continuar una lactancia materna exclusiva el mayor tiempo posible (6 meses de edad) (Agostoni *et al.*, 2008). La leche materna es un excelente inmunomodulador y permitirá una mejor tolerancia a los nuevos alimentos, disminuyendo el riesgo de otras alergias alimentarias. Además, deseamos que el bebé coma en cuanto esté listo con base en su neurodesarrollo, para que sea capaz de interactuar de manera activa con sus alimentos y disfrutarlos. Esto sucede en la mayoría de los niños a los 6 meses de edad, más menos dos semanas. Entonces, no hay prisa.

• *Ser alérgico a la proteína de la leche de vaca no implica necesariamente alergias a otros alimentos*
Retrasar la introducción de alimentos alergénicos en la alimentación de un bebé, con o sin APLV, no tiene ningún beneficio y hasta podría ser contraproducente en términos nutricionales (Koletzko *et al.*, 2012). Si ese peque va a ser alérgico a un alimento, lo será en el momento en el que se exponga a él. Entonces, no vale la pena privarlo innecesariamente de las delicias y virtudes de alimentos considerados alergénicos como pescado, huevo, trigo, frutos rojos y cítricos.

• *Llevar una dieta libre de proteína de la leche de vaca no deber ser una tortura*
Estamos muy acostumbrados a comer alimentos empaquetados y lácteos. Llevar una alimentación basada en productos naturales y de temporada parece casi imposible, pero realmente, así es como comían nuestros abuelos o bisabuelos. Incluso, si nos ponemos a reflexionar, antes de la llegada de los europeos al territorio americano, no había ningún tipo de ganado. Son finalmente, hábitos culturales. Lo que es un hecho es que podemos comer delicioso y nutritivo sin procesados y sin lácteos. Todas las frutas, verduras, leguminosas, semillas, cereales y tubérculos (trigo, arroz, papa, camote, yuca, ñame, avena, quinoa, tapioca, etc.) son bienvenidos. También lo son el huevo, pescado, carne de cerdo, res, pollo e insectos. Lo menciono porque, en caso de que el tratamiento de elección para un peque con APLV sea una dieta de eliminación, leer etiquetas en los productos empaquetados puede ser muy agotador y no siempre efectivo, dada la información errónea mencionada en algunos. Estos cambios idealmente deben llevarlos todos los que vivan en la casa. Solidarizarse hace el camino más sencillo, y se antoja menos lo que no se puede comer.

• *La APLV no es para siempre*
La alergia a la proteína de la leche de vaca se cura. Hacer dietas de exclusión no es para toda la vida. La duración depende de la edad del peque, la gravedad de sus síntomas y, en ciertos casos, de la positividad de la IgE para proteínas de la leche de vaca. Las instancias internacionales expertas en el tema sugieren un reto a la proteína de la leche de la vaca después de por lo menos tres meses de dieta de restricción, y al menos antes del año de edad, con la finalidad de evitar dietas restrictivas innecesarias durante un tiempo largo y que pueden predisponer al niño a un retraso en el crecimiento y desarrollo; así como un influjo negativo en la calidad de vida de las familias. Si el peque no tolera el reto, se sugiere continuar la dieta de eliminación de seis a doce meses. Aproximadamente, 50% de los críos con APLV podrán tolerarla al año de edad; más de 75% a los tres años de edad y por arriba de 90% a los seis años de edad (Host *et al.*, 2002). Espero que esta información dé esperanza y calma a quienes realmente viven este diagnóstico.

10. Regreso al trabajo

Los motivos por los que una madre decide regresar a trabajar los primeros tres meses después de que su bebé nació son varios. Pero sea cual sea la razón, considero que debemos tener muy claro que nuestros bebés necesitan un contacto cercano y continuo como parte de atender sus necesidades.

El hecho de que la alimentación e higiene estén cubiertas está muy bien, pero una cría de mamífero humano precisa de un cuidador disponible física y emocionalmente. Esta función la puede desempeñar algún miembro de la familia o alguien cercano y de confianza. Antes de buscar una guardería, mi sugerencia es agotar las posibilidades dentro de nuestra red de apoyo.

Una excelente opción es una alomadre o alopadre (como se denomina a los cuidadores distintos de los padres biológicos) con quien podemos llegar a un acuerdo, incluyendo un pago en especie o dinero, o algún tipo de intercambio, pues aunque hay gente muy amorosa y generosa, el entusiasmo por ayudar puede caducar o sentirse como una carga. Sobre todo, porque es invertir tiempo, energía y corazón en una actividad delicada: cuidar un bebé ajeno.

En cuanto a las guarderías, el detalle es que no siempre hay suficientes brazos para cargar a nuestros peques a su libre demanda y es frecuente que haya rotación de personal, con lo que es difícil que formen una relación de apego con un cuidador. Pero en una buena guardería con suficiente personal y que sea constante, familiarizados con la manipulación de la leche materna que le dejemos a nuestros bebés, estarán bien cuidados.

Me gustaría compartir algunas sugerencias para esta etapa, esperando sean de beneficio para todos en la familia.

✓ Las necesidades materiales y emocionales son únicas de cada mujer, de cada familia. Es esperado sentirse abrumada con los gastos económicos e incluso, extrañar a la mujer que fuimos antes de ser madres y que desea regresar a trabajar pronto. Sentimos el peso del compromiso social de tener que regresar a trabajar o lo hacemos para no perder oportunidades. Nos damos argumentos de que no es momento para detener nuestra carrera profesional y que queremos ofrecerles a nuestros hijos el ejemplo de una madre trabajadora, pujante y que brilla en todas las esferas. Si nuestra mamá lo hizo, ¿por qué nosotras no? Tal vez amamos con locura lo que hacemos y no podemos pensar en poner una pausa, porque finalmente, lo que hacemos en el terreno laboral también nos da identidad. Todo eso lo comprendo. Lo viví y lo he observado en innumerables ocasiones en otras mujeres.

Pero el tiempo pasa tan deprisa, que una pausa de incluso un año no se siente como "tiempo perdido" cuando lo vemos desde la perspectiva de toda una vida. De dos vidas, realmente. La de nuestro bebito y la nuestra. Incluso amarrarse el cinturón, acomodar gastos y pedir ayuda económica si fuese necesario, vale la pena con tal de ofrecerle a nuestros peques esa presencia física y emocional, que solo una madre puede dar. Estamos construyendo, a fin de cuentas, las bases emocionales de un ser humano, que se reflejarán a lo largo de su existencia. Enriquecer los cimientos de una vida no es cualquier trabajo.

En ocasiones construimos barreras y nos ponemos "peros" argumentando que no es posible, cuando no nos hemos dado la oportunidad de explorar creativamente otras opciones. Como dicen "pensar fuera de la caja". Y no solo eso. Permitirnos aceptar recibir el regalo que la vida nos da con el nacimiento de un hijo, de explorar nuestra vulnerabilidad, nuestra sombra, nuestros silencios y crecer a través de ellos, es una oportunidad que no tiene precio y que no se repite.

✓ Si hemos decidido regresar al trabajo, vale la pena explicarle todos los días a nuestro bebé qué va a suceder durante su jornada. Hacerlo con detalle: quién lo cuidará, qué harán durante el día (comer, siesta, jugar), después de cuál actividad regresará mamá o algún suceso como que ya es de noche, para que sepa identificarlo. Abrirle también nuestro corazón y compartirle que nos cuesta trabajo dejarlo, que nos encantaría estar todo el tiempo con él pero que necesitamos alejarnos por unas horas. Darle la confianza de que la persona que lo cuida lo va a procurar y que siempre regresaremos.

Esconderse y escapar a hurtadillas para aminorar o evitar el llanto del peque, lo único que ocasiona es que esté en

un estado de alerta constante, esperando ansioso el momento
en el que nuevamente su madre desaparezca. Un peque menor de 2 años de edad vive solo el aquí y el ahora, debido a su
maduración cerebral. No podemos pretender que compren-
da que regresaremos y no que nos fuimos para nunca volver.
Para ellos, el que no estemos significa que desaparecimos, por
eso es tan divertido para un bebé el juego de "dónde está bebé
o *peek-a-boo*" en el que nos escondemos unos segundos para
luego aparecer. ¡Es magia pura!

Compartir con nuestros peques qué es lo que va a pasar
durante su día y cómo nos sentimos al respecto, les permite
estructurar lo que está sucediendo y digerirlo mejor.

✓ Cuando regreses a casa, regresa completa. Es decir, regresa en
presencia de cuerpo, de mente y de alma. Apaga tu teléfono;
deja los quehaceres de la casa para después. Ahora tu prioridad es contactar con tu peque, mirarlo y reconocerlo. Llenarlo
de besos y darle todo el contacto físico, con o sin pecho, que
te pida. Reconoce y valida lo que pudo haber sentido en tu ausencia.

✓ Aprovecha las noches en lugar de sufrirlas. Una gran ventaja
de dormir en colecho es justamente esa. Aprovechar, por así
decir, el tiempo perdido con nuestro bebé. Vincularnos a través del tacto continuo, de nuestros olores y sonidos. Ofrecer la
seguridad que nuestros peques necesitan de nosotros. Tener
la certeza de que nos iremos pero volveremos una y otra vez.

✓ La lactancia y el regreso al trabajo no están peleadas. Solo es
importante ser previsores con información incluso desde antes del nacimiento de nuestro peque, para armar un buen banco de leche y saber cómo hacerlo. No dejarlo para unos días
antes de iniciar nuestras actividades laborales, con el tiempo
encima y todo el estrés, que no ayuda para nada en la producción de leche. Hay cursos buenísimos acerca del tema, presenciales o en línea, o asesores de lactancia que nos podrán
orientar al respecto. También podemos consultar lo que las leyes de nuestros países dictan en torno a las jornadas laborales
de la madre que lacta, para solicitar a nuestros empleadores lo
que es nuestro por justo derecho. Sin miedo a represalias, porque la ley nos protege en la mayoría de los lugares.

Los tres primeros meses de vida de nuestros peques, son el principio del caos. Tal vez. Pero también son el inicio de un camino de experiencias fascinantes, de sentir como nuestro corazón se expande hasta el infinito y no puedes imaginar tu existencia sin ellos. "Mi vida sin ti es mi vida sin ti" escuché en el diálogo de una película que ahora no recuerdo el nombre. Pero es así. La noche más larga siempre acaba. Todo pasa. ¡Y hasta se olvida! Tanto que nos animamos a tener otros hijos y la especie humana continúa. Todo acaba y no regresa. ¡*Carpe diem*!, expresión en latín que quiere decir "aprovecha el día".

Caminante, son tus huellas
el camino y nada más.
Caminante, no hay camino,
se hace camino al andar.
Al andar se hace el camino,
y al volver la vista atrás
se ve la senda que nunca
se ha de volver a pisar.
Caminante no hay camino
sino estelas en la mar.

Antonio Machado

Capítulo 8
Del primer bocado al primer paso

La primera vez que vi a un bebé comiendo alimentos enteros con las manos y no en papillas fue en Uruguay con mi ahijado Marcelo. Llevaba un año de haber terminado mi subespecialidad de gastroenterología y nutrición pediátrica, y he de confesar que fue algo impactante para mí. Primero, por el grado de confianza y seguridad que mi tía Perrin mostraba frente a su peque de seis meses de edad, llevándose un pedazo de pescado o de pera entero a la boca. ¡Verdadero aplomo! Segundo, porque en ningún momento tuve que practicar una maniobra para desatragantarlo. ¡En serio! Tenía la camisa arremangada lista para la acción en caso de que se pusiera morado después de los mordiscos que con entusiasmo daba a sus alimentos.

La escena picó mi curiosidad. ¿Comprometería su incremento de peso y estatura al no comer todo lo que, según yo, debería estar comiendo? ¡Porque parecía que más de la mitad de la comida iba a parar directo al piso! Sin embargo, su semblante reflejaba todo lo contrario. Más y más preguntas se arremolinaban en mi cabeza, por lo que me puse a investigar qué estaba escrito acerca de ese "nuevo" método llamado *Baby-Led Weaning* (BLW) o alimentación guiada por los bebés.

No encontré nada que lo contraindicara en mis libros de gastro ni de pediatría. Ni por temas de neurodesarrollo ni en cuanto a la buena digestión de alimentos distintos a las papillas. Leí un libro acerca del tema escrito por Gill Rapley, enfermera británica con al parecer una vasta experiencia en la primera infancia y los pocos artículos científicos escritos en ese tiempo (antes de 2011).

Al regresar a la Ciudad de México, me contactó una mamá para preguntarme si conocía del método porque quería llevarlo a cabo con su bebé y no encontraba pediatra que la acompañara en el proceso.

Me compartió que, en lugar de hacerla sentir segura con su decisión, le infundían miedo con ideas de atragantamiento, desnutrición y deficiencia de hierro. Se sentía juzgada como "madre floja y poco responsable" por no querer hacerle papillas a su crío y ponerlo en peligro con un método de moda en otros países.

Fui honesta en decirle que no tenía experiencia al respecto pero que podíamos aprender juntas en el camino. Y así fue. Me llené de asombro al ver cómo los bebés comían gozando tanto de sus alimentos: agarrándolos con sus manos, deshaciéndolos para luego llevárselos a la boca. Caritas sonrientes embarradas de comida, padres satisfechos con los logros de sus hijos y yo, como pediatra, en paz al confirmar que no dejaban de crecer ni de aumentar de peso. Es más, observé que, a diferencia de los peques alimentados con papillas, aquellos que comían con el método BLW adquirían habilidades psicomotrices aproximadamente dos meses antes, como el dominio de sus dedos para sujetar objetos pequeños o pinza fina. No es que se adelantaran, solo confirmaban que el desarrollo es susceptible de ser promovido. ¿Qué alcances tendrían en el futuro en comparación con sus pares?

Esperaba cada consulta con impaciencia para documentar más y más beneficios del BLW. Todos celebrábamos que los peques se integraran a la dieta familiar antes del año de edad, evitando dietas especiales y doble trabajo para quien cocinaba. Además, los padres no tenían que quebrarse la cabeza calculando cuántos gramos de carne o de arroz tenían que ofrecerles a sus peques en cada tiempo de comida: desayuno, comida y cena, pues ellos decidían la cantidad que comerían. Nada de llevar comida preparada en casa si salían de paseo o a comer fuera, ya que comían lo mismo que el resto de la familia, tan solo seleccionando aquello que fuese menos salado. Conforme fueron creciendo, los padres me compartían encantados cómo los veían tan independientes y seguros de sí mismos, incluso en actividades distintas a la alimentación. La gran mayoría tomaba de un vaso de vidrio y comía con tenedor alrededor de los catorce meses de edad ¡sin ayuda! Cuando estaba habituada a ver a muchos peques que a los dos años de edad apenas empezaban con esos logros. Estaba tan fascinada con el método que en el primer congreso de gastropediatría al que fui compartí con mis maestros y colegas videos y fotografías de mis pequeños-grandes pacientes. Muchos de ellos me vieron como bicho raro y me advirtieron del peligro de mis acciones, de las posibles repercusiones en la salud de esos niños y niñas. Pero me sentí alentada cuando mi maestro de la panza y de la vida, el doctor Salvador Villalpando, en lugar de desalentarme me pidió le dijera todo lo que sabía del BLW para él también ponerlo en práctica.

Eso sucedió seis años antes de que naciera mi hijo. Y por supuesto, entre mis mayores ilusiones cuando estaba embarazada era imaginarlo disfrutar de su primer alimento y seguirlo introduciendo al delicioso mundo de comer.

Si han leído los capítulos anteriores del libro podrán adivinar que no fue exactamente la experiencia que imaginé. Otto, hasta la fecha, no ha sido un niño gourmet con un amplio paladar e inclinación por sabores nuevos y complejos. A él lo conquistas, igual que a su padre, con una pasta a la mantequilla y agua de limón. Gustos sencillos. Nada que ver con muchos de mis pacientes que disfrutan por igual de un plato de comida tailandesa que de una sopa de verduras, y son la admiración de todos quienes los ven comer como pequeños sibaritas. ¡En casa del herrero, azadón de palo! Pero bueno, también una gran enseñanza para mí: la de aceptar a mi hijo tal como es. No como el que soñé. Experimenté en carne propia la frustración de que no comiera "nada", tirando todo al piso sin llevarse un solo trozo de alimento a la boca. La preocupación de estar comprometiendo su salud, de que se quedara con hambre. Franz, mi esposo amado, me regresaba la calma recordándome los consejos que yo misma compartía en consulta y charlas sobre alimentación complementaria.

Lo que sí puedo decir que disfruté desde el inicio fue su cara de asombro al descubrir nuevos alimentos: el sabor ácido del limón, la textura del arroz entre sus manos, la explosión dichosa de un chocolate que se derretía en su boca. Me deleitaba al verlo hacer sus experimentos al introducir varios alimentos en su vaso de agua, y luego tomarlo como si fuera lo más delicioso del mundo. Seguramente, para él lo era.

No puedo dejar de sonreír cuando lo recuerdo sin ropa y embarrado literalmente de pies a cabeza de espagueti con salsa de jitomate. Sus ojos brillando de alegría eran lo más delicioso a la hora de la comida. Creo que ha sido el único momento en el que *Shadi*, mi perro, se acercó gustosa a los pies de mi hijo para comerse todo lo que había aventado. Los dos, can y crío, ¡subían de peso por igual!

Así volaron los meses, y de pronto, ya era un señor de un año de edad. Sus risas contagiosas resonaban por donde pasara, aprendiendo a caminar y a treparse a los sillones. Lo incitábamos a descubrir sus alcances, a explorar el mundo tratando de intervenir lo menos posible. Le explicábamos cuando se caía lo que había sucedido, esperando aprendiera de la experiencia. Dábamos agradables paseos con él porteado, y ya con la habilidad por mi parte de poderle ofrecer pecho en cualquier lugar sin prisa ni pena. Esas noches eternas, oscuras y siniestras, se veían lejanas. Dormíamos juntos en la misma cama, pero ya sabía comer solito de mi pecho (cada tres horas como reloj), entonces no se me hacía tan pesado y descansaba mejor. Excepto en ciertos momentos en los que mi ansiedad y estrés por algo no relativo a mi peque y mi maternidad, se reflejaban en noches de pecho sin fin. Como si me dijera "mami, te siento intranquila, pero no te preocupes, te daré más chichi para que te sientas en calma; a mí me funciona muy bien".

Siendo absolutamente franca, la pandemia por SARS-CoV-2 y el encierro de tres meses que trajo consigo me ayudó muchísimo a vivir lo que deseaba, pero me daba vergüenza y culpa admitir: que quería estar con mi bebé más tiempo. El regalo me llegó cuando Otto tenía 8 meses de edad, y pude dejar de dar consulta con el pretexto perfecto que me dio la covid-19. Pasé de sentir que estar todo el tiempo con él era algo que no podía hacer a desear no dejarlo de ver y perderme un minuto de su vida.

Sus primeros pasos nos hicieron tomar la decisión de mudarnos de ciudad. No queríamos que nuestro hijo aprendiera a caminar en el estacionamiento de un edificio. Queríamos verde y libertad. Que saliera descalzo a la calle frente a la casa a saltar en los charcos, sin tener que preocuparnos por los autos que pasaban a altas velocidades. Deseábamos que respirara un aire sin contaminación, que pudiera ver la luna y las estrellas sin tener que subir a la azotea. Lo que tanto miedo me daba: el cambio, era ya parte de mi piel. Tanto había aprendido a renunciar en ese primer año de vida de nuestro peque —a que las cosas no me salieran como deseaba, a toparme con pared cuando creía que el terreno estaba libre de obstáculos—, que dejar mi seguridad en la ciudad que conocía y con un trabajo estable, sin amigos cerca y fuera de mi zona de confort no parecía un plan descabellado. Admiré todavía más a mi esposo que dejó su patria, familia y amigos para construir una nueva vida conmigo en un país que desconocía y un idioma que no hablaba. Abrazando la incertidumbre y confiando en lo que tenía seguro, su corazón.

Así la maternidad y paternidad. Así la vida con hijos: una aventura llena de incertidumbres, pero con una certeza a prueba de todo: el amor.

> Ama y haz lo que quieras… Si tienes el amor arraigado en ti, ninguna otra cosa sino amor serán tus frutos.
>
> *San Agustín de Hipona*

Pasados los primeros tres meses de edad, parecería que los bebés se despiertan con curiosidad y simpatía, interactúan con nosotros y con todo lo que los rodea. Son pequeños exploradores decididos a absorber el mundo como una esponja, deleitándose con los más pequeñísimos detalles de la vida cotidiana. Son verdaderos practicantes del aquí y el ahora.

Recuerdo la cara de mi hijo asombrado al descubrir el funcionamiento de la lavadora. Me pedía que lo cargara para ser testigo de todos los ciclos de lavado. En un principio, no comprendía su fascinación. Pero decidida a ver el mundo como un aprendiz y no como el maestro que todo lo sabe, permanecí con él a presenciar cómo la máquina desaguaba. ¡Me quedé sorprendida! Es realmente fantástica la experiencia con su juego de ritmos y espuma.

¿A dónde va a parar nuestra capacidad de asombro? ¿Por qué si todos los niños son increíbles y creativos, hay tantos adultos grises y sin luz? ¿En qué momento erramos el camino? ¿Cómo podemos impedir que la rutina aplaste nuestro goce cotidiano, fincado en los más minúsculos detalles?

Aunque llevo varios años como pediatra, en contacto estrecho con niños y niñas de distintas edades, nunca había tenido la oportunidad de pasar tanto tiempo con un peque, hasta que fui madre. Su alegría contagiosa al descubrir lo que para mí parecía evidente, le dio un nuevo brillo a mis días. Tal vez no era nuevo en lo absoluto, sino más bien que lo había olvidado y ahora lo recordaba de su manita.

¿Puede un momento o experiencia desaparecer por completo, o siempre existe en algún sitio, esperando ser descubierto?

Frank Cottrell Boyce
Guionista de la película Código 46

Me molesta cuando escucho a alguien decir que los niños son grandes maestros. Suena lindo, pero es un peso que no le corresponde a ningún crío. Ellos simplemente son. Está en nosotros como adultos aprovechar la oportunidad de convivir de manera cercana con ellos para no dejar de aprender y de sorprendernos.

Hay una película — *About time [Cuestión de tiempo]*, de 2013, escrita y dirigida por Richard Curtis— que me encanta porque me hace pasar del llanto a la risa, y me recuerda la importancia de disfrutar cada día reconociendo que es la única vez que lo viviré, lo cual parece obvio, pero se nos olvida. Nuestra libertad de elección yace en la actitud que elegimos tener frente a los acontecimientos de nuestros días. Nadie ni nada puede decidir por mí ni sobre mí. Muchas veces sentiremos nuestro espíritu flaquear por el cansancio, por los días en los que todo nos salió mal. Cuando creíamos superada una etapa y regresa, incluso con más fuerza que antes, nos molestaremos. Nos desesperaremos y querremos tirar la toalla cuando no comprendamos lo que nuestro peque quiere o necesita, o no sabemos cómo dárselo. Viviremos momentos en los que veremos al niño que fuimos reflejado en nuestros hijos, y es ahí cuando tendremos el poder de decidir qué experiencia de vida deseamos que tengan y guarden para el futuro. Lo que decimos y callamos, la manera cómo actuamos y también cómo nos ausentamos, repercute directamente en nuestros críos. Estamos "condenados" a repetir los detalles de nuestra historia que nos lastimaron si no tomamos consciencia de ellos, y buscamos la manera de sanarlos y darles orden. No hacerlo es vivir a merced de que en cualquier momento salgan las emociones que hemos ocultado a lo largo de los años, la mayoría de las veces de forma inconsciente, y lastimemos a otros. Sobre todo, a los más vulnerables y susceptibles de nuestro actuar: nuestros peques. Criemos de tal manera que no tengan que recuperarse de sus infancias, o lo menos posible. Decidamos ser un remanso de amor y seguridad en donde se sientan seguros para volver siempre.

Más allá de la noche que me cubre
negra como el abismo insondable,
doy gracias a los dioses que pudieran existir
por mi alma invicta.
... soy el amo de mi destino;
soy el capitán de mi alma.

William Ernest Henley

Siguiente nivel: de los 6 a los 12 meses de edad

El cuidado de nuestros peques es como un videojuego. Por fin do-
minas un nivel y llega el siguiente, totalmente nuevo. Nunca dejamos de ser padres primerizos. Ojalá tampoco dejemos jamás de sorprendernos y admirarnos con nuestros hijos. Caminemos juntos de
la mano repasando algunas situaciones que viviremos con nuestros
críos, desde que empiezan a comer sólidos hasta sus primeros pasos,
y lo que implica convertirse en un señor o señora de un año de edad.
Pasando por la alimentación complementaria, la salida de los dientes y su cuidado, la ansiedad por separación y algunos consejos para
acompañarlos si se llegan a enfermar.

1. Alimentación complementaria

Comer sólidos por primera vez es como enamorarse: una experiencia multisensorial y que te marca para siempre. Miras el objeto de tu
deseo con emoción, te deleitas en su aroma, tocas su piel que te elec-
trifica mientras el sonido de su voz te inunda el pecho. Cuando finalmente pruebas el maná de su boca, estás ahí para quedarte y seguir
disfrutando de tan deliciosa sensación por muchos días por venir.
    Imaginemos la explosión de sensaciones cuando un peque prue-
ba un alimento sólido, cuando toda su vivencia anterior había sido
solo la leche. Por eso, vale tanto la pena ofrecerles una experiencia
deliciosa y plena de estímulos.
    Los niños descubren el mundo a través del juego, de la repetición,
del ejemplo y, por supuesto, de sus sentidos. Su primera oportunidad

con la comida no puede ser, en definitiva, una papilla a la que no le pueden meter mano "para que no se vaya a ensuciar". Los bebés quieren vivir la experiencia completa. Anhelan sentir la comida en sus manitas, comprobar las leyes de la gravedad al aventarla al piso, hacer sus propias combinaciones de sabores y alimentar a la mascota que tengan cerca. Comer no debe ser rígido ni causarnos miedo. Debe ser disfrutable para todos. La comida tiene una historia. Tejemos recuerdos pasados de nuestra propia infancia con las experiencias actuales que constituyen una nueva identidad culinaria, estrechamente vinculada con las emociones que se viven al degustarla.

¿Cómo puedo describirlo? La buena comida es como música que puedes degustar, colores que puedes oler. Hay excelencia alrededor de ti, solo necesitas estar atento, detenerte y saborearla.

Brad Bird
Guionista de la película Ratatouille

Pero qué es la alimentación complementaria. Es una maravillosa ventana de oportunidad para que el peque descubra los alimentos con todos sus olores, texturas y sabores, sin que sea nuestro objetivo que se acabe lo que le servimos. Así es. Nuestra meta no es que coma, sino que descubra la comida. Es un proceso que no se logra en una semana; un descubrimiento gozoso que no es la base de su alimentación. Por eso, el término de ablactación se cambió por el de alimentación complementaria. Ablactación, en el sentido estricto de la palabra, significa el cese de la lactancia. Los alimentos complementan a la leche, pero no la sustituyen. La leche es la red de seguridad que nos permite respirar tranquilos y saber que nuestro bebé no corre peligro de desnutrición cuando tiró toda la comida al piso, se quedó embarrada en su ropa y cuerpo o sencillamente no quiso llevársela a la boca. Desde esta perspectiva, no tiene ningún sentido obligarlos a comer o angustiarnos porque no se acaban todo el plato que les servimos.

Nuestro verdadero propósito es que descubra y disfrute de la experiencia de comer. Y, en el camino, aportarle nutrientes y energía sin que sea su alimento principal. La leche sigue siendo la base de su nutrición hasta un poco después del año de edad.

Ya sea que elijamos iniciar con papillas o enteros, la clave es practicar una alimentación perceptiva o responsiva (Lutter *et al.*, 2021). Es decir, nutrir las interacciones recíprocas entre el bebé y su cuidador para alimentarlo no solo de comida sino de confianza, paciencia, cariño y experiencias agradables, atendiendo oportunamente sus señales de hambre y saciedad. Recordemos que lo que viva marcará su relación con los alimentos para etapas posteriores. Deseamos que nuestro pequeño comensal lo disfrute, no que lo sufra.

Porque somos lo que comemos, podemos literalmente transformar nuestros cuerpos y nuestras mentes eligiendo una alimentación inspiradora.

Pedro J. Martín Pérez
Médico familiar y comunitario

La edad ideal para iniciar la alimentación complementaria es a partir de los 6 meses de edad del bebé. Esto con un doble propósito: lograr una lactancia materna exclusiva de medio año (que es justo cuando la leche materna necesita ser complementada con alimentos ricos en energía, hierro y zinc) y que el bebé esté listo, en cuanto a madurez se refiere, para recibir algo distinto de la leche. La madurez, que no es al cien por ciento, es a nivel gastrointestinal, renal y neurológico. Las recomendaciones son ni muy temprano (antes de las 17 semanas de edad o el inicio del quinto mes) ni muy tarde (después de las 26 semanas de vida, el inicio del séptimo mes) (Fewtrell *et al.*, 2017). Cada peque es diferente y no podemos generalizar. No es que a los cinco meses con 30 días no pueda comer, pero al día siguiente ya esté preparado para hacerlo, como si se abriera el cielo y descendiera un rayo de luz indicando que ya está listo. Hay bebés que estarán listos para comer un poco antes de los seis meses y otros cerca de los siete. Sabremos que está preparado para comer no por su edad, sino por haber alcanzado ciertos logros en su neurodesarrollo. Las señales que nos sugieren que un bebé está listo para iniciar la alimentación complementaria son:

- Es capaz de mantenerse sentado por sí mismo, sin apoyarse o recargarse en algo o en alguien. Puede que tambalee un poco hacia los lados, pero no deberá irse hacia delante al no contar con apoyo.

- Puede sujetar objetos con la mano, pasarlos de una mano a otra y llevárselos a la boca.
- Muestra interés por los alimentos que otros comen.
- Debe haber perdido el reflejo de extrusión de la lengua, es decir, empujar hacia fuera de la boca con la lengua aquello que se le introduzca.

Una las principales razones por las que un bebé no está listo para comer o rechaza los alimentos tiene que ver con su desarrollo neurológico, por lo general, en relación con su tono muscular. Por eso, reitero que es muy importante una valoración oportuna por un especialista en neurodesarrollo y entrar listos a esta etapa tan emocionante.

Es esperado que cuando un peque se lleve alimentos a la boca, haga gestos que podríamos interpretar como de desagrado o rechazo. Incluso, es frecuente que se metan tooodo a la boca, excepto la comida. ¡Paciencia! Roma no se construyó en un día. Muchos bebés disfrutan de explorar un buen rato con los alimentos antes de animarse a comerlos. Sigamos ofreciendo sin angustiarnos. Se espera que el bebé se exponga por lo menos unas 12 veces a un alimento antes de que podamos asegurar que no le gusta. Aun así, "los odios de hoy son los amores del mañana, y viceversa". Lo que no comían puede convertirse más adelante en su alimento favorito y al revés. No desistamos de presentar, nunca obligar.

A continuación, comparto algunas sugerencias para hacer de la alimentación complementaria, una experiencia saludable y de gran goce para todos.

☞ *Seguridad, ante todo.* El riesgo de atragantamiento en bebés que comen papillas o enteros (mediante el método BLW, que se explica más adelante) es el mismo (Fangupo *et al.*, 2016; Brown, 2018). No podemos confiarnos en que por ofrecer un puré a un bebé no vaya a atragantarse. Bajo esta premisa, no recomiendo amarrar a los peques a sus sillitas. Puede dificultar al tener que sacarlos rápido, por la razón que sea. Insisto, toda aquella persona que tenga bajo su cuidado a un bebé, niño o adolescente, debe tener conocimiento de las maniobras para desatragantar y de resucitación cardiopulmonar (RCP). Por otra parte, nunca debemos dejar al bebé sin supervisión. Los accidentes suceden en cuestión de segundos. Es relativamente frecuente confiarnos, porque el bebé está más grandecito, y dejarlo solo en su sillita unos cuantos segundos con el riesgo de que se caiga. Tener todo a la mano es la mejor estrategia.

☞ *Invierte en una buena silla para comer*
El bebé debe de comer sentado en una silla que permita la espalda recta, la mesa a la altura de sus manos y una base en donde pueda apoyar los pies. Algunos peques que rechazan la comida, cambian de actitud solo con tener una superficie en dónde pisar o no estar en una posición semi-inclinada.

En lo personal, una silla de madera que se pueda transformar conforme nuestro peque crece, me parece ideal. Poder ajustar la altura de la base de los pies y el asiento en la medida en la que gana estatura, es una excelente inversión.

☞ *Platos, vasos y cubiertos especiales*
No son realmente necesarios. Me parece muy valioso que los peques aprendan que si se cae o tiran un vaso o un plato al piso se puede romper. Ofrecerles ese sentido de cuidado de las cosas, de su impermanencia, considero es de gran valor. Aprenden muy rápido y, con supervisión, no representa un riesgo para ellos. Con Otto tuvimos una experiencia que nos enseñó que el agua en vaso de vidrio se toma siempre estando sentados, y que es importante evitar ponerlo en la orilla de la mesa. Tendría casi dos años de edad, estaba en la cocina y me pidió agua con señas (todavía no hablaba mucho). Le serví en un vaso de vidrio y después de beber un poco, dejó caer el vaso al piso. Para él era lógica su acción pues era lo que hacía cuando estábamos sentados a la mesa. Pero la distancia de su brazo al piso era distinta en esta ocasión. El vaso se rompió. Guardé la calma, lo cargué y estando ahí le expliqué lo que había sucedido. Acordamos que para tomar agua en vaso debíamos siempre sentarnos. De ahí y hasta la fecha, cuando quiere agua y no está sentado en la mesa, se sienta en el piso. ¡Es un bombón!

Los vasos que tenemos en casa para el uso diario son ligeros pero de vidrio grueso, por si se rompen, no se astillen. Créanme, hemos perdido menos de los que hubiera creído y hemos ganado mucho en aprendizaje.

En cuanto a los cubiertos, fuera de no usar un cuchillo y tenedores puntiagudos, pueden aprender a utilizarlos desde el inicio. Ensayo y error.

☞ *Crea un entorno propicio para disfrutar de la comida*
Procura que tu bebé llegue sin mucha hambre para que se sienta libre y contento de explorar los alimentos que le presentarás. Evita distracciones como juguetes en la mesa y pantallas. La televisión no es un miembro más de la familia que debe acompañarnos, aunque no la veamos, en todas las comidas.

Apaga los reflectores sobre el niño. Tanta atención y en ocasiones, ansiedad, no permite que nadie disfrute del tiempo en la mesa. Relájate. Acompáñalo mientras comes y recibe la experiencia con calma y alegría. Recuerda, ¡es única y puede tomar su tiempo!

☞ *Inclúyelo en todos los tiempos de comida de la familia*
Los peques aprenden con el ejemplo. Desean copiarnos en todo y la comida no es la excepción. Comer al mismo tiempo es una maravillosa oportunidad no solo de aprendizaje de buenos hábitos de alimentación, sino de convivencia y para enriquecer su sentido de pertenencia (Utter *et al.*, 2018). Está bien descrito que las familias que comparten, aunque sea un tiempo de comida juntos, tienen menor incidencia de toxicomanías (uso de tabaco, alcohol y drogas) y de comportamientos de riesgo (conductas agresivas o violentas, pobre desempeño escolar, conducta sexual sin protección y promiscua, patrones alterados de la alimentación) (Skeer y Ballard, 2013). ¿La razón? No tienen que buscar fuera del nido ese sentido de pertenecer a una comunidad que tanto nos mueve como seres sociales que somos. Comer juntos en familia ofrece la oportunidad de charlar, desde pequeñitos, y disfrutar de la compañía de los integrantes de la familia y de las anécdotas del día.

Este punto resuelve la duda de ¿cuántas veces debo darle de comer en el día? En el primer año de vida, tres tiempos de comida en familia es lo ideal. Conforme se acerca a los dos años de edad, la idea es incluir colaciones para lograr cinco tiempos de alimentación, sustituyendo las tomas de leche.

Si en casa no hay horarios para comer, es un buen momento para incorporarlos. Los horarios de los tiempos de comida deben estar de acuerdo con los establecidos en casa. Los momentos para el desayuno, la comida y la cena es preferible que sean constantes. Es la parte que da estructura al día. En cambio, cuando incorporemos las colaciones, sus horarios son flexibles. Como una pequeña válvula de escape en caso de que nuestro peque no haya querido probar bocado en la comida o el desayuno. La idea es incorporar más tiempos para comer conforme nuestro crío crece y disminuye su ingesta de leche.

En el caso de bebés de 6 a 12 meses alimentados con fórmulas lácteas, ofreceremos cuatro tomas de 8 onzas cada una en 24 horas. De los 12 a los 24 meses, tres tomas de máximo 8 onzas cada una. Y a partir de los 2 años de edad, si desea seguir tomando leche, máximo dos tomas en 24 horas (no más de 500 mL al día). Con la leche materna la dinámica es distinta. Aunque si bien preferimos ofrecerla después de los alimentos a partir del año de edad para que no ocupe un espacio físico en su pancita que lo haga sentirse satisfecho, tenemos más flexibilidad en cuanto a las tomas. Por un lado, la leche materna se digiere con rapidez y, por el otro, a diferencia de la fórmula láctea no representa un riesgo para la salud en caso de ofrecer de más, como anemia o caries.

En caso de que la madre que sigue lactando trabaje, saber cuántas veces mínimo debe comer su bebé da mucha calma para organizarse y no tener que sacarse leche de manera innecesaria. Por ejemplo, una madre que sale de casa a las siete de la mañana rumbo al trabajo y regresa a casa a la hora de la comida, puede ofrecer pecho a su bebé de 8 meses de edad antes de irse, al regresar y luego, durante toda la noche. Cuando cumpla un año de edad, podría todavía tener ese ritmo como hasta los 14 o 16 meses, que es cuando la comida toma mayor peso sobre la leche. A partir de ese momento, la madre puede prolongar su jornada laboral y ofrecer pecho antes de irse y al regresar en la tarde-noche para pegarse a su bebé. Las colaciones ofrecen un apoyo para esas tomas que no hace.

Comparto a continuación una propuesta de horarios por edad, contemplando que las siestas también disminuyen en frecuencia conforme el peque crece. ¡Ojo! Es solo un ejemplo. Cada familia, cada bebé es diferente y debe siempre individualizarse.

En cuanto al tiempo dedicado a comer, sugiero que no exceda los 45 minutos. El que nuestro crío sepa que hay un inicio, así como un límite de tiempo, es importante para no eternizar las horas de la comida. Aprenderá a aprovechar el momento en el que todos están sentados en familia para comer, sin castigos ni premios.

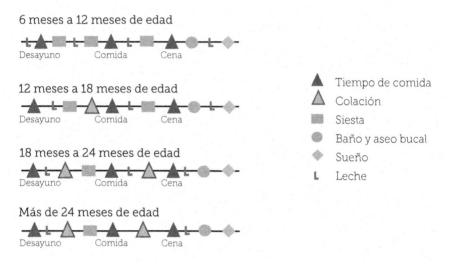

Figura 17. Horarios de comidas por edad.

☞ *Nunca obligar o presionar para comer*
Ni por las buenas ni por las malas. Tenemos que tener claro que nuestra misión como cuidadores es definir qué y cuándo. Qué alimento vamos a ofrecerle a nuestro peque y cuándo, es decir, en qué momento del día. La tarea del bebé es determinar cuánto desea comer y elegir de aquello que le ofrezcamos. Comprendo perfectamente que nos ocasione mucho estrés no tener bajo control la cantidad que comerá, o las elecciones de alimentos que haga. Es un ejercicio de confianza y respeto que toma su tiempo. Es un aprendizaje como padres que se reflejará en otras etapas y momentos de la vida con nuestros hijos. Aceptar sus decisiones, aunque los veamos chiquitos y creamos que sabemos mejor que ellos, en cuanto a lo que su cuerpo necesita o lo que desean. Recordemos que no podemos pedirles esos valores a nuestros hijos si no los ponemos en práctica nosotros mismos con ellos.

Nuestro ejemplo de lo que comemos marcará la diferencia. Se vale que los críos no tengan los mismos gustos que sus padres. A fin de cuentas, son personas únicas, con sus particularidades que están, en ocasiones, muy bien definidas desde pequeños.

☞ *Si está tomando leche materna, continúa*
No hay necesidad de ofrecerle fórmula. De hecho, continuar la lactancia materna durante la presentación de nuevos alimentos permi-

te que el bebé los tolere mejor, disminuyendo el riesgo de alergia alimentaria (Peters *et al.*, 2021; Grimshaw *et al.*, 2013).

Al ser los alimentos complementarios a la leche, esta debe ir primero. También puede ir a la mitad y al final. Recuerdo como Otto me pedía leche a veces entre bocado y bocado. Sensibilizarnos a las necesidades de nuestros hijos y no esperar que se comporten como "niños de libro" nos libera de mucha presión. De igual manera, es frecuente que haya peques que se emocionen mucho con la novedad de la comida y bajen su ingesta de leche. ¡No pasa nada! No disminuirá sustancialmente nuestra producción, y finalmente, conforme nos vuelva a pedir aumentará de nuevo. La oferta de leche materna sigue siendo a libre demanda, ya que es su alimento principal. Ya hablaremos qué sucede a partir del año de edad.

☞ *Ofrecer agua*
Es común que se nos olvide ofrecer agua a nuestros peques cuando inician la alimentación complementaria. ¡Hasta a nosotros se nos olvida tomar suficiente agua! La realidad es que al estudiar gastropediatría aprendí que la leche era más que suficiente para hidratarlos. Pero observé dos cosas que me hicieron motivar la ingesta de agua en nuestros chiquitos. La primera es que tomar agua es un hábito que bien vale iniciar pronto. Ofrecer agua después de cada tiempo de comida (desayuno, comida, cena) e incluso entre estas, no entorpecerá su consumo de leche. La segunda es que, si optamos por ofrecer enteros (ya sea de manera exclusiva o combinados con papillas), nos faltará líquido y queremos evitar que se estriña. Imaginemos el vaso de una licuadora con mucha comida y poca agua. Entonces, 1 a 3 onzas con los alimentos y entre comidas es una práctica deseable.

Ahora bien, sugiero no ofrecer únicamente agua simple. Puede ser agua de fruta, solo sin azúcar añadida. Es decir, aprovechar el dulzor de la fruta y no agregar nada extra. Tengamos presente que los hábitos se establecen desde el principio, y aunque tomar únicamente agua simple podría parecer algo deseable, queremos que nuestros peques sean "todo terreno".

☞ *Inicia con alimentos ricos en hierro y energía desde el principio*
Se sabe que la leche materna se vuelve deficiente en hierro y zinc a partir de los seis meses de vida de nuestros bebés. Por eso, iniciar la

alimentación complementaria únicamente con frutas y verduras, y ofrecer alimentos ricos en hierro (Domellöf *et al.*, 2014) y energía en el octavo mes es un error garrafal. Mi sugerencia es incluir todos los grupos de alimentos desde el inicio, un alimento nuevo cada día. La tendencia de ofrecer un alimento nuevo cada tercer día es poco práctico y factible en la realidad (Samady *et al.*, 202). Esta sugerencia proviene de una actitud cauta frente a posibles alergias alimentarias. Se sabe que una alergia alimentaria se presenta, por lo general, de forma inmediata o en las primeras 48 horas después de haber probado un alimento. El tema es que puede presentarse incluso hasta dos semanas después. Considerando que la leche materna actúa como un inmunomodulador para tolerar mejor los nuevos alimentos, si tenemos a un bebé con antecedentes familiares o personales de alergia, es importantísimo no destetar de manera temprana. En caso de no contar con este beneficio, es cuestión de individualizar la situación de cada familia. Aun así, no se han observado mayores beneficios de ofrecer alimentos nuevos de forma espaciada. Es mayor el beneficio nutricional de que el bebé cuente cuanto antes con una dieta completa, que retrasar los alimentos por si no tolerase alguno. En caso de que suceda, siempre podemos retirar dos o tres alimentos sospechosos de su alimentación, para ofrecerlos uno por uno dos semanas después y observar si, en efecto, nuestro peque presenta una reacción.

Algo que me preguntan mucho, sobre todo en niños a los que les gusta explorar la comida y jugar con ella más que comérsela toda, es cuándo se considera que un bebé probó un alimento. Con que lo haya introducido a su boca, aunque no se lo coma por completo, es más que suficiente para contemplarlo en recetas futuras y seguir ofreciendo otros nuevos.

☞ *No necesitan menús especiales*
Lo que buscamos es integrarlo a la dieta familiar antes del año de edad. Eso definirá qué alimentos debe probar para que en breve esté gozando de deliciosas recetas igual que el resto de los integrantes de la casa. Ofrece una dieta variada y completa, que incluya todos los grupos de alimentos desde la primera semana. Es decir, frutas, verduras, proteínas de origen animal (res, pollo, cerdo, pescado, etc.) y de origen vegetal (leguminosas) y cereales (oleaginosas, semillas y tubérculos). No hay realmente alimentos saludables prohibidos.

Las grasas buenas no son un grupo de alimentos como tal, sino parte de todos los grupos. Por ejemplo, el aguacate es de las frutas, el aceite de oliva y la crema de cacahuate de las oleaginosas y el salmón de las proteínas de origen animal. Es de gran valor incluirlos en la dieta diaria de la familia.

También es importante incluir un alimento de cada grupo en todos los tiempos de alimentación: desayuno-comida y cena. No caer en el error de ofrecer solo fruta en las mañanas, o solo verduras y proteína en las tardes. Si en su plato, ya sea de manera separada o integrada en recetas, contemplamos todos los grupos de alimentos cada vez que se siente a la mesa, tendrá mayor oportunidad de comerlos a lo largo del día.

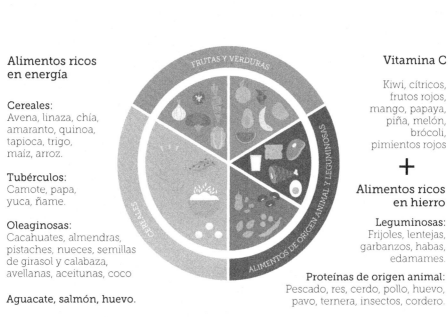

Alimentos ricos en energía

Cereales:
Avena, linaza, chía, amaranto, quinoa, tapioca, trigo, maíz, arroz.

Tubérculos:
Camote, papa, yuca, ñame.

Oleaginosas:
Cacahuates, almendras, pistaches, nueces, semillas de girasol y calabaza, avellanas, aceitunas, coco

Aguacate, salmón, huevo.

Vitamina C

Kiwi, cítricos, frutos rojos, mango, papaya, piña, melón, brócoli, pimientos rojos

+

Alimentos ricos en hierro

Leguminosas:
Frijoles, lentejas, garbanzos, habas, edamames.

Proteínas de origen animal:
Pescado, res, cerdo, pollo, huevo, pavo, ternera, insectos, cordero.

Figura 18. Todos los grupos en el desayuno, comida y cena.

☞ *El orden de los factores no altera el producto*
Podemos iniciar con cualquier grupo de alimentos, ya sea primero la proteína o la fruta. No está demostrado que iniciar con verduras hará que más adelante las coman mejor. Sugiero revisar los alimentos que tenemos en casa, qué disfrutamos comer en familia y qué nos gus-

taría que el bebé probara para empezar esta deliciosa aventura de comer. Eso sí, te recomiendo que pruebe un alimento nuevo a la vez,
para que lo pueda disfrutar con todos sus sentidos sin confundirlo
con otros y haga una carpeta llena de sensaciones individuales en su
archivo mental llamado "comida". Imagínalo como un pequeño cata-
dor, degustando cada alimento en su unicidad compleja y deliciosa.

Con la intención de ofrecer una dieta balanceada, que incluya todos los grupos de alimentos, imagina una mesa de cuatro patas. Una
pata corresponde a los cereales, otra a las frutas, otra pata a las verduras y, por último, una pata para las proteínas. Para que la mesa tenga
estabilidad la longitud de cada pata debe ser similar. Con esta referencia, podemos evitar ofrecer todas las frutas y verduras de la creación,
sin darle un lugar oportuno a las proteínas o cereales. Para no perder-
te, puedes ir por ciclos. Un ciclo completo incluye un alimento de cada
grupo (frutas, verduras, proteínas y cereales) en cada tiempo de comida. Por ejemplo, si decides iniciar con zanahoria, ofrécela en el desayuno, en la comida y en la cena. Si deseas que el siguiente alimento sea
una fruta, por decir, el plátano, ofrécelo al día siguiente junto con la zanahoria en el desayuno, en la comida y en la cena. Digamos que el tercer alimento que decidiste presentarle es el salmón, eso significa que le
darás zanahoria, plátano y salmón en cada tiempo de comida al tercer
día. Por último, un cereal como la papa. Entonces, su plato tendrá zanahoria, plátano, salmón y papa en el desayuno, comida y cena del cuarto día. Al haber completado un ciclo con todos los grupos de alimentos, estamos listos para iniciar el siguiente ciclo, con una nueva fruta,
una nueva verdura, una nueva proteína y un nuevo cereal. La idea es
que, al agregar un nuevo alimento no excluyas los que ya había probado y tolerado antes. Al principio, sus platos serán algo monótonos desde nuestra visión, pero fascinantes para ellos.

Comparto un ejemplo de cómo ofrecer un alimento nuevo cada
dos días, cubriendo todas "las patas de la mesa".

Cuadro 5. Alimentos nuevos de los cuatro grupos				
Ciclo 1	Verduras	Frutas	Proteínas	Cereales
días 1-2	zanahoria			
días 3-4	zanahoria	plátano		

Cuadro 5. Alimentos nuevos de los cuatro grupos (*cont.*)

Ciclo 1	Verduras	Frutas	Proteínas	Cereales
días 5-6	zanahoria	plátano	salmón	
días 7-8	zanahoria	plátano	salmón	papa
Ciclo 2				
días 1-2	zanahoria o chayote	plátano	salmón	papa
días 3-4	zanahoria o chayote	plátano o mango	salmón	papa
días 5-6	zanahoria o chayote	plátano o mango	salmón o frijoles	papa
días 7-8	zanahoria o chayote	plátano o mango	salmón o frijoles	papa o arroz

Cuadro 6. Opciones de menú con un alimento de cada grupo en cada comida

	Verduras	Frutas	Proteínas	Cereales
Desayuno	zanahoria	mango	salmón	papa
Comida	chayote	plátano	frijoles	arroz
Cena	zanahoria y chayote	plátano	salmón	papa

Conforme la lista de alimentos crece, podrás incluirlos en recetas y guisados. Procura no quedarte ofreciendo los alimentos por separado durante mucho tiempo. Queremos integrar a nuestros críos a la dieta familiar.

☞ *Los bebés pueden y deben comer prácticamente de todo*
No hay evidencia científica para apoyar el retraso en la introducción de alimentos considerados alérgenos, es decir, con el potencial de ocasionar una alergia, tales como pescado, huevo, cítricos, fresas, lácteos, mariscos, soya, nueces o incluso, chocolate (Halken *et al.*, 2020). Tampoco trigo o cerdo. Ofrecerlos desde el inicio de la alimentación complementaria y no esperar hasta después del año de edad, disminuye el riesgo de que el bebé presente alergias alimentarias.

Esta evidencia no es nueva. Desde 2010 tenemos conocimiento de que el peque obtiene más beneficios nutricionales que riesgos de alergia (Nwaru *et al.*, 2010). Como bien dice Betzabé Salgado, nutrióloga pediatra especializada en alergias: "un niño iniciará con una alergia alimentaria en el momento que se presente; ni antes ni después". Como cuidadores lo que debemos tener a la mano es el conocimiento de los síntomas que nos sugieren una alergia alimentaria, para consultarlo con el pediatra en caso de observarlos en nuestro bebé. Los síntomas son iguales a los que mencioné en el capítulo siete, en la parte de alergia a la proteína de la leche de vaca (APLV).

Ahora bien, cuando digo ofrecer de todo al bebé menor de un año de edad es siempre con sentido común. Incluso, el sentido común falla ante la excelente mercadotecnia de muchos productos que parecen ser una opción saludable, pero distan mucho de serlo. Me voy de espaldas cuando leo etiquetas de productos procesados que parecen no tener ni sal ni azúcar, o que se sugieren explícitamente su consumo en bebés y niños. Si al leer la etiqueta de un producto encontramos que contiene jarabe de maíz, glucosa, sacarosa, dextrosa, jarabe de glucosa, oligofructosa, fructosa, jarabe de fructosa, caramelo, miel, zumo o jugo de fruta concentrado, dextrina, maltodextrina, almidón modificado de maíz o tapioca, quiere decir que tiene azúcar añadida. A veces nos vamos con la idea de que es un poco y no le hará mal, pero no tomamos en cuenta que ese "poco" está presente en muchos alimentos lo cual suma una gran cantidad de azúcares añadidos al final del día. A ojos de algunas personas podría parecer una exageración, y tomamos nuestra infancia como referencia, cuando de niños era frecuente tener una dieta rica en azúcar: leche con chocolate, cereales de colores más el juguito de naranja mañanero. ¡Y eso solo para empezar el día! No perdamos de vista que estamos fincando las bases para la alimentación y salud futura de nuestros peques. Si eso implica cambiar nuestros propios hábitos, ¡mejor tarde que nunca!

La infancia es una etapa en la cual los gustos y preferencias se encuentran en formación y hay una predilección natural por lo dulce. Los niños que están expuestos a alimentos y bebidas azucaradas en esta etapa temprana están en riesgo de desarrollar un gusto por lo dulce para hidratarse y alimentarse que durará para toda su vida, por lo que la industria aprovecha este periodo de formación y desarrollo para enganchar a los niños.

Es evidente que necesitamos mejores políticas públicas que garanticen que nuestros niños tendrán un inicio de vida saludable, para que puedan evitar enfermedades que se extenderán a lo largo de su vida. Es imprescindible que las recomendaciones de políticas federales reflejen la ciencia más actualizada y que eviten cualquier presión por parte de la industria de alimentos y bebidas (Reed *et al.*, 2016).

En cuanto a los jugos de fruta natural, es ideal ofrecerlos muy de vez en cuando por dos motivos. El primero es porque se concentra demasiada azúcar en una pequeña cantidad. Por ejemplo, ¿cuántas naranjas necesitamos para hacer un vaso de jugo? ¡Mínimo cuatro! Cantidad de naranjas que nuestro peque no se comería de una sentada. La segunda razón es que el jugo no lleva la fibra de la fruta. Y si nos ponemos muy estrictos, para realmente aprovechar sus nutrientes, debemos ingerirlo poco tiempo después de su elaboración. Entonces, siempre será mejor ofrecer la fruta al jugo, y que sea de temporada (para evitar que se madure en cajas, restándole propiedades nutricionales).

Repasemos brevemente qué sí 🗸 y qué no 🗶 ofrecer a nuestros peques.

Bebidas y alimentos azucarados: gaseosas o refrescos, jugos comerciales o naturales, lechitas de sabor, gelatinas comerciales, golosinas, varios cereales comerciales (incluso algunos etiquetados como aptos para bebés), galletas y panes de caja o de molde, yogures de sabor y algunos naturales, salsa de tomate o cátsup, entre otros.

Alimentos o condimentos salados: embutidos (jamón, salchichas, etc.), quesos muy salados o alimentos particularmente conservados en sal (aceitunas, anchoas, etc.) o cocinados en mucha sal (bacalao o abadejo, arenque, etc.), sazonadores comerciales, caldos de pollo comerciales, sopas de sobre o paquete, alimentos enlatados y la gran mayoría de los empaquetados y procesados (la sal potencializa el sabor).

Miel de abeja: no se recomienda antes de los 12 meses de edad, por riesgo de **botulismo**.

Leche de vaca: puede utilizarse como ingrediente de recetas, o bien, ofrecer lácteos como queso bajo en sal, yogur sin azúcar añadida o

búlgaros, mantequilla, ghee, jocoque. Lo que debe evitarse es sustituir la leche materna o leche de fórmula por leche entera de vaca o de
algún otro mamífero, leche evaporada o leche en polvo no diseñada
para menores de un año de edad. La razón es que la proteína de la leche en grandes cantidades aún no la puede digerir adecuadamente
un bebé menor de doce meses, y puede ocasionar micro sangrados
intestinales. Además de que es baja en hierro. Todo lo anterior puede
poner en riesgo al peque de padecer anemia.

Todas las verduras y frutas: idealmente, de temporada y frescas. El
aguacate y jitomate se consideran frutas.
Proteínas de origen animal: res, cerdo, pollo, cordero, pescado, huevo,
ternera, conejo, lácteos, mariscos (en temporada y sanos), insectos (si
ya tiene pinza fina). Prácticamente, todo lo que vuele, nade, repte, sal-
te, corra.
Proteínas de origen vegetal: leguminosas como frijoles, garbanzos,
chícharos, lentejas, habas, ejotes, soya, chícharos.
Cereales y tubérculos: avena, amaranto, tapioca, quinoa, linaza, arroz,
chía, maíz, trigo, cebada, papa, yuca, ñame, camote, jícama, rábano,
cebolla, betabel.
Oleaginosas: cacahuates o maní, nueces, almendras, pistaches, semillas de girasol, calabaza y ajonjolí. Se pueden ofrecer como crema,
molidos o como bebidas vegetales.

Como podemos observar, hay una amplia variedad de alimentos para
elaborar un sin fin de recetas sin tener que recurrir necesariamente a
alimentos empaquetados, enlatados o procesados. Todo es cuestión
de organizarse bien y planificar con antelación. Comer bien no tiene
que ser ni caro ni complicado. Es una inversión a corto, mediano y
largo plazo en la salud de toda la familia.
   Considero importante recalcar que después de que nuestros peques prueben varios alimentos, sigamos ofreciéndolos incorporados
en recetas. He observado bebés de casi un año de edad a quienes les
presentan platos con divisiones por grupos de alimentos, en lugar de
deliciosos guisados. Tengamos en mente que uno de los objetivos de

la alimentación complementaria es incorporar a nuestros bebés a la dieta familiar y hacerlos parte de las comidas cotidianas antes de su primer cumpleaños. Estas comidas variarán dependiendo de la época del año, la cultura, el acceso a diversos alimentos y claro, de nuestra habilidad para la cocina. Que he de confesar, YouTube tiene tutoriales fantásticos y sencillos. Sobre todo, para quienes como yo se les dificulta seguir una receta escrita en un libro.

¿Qué hay de la sal?

La recomendación con la que me topo muchas veces en las redes sociales en relación con la sal en los alimentos de bebés que inician la alimentación complementaria y hasta los 2 años de edad, es que no deben consumirla en lo absoluto. Tomando en cuenta las recomendaciones de prácticamente todas las instituciones internacionales sobre salud infantil acerca de la importancia de incluir a los peques en la dieta familiar entre los 9 y 12 meses de edad, y ofrecerles alimentos ricos en hierro como diferentes cárnicos, me pregunté si no estaríamos interpretando mal la sugerencia de no sal. Principalmente, porque no está bien especificado si se trata de evitar añadir sal a los alimentos ya preparados, o bien, no cocinar con sal en lo absoluto.

Probar un alimento por primera vez en la vida debe ser tan fascinante como conocer el mar. ¡Lo guardas en tu memoria para toda la vida!

Imaginemos a un bebé de 6 meses listo para probar su primer alimento. Se le hace agua la boca. Desde el útero ya conoció diferentes sabores. Si toma leche materna, la experiencia gustativa continúa. Por si fuera poco, desde hace tiempo percibe los olores que se desprenden de la cocina y observa las caras de satisfacción de sus familiares al comer ese pedazo de carne rosita que llaman salmón. ¡Ahora le toca a él! Le da una probada con emoción y... ¿su paladar lo engaña? No coincide con lo que huele del plato de sus padres. Mmm... ¡mala suerte!

"Probemos esos frijolitos de la abuela que tanto le gustan a papá".

Abre la boca y... ¡no saben a nada! Se ven igual, pero hay algo raro. Pero bueno, se consuela cuando prueba el mango y corresponde con lo que huele. Así pasan los meses. No uno, no seis sino dieciocho meses hasta que en su cumpleaños número dos, porque así lo recomiendan muchos pediatras y las redes sociales, la mesa se llena de sabores. ¿Dónde habían estado escondidos? La familia se relaja. Separar la comida del bebé de la comida familiar al cocinar para que no tuviera ni por error un poco de sal se estaba volviendo insostenible. Ya pueden dejar de regañar al abuelito que compartía a escondidas cucharadas de frijolitos a su nieto, para que probara las delicias de la abuela. El bebé ya no será el paria de la sociedad y podrá integrarse a reuniones familiares y convivios sin tener que llevarle una comida aparte. ¡Podrán viajar sin transportar alimentos hechos en casa o romperse la cabeza de qué pedirle al niño para que coma en un restaurante! Porque ¡a todo le ponen sal!

Desde mi perspectiva, estamos centrando nuestros esfuerzos en el lugar equivocado. Aislamos a los bebés en lugar de integrarlos a un ambiente familiar saludable y realista desde el principio. Considero que tendrá mejores resultados a largo plazo educar a la familia en buenos hábitos para comer desde el inicio de la alimentación complementaria. De lo contrario, todos los esfuerzos y sacrificios invertidos durante mínimo seis meses evitando sal y azúcar serán inútiles. El niño, al integrarse a la dieta familiar, comerá lo que sus padres comen. Y aunque el refrán diga: "lo que bien se aprende nunca se olvida", el cantautor mexicano Juan Gabriel nos enseñó que "es verdad que la costumbre, es más fuerte que el amor". Es decir, la práctica diaria transforma hábitos y los hace permanecer. Por más que no le hayamos dado ni una pizca de sal en toda su corta vida, la predisposición innata que tiene nuestra especie por los alimentos salados y dulces hará que se incline hacia esos frijolitos cocinados con sal. Dudo mucho que el niño de dos años diga: "no mami, a mi dame la comida sin sal". Aunque sea, no lo he observado en la práctica en el consultorio.

Si son padres como yo, saben que cocinar sin sal no es compatible con la realidad más allá del primer mes de emoción inicial, en el que hacemos de todo ante la novedad de ver a nuestro peque comer. Poco a poco vamos incluyéndola en los alimentos que compartimos con nuestros peques, no sin un sentimiento equivocado de culpa y ansiedad por estar haciendo las cosas mal, y posiblemente, perjudicando a nuestros hijos.

Como profesionales de la salud recomendamos no agregar sal para preparar los alimentos, pero no siempre hacemos la observación de evitar alimentos procesados, embutidos y enlatados. Desde los seis meses de edad vemos bebés con galletas comerciales en las manos o un rollito de jamón "bajo en sal", cuando el principio de un embutido es justamente usar la sal como conservador. ¡No es lógico! Cabe mencionar que no toda la comida procesada es poco saludable. Pero la gran mayoría de alimentos altamente procesados o ultraprocesados contiene altos niveles de sal, azúcar y grasas dañinas, que pueden incrementar el riesgo de obesidad, deficiencias nutricionales y enfermedades crónicas como diabetes e hipertensión, entre otras (UNICEF, 2020).

Si no aprovechamos la alimentación complementaria como una ventana de oportunidad para educar a la familia en el bien comer, es decir, cocinar con poca sal y no añadir sal extra a los alimentos ya preparados, así como procurar más productos frescos y preparados en casa sin sazonadores comerciales[16] que empaquetados, no estamos cumpliendo ningún objetivo en la prevención de enfermedades a largo plazo.

Comprendo también a mis colegas que tienen temor de dar malas recomendaciones y afectar la salud de sus pequeños pacientes. Miedo de salirnos de lo que "todo el mundo sugiere" acerca de la sal durante la alimentación complementaria. Por eso, veamos los hechos:

- De seis recomendaciones y consensos revisados sobre alimentación complementaria, incluidas las guías de la OMS y FAO, solo dos son explícitas en la sugerencia de "cocina sin sal": la del Departamento de Salud de Irlanda (Health Promotion, 2006) y el Consenso mexicano para las prácticas de alimentación complementaria en lactantes sanos (Romero-Velarde *et al.*, 2016). El resto menciona "sin sal añadida". Mi interpretación es "cocina con poca sal, sin sazonadores ricos en sal y no añadas sal a los alimentos ya preparados". Porque si no, es un sinsentido la sugerencia de todas las guías de: "incorpora al bebé en la dieta familiar a más tardar los 12 meses de edad". La Asociación Española de Pediatría (2018) en su documento sobre alimentación complementaria sugiere "no añadir sal a la comida para que se acostumbre a los sabores naturales de los alimentos, como el pollo y la res". Me pregunto, ¿han probado

---

[16] La gran mayoría de los sazonadores comerciales contienen 3.2 gramos de sal en una cucharadita cafetera que equivale a 5 gramos de producto.

la carne de res o de pollo cocinada sin sal?, ¿o los frijoles? Yo sí.
En mis incursiones en la cocina decidí hacer un estofado de
res con verduras. Olvidé ponerle sal y puedo asegurarles que
sabía realmente mal. ¿Cómo vamos a incorporar a nuestros
hijos a la dieta familiar y esperar que disfruten de la comida si
desde el inicio se la ofrecemos insípida?

- Ante la sugerencia de "no sal para que se acostumbren a los
  sabores naturales de los alimentos", pregunto nuevamente:
  ¿cuándo en su vida comerá alimentos cocinados sin nada de
  sal? El ser humano se caracteriza por su creatividad y en el im-
  perio de los sentidos que puede ser la cocina, hacemos despliegue de ella. ¿En verdad deseamos privar a nuestros hijos de
  tantas delicias? Por si fuera poco, la sal ha sido parte regente de
  nuestra vida desde tiempos inmemoriales (Kurlansky, 2002).
  Dudo mucho que haya sido al azar.

- En cuanto al daño de los riñones inmaduros de los críos por
  "la cantidad excesiva de sodio" que les daremos al cocinar con
  sal, debemos tomar en cuenta cuánto come realmente un bebé menor de un año de edad. Aunque hay muchos que se acaban todo su platito, no es una cantidad suficiente para lastimar la función renal de nadie. Además de que no todos los
  días comen en las mismas cantidades y, por si fuera poco, la
  recomendación es cocinar con poca sal y sin utilizar sazonadores comerciales. Evitar alimentos ultra procesados, embutidos y enlatados. Además, siempre podemos cocinar con otros
  recursos, además de la sal, para darle un buen sabor a los alimentos, tales como pimienta, ajo, cebolla, cilantro y perejil.

- No debemos olvidar que una rica fuente de yodo en nuestra
  alimentación y, por supuesto, en la alimentación de los niños
  es la sal yodada. La inadecuada suplementación de yodo en la
  dieta de un bebé puede afectar su buen crecimiento y neurodesarrollo (Zimmermann, 2012). Esto lo podemos observar en
  caso de que:

☹ La madre no está suplementada adecuadamente y ofrezca
   pecho.
☹ Si el bebé toma fórmula y tuvo la mala suerte de que sea
   una sin un buen aporte de yodo.

⊗ Si en la casa está desterrada la sal yodada a favor de sales gourmet (sal rosa del Himalaya, sal Kosher, negra, etcétera).

Incluir en su dieta alimentos cocinados con sal yodada en poca cantidad puede hacer toda la diferencia.

La práctica común de recomendar evitar agregar sal a la comida complementaria de los lactantes hasta el año de edad puede ser injustificada. El papel de los pediatras debería ser proveer de asesoramiento nutricional a toda la familia y mejorar los hábitos de alimentación de todos sus miembros, motivando el uso de pequeñas cantidades de sal y azúcar en general. Como resultado, los bebés de las familias que adopten una dieta saludable pueden ser incorporados a la dieta familiar de manera segura desde los seis meses de edad (Carletti *et al.*, 2012).

Aunque suene a **disco rayado**, mi invitación es educarnos como familia a bien comer desde el principio, aprendiendo a hacer mejores elecciones de lo que nos llevamos a la boca sin sacrificar el sabor, y con opciones realistas y viables. De esta manera, seremos testigos de generaciones de personas que comen sin miedo ni culpa, que se deleitan de comer sabroso y con gozo desde el primer momento.

Debe haber algo extrañamente sagrado en la sal: está presente en nuestras lágrimas y en el mar.

Khalil Gibran
Poeta

Hablemos de grasas y aceites

Con la doctora Andrea Díaz-Villaseñor[17]

Las grasas son parte esencial de nuestra nutrición, el chiste es saber elegir. Como diría el cómico mexicano Cantinflas: "ahí está el detalle". Como tal no hay grasas buenas ni malas si las sabemos utilizar y

[17] Doctora en Ciencias y miembro del Instituto de Investigaciones Biomédicas de la Universidad Nacional Autónoma de México (UNAM).

consumir de manera adecuada. Todo depende de la relación de ácidos grasos saturados, poliinsaturados o monoinsaturados que tengan, y de las temperaturas a las cuales los empleemos. No es lo mismo el aceite que usemos para aderezar una ensalada que para cocinar
a temperaturas elevadas.

Para no confundirnos con la terminología, se llaman "grasas" aquellas que tienen un origen animal (pescado, huevo, etc.) y "aceites" cuando provienen de vegetales (soya, canola, oliva, aguacate, etcétera).

Vamos a echarle un ojo rápido a algunos conceptos que nos serán
de gran ayuda para saber qué aceite elegir y cuándo, así como por qué
es saludable comer menos proteínas de origen animal.

Los aceites que utilizamos en nuestra dieta, ya sea para cocinar,
freír o como aderezos, están compuestos por un conjunto de ácidos
grasos. Existen muchos tipos de ácidos grasos y cada uno de ellos
presenta propiedades fisicoquímicas específicas, dependiendo de su
estructura. De tal forma que cada aceite está compuesto por ácidos
grasos particulares, cada uno en diferentes proporciones. Las propiedades de los aceites que consumimos dependerán, entonces, de
cuáles ácidos grasos conformen al aceite y en qué proporción se encuentre cada uno.

Existen diferentes tipos de ácidos grasos, los cuales varían en el
número de carbonos que contienen y en la manera en que se unen
mediante enlaces. Estas características de los ácidos grasos les pro-
veen cualidades físicas y químicas particulares que generan efectos
diversos en nuestro organismo. Algunas de estas particularidades son
su estado físico (sólido o líquido), solubilidad, grado de oxidación, entre otras.

Lo deseable es que el aceite que escojamos para cocinar todos los
días tenga una buena relación entre ácidos grasos monoinsaturados
y poliinsaturados, como el aceite de canola o el aceite de cártamo, y
utilizar lo menos posible aquellos que son ricos en ácidos grasos saturados, como el aceite de coco, la mantequilla y la manteca de origen
animal (cerdo) y vegetal.

Es recomendable utilizar aceites ricos en ácido oleico, ya que es
uno de los ácidos grasos que se encuentran en mayor proporción en
nuestro organismo y, por ende, es compatible con muchos procesos
bioquímicos y metabólicos.

Cuadro 7. Ácidos grasos

Tipo de ácido graso	Tipo de enlace entre los átomos de carbono	Características	Ejemplos con mayor proporción de ese tipo de ácido graso	Representación bioquímica
Saturados	Enlaces simples	Muy rígidos y con poca fluidez, por lo que se presentan como sólidos, parecidos a la parafina.	Aceite de coco, Mantequilla, Ghee, Aceite de palma, Manteca de origen animal y vegetal	(estructura química: cadena de carbonos con enlaces simples terminando en grupo C=O y OH)
Monoinsaturados (Ácido oleico: un ácido graso omega-9)	Un enlace doble	Flexibles y, por lo tanto, más fluidos. Son líquidos. Son los más compatibles con muchos procesos biológicos y metabólicos que suceden en nuestro organismo.	Aceite de canola, Aceite de cártamo, Aceite de oliva, Aceitunas, Aguacate, Frutos secos: avellanas, pistaches, almendras	(estructura química: cadena de carbonos con un enlace doble C=C terminando en grupo C=O y OH)
Poliinsaturados (Ácido linoleico: un ácido graso omega-6 y ácido alfa-linolénico: un ácido graso omega-3)	Dos o más enlaces dobles	Menos flexibles y fluidos que los ácidos grasos monoinsaturados.	Aceite de girasol, Aceite de maíz, Aceite de soya, Salmón, atún, Nueces, chía, Aguacate, Huevo	(estructura química: cadena de carbonos con dos o más enlaces dobles C=C terminando en grupo C=O y OH)

Con este conocimiento en nuestras manos, es más sencillo leer la siguiente gráfica (Tovar *et al.*, 2011; Flores *et al.*, 2029; FoodData https://fdc.nal.usda.gov/) que compara distintos aceites de acuerdo con cuál ácido graso predomina en ellos: saturados, monoinsaturados o poliinsaturados.

El **ghee**, que no aparece en la gráfica, es similar a la mantequilla respecto a su composición, es decir, es una grasa saturada con todo lo que eso implica, aunque esté elaborada a partir de la leche de vacas felices.

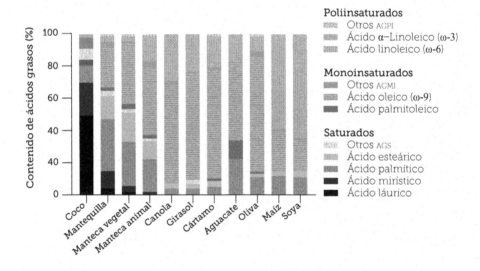

Nota. AGS: ácidos grasos saturados. AGMI: ácidos grasos monoinsaturados. AGPI: ácidos grasos poliinsaturados. α: alfa. ω: omega.

Figura 19. Composición de grasas y aceites

Mucho se habla hoy de los omegas y sus beneficios, como protegernos de enfermedades cardiovasculares, neurodegenerativas (como la enfermedad de Alzheimer) y mejorar nuestra respuesta inmunológica al disminuir la inflamación y oxidación en nuestro organismo. La clave para disfrutar de dichas dádivas es un buen equilibrio entre omega-6, omega-3 y omega-9. Este detalle debemos tomarlo también en cuenta a la hora de elegir un aceite para nuestro consumo.

Los omega-3 son ácidos grasos poliinsaturados, los tres principales son el ácido alfa-linolénico (ALA), el ácido eicosapentaenoico (EPA) y el ácido docosahexaenoico (DHA). El ALA se encuentra principalmente en aceites vegetales como los de canola y soya, así como en nueces, chía y linaza. El DHA y el EPA se encuentran principalmente en pescados (salmón, atún, sardinas), mariscos y algas marinas. El cuerpo no puede producir por sí solo estos ácidos grasos, por lo que necesitamos obtenerlos de la alimentación. A este tipo de ácidos grasos se les conoce como ácidos grasos esenciales.

Los omega-6 también son ácidos grasos poliinsaturados, conformados por el ácido linoleico (AL) y el ácido araquidónico (AA). El AL es un ácido graso esencial y lo encontramos en aguacate, germen de trigo, nueces, así como en pepitas de calabaza y de girasol. Solo los animales son capaces de convertir el AL en AA, por eso está presente en carnes rojas, aves y huevo.

Los omega-9 son ácidos grasos monoinsaturados. Sus formas principales son el ácido oleico (AO) y el ácido erúcico (AE). Nuestro cuerpo puede sintetizarlos, por lo que no están entre los ácidos grasos esenciales. No obstante, vale la pena incluirlos dentro de nuestra dieta. Encontramos el AE sobre todo en la colza, planta de donde deriva el aceite de canola. El AO está presente en el aguacate, el aceite de oliva, las aceitunas y la mayoría de los frutos secos (pistaches, avellanas, almendras).

***

¿Qué hay de las grasas trans y por qué son tan perjudiciales para la salud?

Los ácidos grasos también se componen de hidrógenos libres. En los ácidos grasos monoinsaturados y poliinsaturados, la posición de los hidrógenos libres de los carbonos que forman su doble ligadura se encuentran más comúnmente del mismo lado y se conocen como enlaces tipo *cis*. Estos enlaces afectan de forma directa la flexibilidad y fluidez del ácido graso, haciéndolos líquidos. Pero si los sometemos a altas temperaturas, pueden cambiar de posición invirtiéndose y generando grasas *trans*. Esto cambia las propiedades de los ácidos grasos haciéndolos más parecidos a los ácidos grasos saturados, los cuales son rígidos. La importancia de conocer esto, es que las grasas *trans* y el consumo frecuente de grasas saturadas, representan un factor de riesgo muy elevado en las personas para sufrir alguna enfermedad cardiovascular, así como padecer cáncer y diabetes, ya que participan en procesos de inflamación.

Una ventaja de los aceites saturados en la industria de alimentos o puestos de comida es que, al no poseer ninguna doble ligadura, no se convierten en grasas *trans*, y pueden reutilizarse varias veces. El aceite de coco es un buen ejemplo.

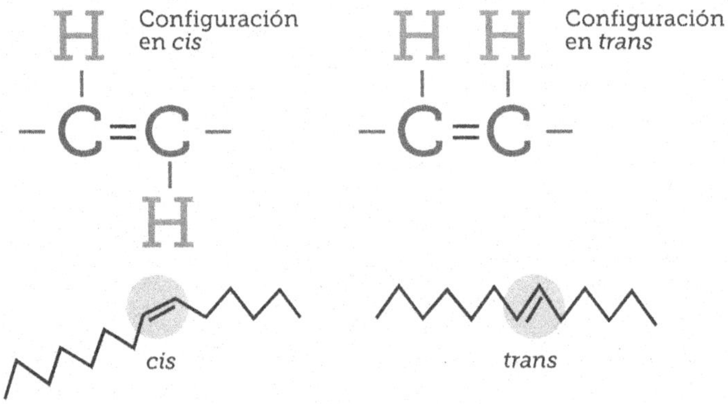

Figura 20. Tipos de enlaces dobles *cis* y *trans*.

Las altas temperaturas también pueden generar que los ácidos grasos contenidos en los aceites se hidrolicen de forma excesiva, y produzcan una sustancia tóxica llamada acroleína, que tiene un olor muy característico y un sabor poco agradable. Por eso, una cuestión muy importante a la hora de elegir el aceite ideal dependiendo del uso que queramos darle, es conocer su punto de humeo.

Cada aceite tiene una temperatura específica en la que se producen sustancias tóxicas, llamada punto de humeo. Este se aprecia a simple vista ante un sobrecalentamiento del aceite, ya que se observa humo. En el cuadro 8 se muestran los puntos de humeo de los aceites o grasas más empleados, que nos ayudará a saber cuál elegir dependiendo de la forma en la que deseemos cocinar los alimentos.

Cuadro 8. Punto de humeo		
Aceite	Calidad	Punto de humeo (°C)
Aceite de aguacate	Refinado	271
Aceite de cártamo	Refinado	266
Mantequilla clarificada (Ghee)		232
Aceite de oliva	Refinado	242
Aceite de coco	Refinado	232
Aceite de maíz	Refinado	232
Aceite de girasol	Refinado	232
Aceite de soya	Refinado	232
Aceite de uva		216
Aceite de oliva	Virgen	216
Aceite de pepitas de uva		216
Aceite de ajonjolí		210
Aceite de canola	Refinado	204
Aceite de aguacate	Virgen	200
Manteca vegetal		182
Manteca animal		177
Aceite de oliva	Extra virgen	160
Mantequilla		150

Fuente: https://es.wikipedia.org/wiki/Punto_de_humeo y https://www.masterclass.com/articles/cooking-oils-and-smoke-points-what-to-know-and-how-to-choose#1MtB4cOc1i3H158RnPKC63
Un aceite ideal para consumir sin calentar, como para aderezar ensaladas o agregar un chorrito a los alimentos, es el aceite de oliva extra virgen.

La controversia con el aceite de coco: ¿usarlo o no?

En cuanto a que el aceite de coco ofrece más riesgos que beneficios o viceversa, la literatura científica apunta que falta información al respecto. El aceite de coco es rico en grasas saturadas. Las grasas saturadas (también presentes en carnes rojas y lácteos) incrementan la concentración del colesterol "malo" (LDL por sus siglas en inglés, o de baja densidad) (Mensink, 2016). Este colesterol es una de las causas principales de arteriosclerosis, ya que literalmente tapa las arterias y produce inflamación. Recordemos que las grasas saturadas se presentan en forma sólida.

Frente a esta evidencia, nos cuestionaríamos por qué tiene tan buena fama el aceite de coco y se promueve su consumo por sus múltiples efectos positivos en la salud. Un estudio riguroso (Neelakantan *et al.*, 2020), mostró que el aceite de coco aumenta de manera significativa tanto el "colesterol malo" como el "colesterol bueno" (HDL por sus siglas en inglés, o alta densidad), sin tener ningún efecto en el peso corporal, los triglicéridos o en marcadores inflamatorios, en comparación con otros aceites vegetales (como los de canola o soya). Aunque el aceite de coco elevó el "colesterol bueno", los investigadores aseveran que "es imposible saber si es un mecanismo benéfico para las enfermedades cardiovasculares, ya que la información que se tiene no apoya, hasta el momento, esta relación causal. Podría tener acciones adversas o favorables" (Sacks, 2020), por eso no podemos asegurar que los alimentos que elevan el "colesterol bueno" tienen una verdadera influencia en la salud cardiovascular.

El problema del asunto es que para verificar si el aceite de coco tiene un impacto positivo en la salud de las personas, tendría que llevarse a cabo un estudio en el cual se les ofrezca aceite de coco durante un largo periodo. Dado que se espera que se eleven los niveles tanto del "colesterol malo" como del "bueno", el riesgo para la salud de los participantes podría ser muy alto. Por eso, realizar un estudio clínico de este tipo en humanos es poco ético. Entonces, podemos apoyarnos en modelos animales. Lo que nos reportan en cuanto al aceite de coco no es muy alentador.

Estudios realizados en ratas, muestran que la ingesta de aceite de coco crudo de manera frecuente y por un periodo de solo tres semanas, aumentó el tamaño de los adipocitos (células que almacenan grasa), incrementando su contenido de grasas saturadas hasta en 50% y los volvió metabólicamente disfuncionales (Díaz-Villaseñor *et al.*, 2013); por un lado, disminuyó la secreción de adiponectina en ayuno, una hormona que produce sensibilidad a la insulina y, por ende, se perdió su efecto benéfico para el organismo; mientras que la secreción de la hormona encargada de regular el apetito, la leptina, aumentó de forma excesiva junto con la ingesta de alimentos (Olivares-García *et al.*, 2015). Esto terminó por alterar el eje de saciedad entre el tejido adiposo y el cerebro.

La recomendación es que, mientras no contemos con más información respecto al aceite de coco, moderemos su consumo e inclinemos más la balanza hacia el uso de aceites vegetales con una buena relación de omega-3 y omega-6 con omega-9, como el aceite de cártamo. El aceite de cártamo por tener un punto de humo muy alto, evita que se formen sustancias tóxicas y poco agradables al paladar, así como grasas *trans* al calentarlo.

El aceite de soya podría ser una buena opción para evitar el crecimiento del tamaño de los adipocitos y modular los niveles de insulina y colesterol total, efectos observados en modelos animales con obesidad (Díaz-Villaseñor *et al.*, 2013). El detalle es que, en personas susceptibles, las **isoflavonas** propias de la soya pueden actuar como disruptores endocrinos; que son químicos capaces de mimetizar nuestras hormonas y, por lo tanto, de alterar el correcto funcionamiento corporal y afectar negativamente nuestra salud. El aceite de soya en ciertas personas puede ser factor de riesgo para cáncer de mama y alteraciones tiroideas, entre otros padecimientos.

Deseo que esta clase de bioquímica sea de provecho para las familias, para tomar decisiones bien informadas.

***

Baby-led weaning (BLW) o alimentación guiada por el bebé

Cuando pensamos en un bebé que inicia la aventura de comer, la gran mayoría de las veces viene a nuestra mente una papilla. Suena lógico. Parece la manera más sencilla de alimentar a un peque sin dientes e incapaz de valerse por sí mismo. Además de que aseguramos que coma todos los grupos de alimentos en una o dos papillas. Incluso tenemos la sensación de que aprovechará mejor los nutrientes, al ofrecerlos de una manera fácil de digerir. Lo que he aprendido en los últimos diez años de práctica pediátrica, ahora reforzado con la experiencia de ser madre, es que subestimamos a los niños. Damos por hecho que no pueden hacer ciertas cosas, y nos sorprendemos al ser testigos de todo lo contrario.

Ver a un bebé comerse un muslo de pollo hervido entero causa en muchas personas una mezcla de sorpresa y miedo. ¿Se atragantará? ¿Su cuerpo está listo para aprovechar todos los nutrientes? ¿Logrará comer aun sin dientes? No es sino hasta que vemos el hueso de pollo sin carne y nada tirado en el piso que creemos que es posible.

No es sencillo como padres y cuidadores, incluso como pediatras, dejar el control a un lado y confiar en los más pequeños y en sus capacidades. Empoderar a un niño a hacerse cargo de su alimentación abre nuevos caminos en la percepción de sí mismo y de lo que es capaz. Él disfruta la invitación a explorar el mundo, sabiéndose acompañado y cuidado. ¿No es acaso lo que deseamos para nuestros hijos? Lo que es hoy se refleja en el mañana. Son enseñanzas que se quedan marcadas para el futuro. Conexiones cerebrales que se refuerzan repetidamente y que moldean su interacción con su entorno.

El método de blw me inspiró en la manera de ver y tratar a los niños en su justa dimensión, como seres capaces de hacer muchas más cosas de las que creemos. También me educó como pediatra aprendiendo que mi mejor tarea es la de empoderar a los padres con información y regresarles la autonomía y soberanía de confiar en ellos mismos y en sus hijos. Mi papel como médico es de guía y acompañamiento, no de autoridad incuestionable. Con esta visión, no dejo de aprender de los niños y de sus padres, en esta comunicación y aprendizaje recíproco.

blw no es una moda. Es como los bebés humanos han comido a lo largo de los siglos y que seguimos observando en comunidades alejadas de la mercadotecnia de los purés. Las papillas realmente surgieron por la necesidad de sus cuidadores de alimentarlos de manera temprana (antes de los 6 meses de edad) para no depender de la leche materna en una época en la que las fórmulas lácteas no aportaban el grado de nutrición de hoy. La razón de esta necesidad, inicialmente, fue la incorporación de las madres al mundo laboral, que vino con la era industrial. Ya no era seguro llevar al bebé colgado del cuerpo de la mujer, pues los campos se cambiaron por fábricas. Alguien debía quedarse al cuidado del crío y alimentarlo de la manera más segura, es decir, con una presentación semilíquida de los alimentos. Surgieron las botellas alimentadoras, los chupetes y ofrecer leche de otros mamíferos a los lactantes. Con el advenimiento de la comida enlatada la vida de los cuidadores se simplificó aún más, y era posible ofrecer comida en papillas ya preparadas. La industria farmacéutica aprovechó el nicho de los sucedáneos de la leche materna, mejorando la fórmula para que cada vez se pareciera más a esta, haciendo un trabajo excepcional de posicionamiento en la mente del consumidor. Tanto así que es frecuente la idea de que "nutren mejor que la leche humana" al ser más completas. La industria de las papillas no se quedó atrás, ofreciendo argumentos convincentes de que la tecnología de la alimentación se puso al servicio de la primera infancia. El mercado de los productos infantiles se disparó llevando como estandarte "ofrecer lo mejor para los bebés". Agua especial para bebés, galletitas para ejercitar la pinza fina en los peques, cereales agradables al paladar y fortalecidos con hierro, jugos y purés de fruta fáciles de transportar, etcétera, etcétera, etcétera.

Alejados de lo sencillo, nos parece complicado lo fácil: que nuestro bebé coma lo que nosotros y se nutra de una leche gratuita, completa, a la temperatura ideal y cantidad adecuada a sus necesidades cambiantes día a día.

El BLW está basado en cuatro principios

1. La autorregulación del niño: él decide qué y cuánto comer.
2. El aprendizaje a través de la exploración multisensorial.
3. El respeto y la confianza: al saber que nuestros hijos, pequeñitos como los vemos, son capaces de comer por sí mismos, con el acompañamiento y atenciones de sus cuidadores.
4. La convivencia familiar: conecta, convive y se integra a la dinámica familiar desde el principio.

No estoy diciendo que ofrecer papillas a un bebé como inicio de la alimentación complementaria sea un error. Solo invito a tomar consciencia de las razones que nos inclinan a decidirnos por uno u otro método.

Ante la preocupación de padres y profesionales de la salud en relación con la seguridad del método en términos de atragantamiento y nutrición (disponibilidad de energía y de hierro), se propuso una adaptación llamada *Baby-Led Introduction to SolidS* (BLISS) o introducción a los sólidos guiada por el bebé (Cameron *et al.*, 2015) que ha demostrado ser una elección segura y nutricionalmente adecuada (Villiams Erickson *et al.*, 2018). Sus características principales son ofrecer:

- Alimentos que el bebé pueda tomar con las manos y llevarlos a la boca.
- Comida preparada de tal manera que sea adecuada para el neurodesarrollo del peque, con la finalidad de reducir el riesgo de atragantamiento, y evitar ofrecer alimentos considerados como de alto riesgo de asfixia.
- Un alimento rico en hierro en cada tiempo de comida.
- Un alimento rico en energía en cada tiempo de comida.

BLISS en ningún momento es ofrecer una combinación de alimentos enteros con papillas. Desde mi perspectiva, las papillas son principalmente para aquellos bebés que no cumplen con los requisitos para iniciar la alimentación complementaria. Hay formas seguras de ofrecer los alimentos enteros de acuerdo con el neurodesarrollo del bebé sin tener que recurrir a purés. Digo, no están prohibidos ni mucho menos, y es finalmente la decisión de los cuidadores cómo ofrecerán los alimentos. Solo que no es necesario invertir tiempo y esfuerzo en hacer papillas, si hay otras formas más prácticas.

Una manera fácil de recordar cómo iniciar la alimentación complementaria es con "la regla de las 4S": suave, sujetable, saludable y sabroso.

Suave. A la hora de elegir los alimentos que le presentaremos a nuestro bebé, preguntémonos cuál es el más suave. Por ejemplo, ¿qué es más suave? ¿La manzana o el plátano? ¿La manzana o la papaya? ¿La manzana o el aguacate? ¿La manzana o la fresa? Casi todas las frutas son mucho más suaves que una manzana, y por alguna razón, es la preferida como fruta inicial.

En el caso de las verduras, la clave es cocinarlas al vapor para evitar que al hervirlas se queden todos los nutrientes en el caldo. La textura debe ser "al dente", es decir, firme pero no duras. Que las verduras sean lo suficientemente suaves para deshacerlas con las encías y el paladar (o si hay dientes, dientes), pero sin que se deshagan en las manos.

Para las proteínas, buscamos también las opciones más suaves. Un muslo de pollo hervido es más suave que una pechuga de pollo asada. Algunos cortes de carne de res y de cerdo que son más suaves podrían ser chambarete, pescuezo, filete. De la carne del cordero, la espaldilla. También depende de cómo están cocinados, pero el objetivo es que no sean duros. Un pescado fácil de comer para un bebé que está empezando es el filete de salmón. No tiene espinas, su sabor es delicioso y es suave. Entre las leguminosas como proteínas de origen vegetal, podemos cocerlas y aplastarlas (frijoles, habas), o bien, meterlas en un procesador para obtener texturas pastosas como la del hummus (garbanzo). Si dejamos las leguminosas en remojo en agua con bicarbonato desde la noche anterior, despertaremos sus cualidades nutricias, estarán más suaves para cocinarlas al día siguiente y disminuiremos su potencial de generarnos flatulencias.

En el caso de los cereales, podemos elegir opciones suaves como la pasta, papa al vapor, avena remojada toda la noche anterior en agua, leche materna o alguna bebida vegetal sin azúcar añadida. Una deliciosa opción y muy agarrable, además de tradicional en algunos países de Sudamérica como Colombia y Venezuela, es una arepa hecha de maíz con mantequilla. La chía la podemos ofrecer en agua de limón con pepino, por ejemplo, o revuelta con yogur natural sin azúcar añadida o derivado de búlgaros, junto con amaranto. Las oleaginosas (cacahuates, nueces, almendras) puedes ofrecerlas como lechadas, o bien, trituradas o como cremas ("mantequillas").

La recomendación es ir de lo suave a lo duro, de lo fácil a lo complejo. Una guayaba es suave pero más compleja para comer que un plátano, por el tema de las semillas —que, cabe mencionar, no hay ningún problema que los bebés las coman antes del año de edad—. No taparán su intestino ni les provocarán malestares digestivos. Esto aplica también para la tuna, granada china o las semillas de las uvas o jitomates.

Sujetable. Vamos de lo grande a lo chico. Lo que pueda sujetar el bebé con facilidad. No ofrezcamos alimentos pequeños hasta que nuestro crío sea capaz de sujetar objetos con los dedos índice y pulgar (pinza fina). Recordemos que el desarrollo psicomotor de un peque le permite inicialmente sujetar objetos grandes, y poco a poco, objetos pequeños. Debemos ofrecer los alimentos a la par de sus logros. Es preferible que sean largos más que voluminosos. Una referencia práctica es que sean del tamaño y grosor del dedo índice de un adulto. Así las zanahorias y papas, por dar algunos ejemplos. O bien, en tiras largas y delgadas, como un filete de carne de res. Sin embargo, otros alimentos los ofreceremos en trozos grandes que puedan abarcar las manitas del bebé, pues cortarlos en "deditos" se puede volver una empresa difícil de lograr y de sujetar por el peque (salmón, por ejemplo). Es de valor corroborar que la comida que ofrecemos es al menos tan larga como el puño del crío, sobresaliendo, aunque sea de un lado de su manita.

Vale la pena evitar alimentos que se desmoronan fácilmente o aquellos se pueden hacer bola o pasta en la boca (quesos de hebra y algunos panes).

Hay algunos alimentos que pueden ser resbalosos, como el melón, y representar un reto para los peques. No dudes en ayudarlo sujetando el alimento con tus dedos y acercándolo a su boca con tu mano viendo hacia arriba. Deseamos que sea tu bebé el que se acerque a la comida o que lleve tu mano hacia él, no que le metas la comida a la boca. Igual con la cuchara o el tenedor. Ninguno está peleado con el BLW/BLISS. Solo recuerda decirle: "yo te apoyo".

Saludable. Además de las recomendaciones en cuanto a qué alimentos preferir y cuáles evitar, así como la información para elegir el aceite para cocinar, la meta es presentarle a nuestro peque todos los grupos de alimentos en cada tiempo de comida, para que tenga más oportunidades de comerlos a lo largo del día.

Siguiendo las indicaciones de BLISS, ofreceremos un alimento rico en energía, una fruta, una verdura y un alimento rico en hierro (tomando en cuenta que se aprovecha mejor si lo combinamos con un alimento rico en vitamina C). De esa forma, nos aseguraremos que obtenga los nutrientes que necesita nuestro bebé, sin perder de vista que la leche es el alimento más importante hasta el año de edad, y que la comida la complementa.

Sabroso ¡Por favor, cocina rico! No me refiero a que nos volvamos co-cineros expertos sino que echemos mano de lo necesario para que los alimentos de nuestros bebés y los de toda la familia sepan delicio-so. Se vale cocinar con ajo, cebolla, cilantro, perejil, especias, hierbas de olor, etc. No dudemos en echar mano de alimentos que en nuestra cultura culinaria se utilizan para preparar recetas, como chile o curri. Digo, siempre con sentido común y observando la reacción de nues-tro pequeño comensal.

En cuanto a la cantidad que debe comer tu bebé, relájate. Él defini-rá cuánto desea comer en cada ocasión, a veces más y a veces menos. Confía en la sabiduría de su cuerpo, sin obligarlo a comer o angustiarte porque no se termina lo que consideras que debería comer. Ten pre-sente que tu bebé se autorregula en su alimentación, solo es cuestión de estar atentos a sus señales de hambre y saciedad. Incluso, puedes enseñarle una seña para indicarte que ya está satisfecho. Créeme, no es difícil darse cuenta de cuándo ya no quiere seguir comiendo.

Para calcular cuánto servirle de cada grupo, puedes inicialmente apoyarte en la palma de tu mano o en un plato para postre. Divídelo en cuatro y así, cada cuadrante contendrá un alimento de cada grupo. Para la cantidad de aceite que se recomienda utilizar para cocinar o añadir a los alimentos, considera aproximadamente la yema de tu dedo índice.

Una vez incorporados más alimentos a su dieta y con la idea de que el resto de la familia coma en proporciones similares, distribuire-mos los platos de la siguiente manera: la mitad para las verduras, una cuarta parte para cereales y tubérculos, otra cuarta parte para proteí-nas de origen animal o vegetal.

Nuestros peques desean comer lo mismo que nosotros. ¡Hagá-moslo sin miedo!

Los dos principales miedos a la hora de poner en práctica el BLW/BLISS son el riesgo de atragantamiento y las deficiencias nutricionales.

Atragantamiento

Recordemos que nuestros bebés están aprendiendo a comer. Los pri-meros meses de vida lo único que han tomado es leche. Ahora, deben aprender a masticar y deglutir alimentos sólidos. Durante ese apren-dizaje, el reflejo nauseoso los protege de tragar trozos de alimentos que podrían representar un peligro, por eso al principio esperamos que presente arcadas, es decir, esfuerzos para sacar aquellos pedazos que no pueda deglutir fácilmente. Las arcadas pueden durar un día o un par de semanas. Los alimentos que no pueda tragar, los sacará, o bien, intentará deshacerlos hasta poderlos comer. Nunca introduzcas tu dedo para sacar el alimento con el que crees que se está atragantando, porque podrías empujarlo y ahí sí ponerlo en riesgo de atragantamiento. Vigilarlos con calma y paciencia, para transmitirles seguridad es la mejor herramienta. Eso y haber tomado un curso de primeros auxilios. Si sigues la regla de las 4S difícilmente tendrá un evento de atragantamiento. En todo el tiempo que llevo de compartir este método, jamás hemos tenido un evento desafortunado. Lo que he observado es que prepara a los bebés para saber cómo reaccionar mejor cuando se meten objetos a la boca.

La manera de distinguir entre una arcada y un evento verdadero de atragantamiento es muy evidente. Este último es como "un grito en silencio". La vía aérea está totalmente obstruida y, al no haber paso de aire el peque no emite ningún sonido, hay un cambio inmediato de color en sus labios y cara (azul o morada), y le genera mucha desesperación. No está tranquilo.

Alimentos que representan un riesgo de atragantamiento

- ☹ Alimentos que no se pueden aplastar con el paladar y la lengua.
- ☹ Alimentos pequeños: nueces, uvas, jitomates cherry
- ☹ Vegetales crudos
- ☹ Malvaviscos, sobre todo los pequeñitos
- ☹ Manzana cruda
- ☹ Fruta dura (coco) o sin retirar la cáscara (aguacate)
- ☹ Cítricos sin pelar
- ☹ Nueces y semillas enteras
- ☹ Palomitas
- ☹ Salchichas

Para tranquilidad de todos, vuelvo a mencionar que la evidencia científica apunta a que el riesgo de atragantamiento de un bebé que come con papillas y BLISS es el mismo.

Deficiencias nutricionales

La mejor manera de dar seguimiento a la nutrición de un bebé y de un niño no es con estudios de laboratorio, sino con el adecuado uso de las gráficas de crecimiento: peso para la edad, peso para la talla y talla para la edad. En el capítulo anterior expliqué cómo emplearlas correctamente.

Además, si seguimos las recomendaciones de incluir un alimento rico en energía y uno rico en hierro en cada tiempo de comida, no tendremos ningún problema con la nutrición de nuestros bebés. No olvidemos que hasta los 12 o 14 meses la comida complementa a la leche, no es la principal fuente de nutrición.

¿Por qué vale la pena hacer BLW/BLISS?

No nada más porque es un método muy práctico de llevar a cabo y que, contra lo que podría creerse, no toma más tiempo que el método tradicional con papillas. Hay varias ventajas que me gustaría resaltar.

- ☺ *Mejor aceptación de los alimentos.* Al comer lo mismo que el resto de la familia y tener un acercamiento a los alimentos a través de la exploración y del juego, comen mucho mejor. Por otro lado, al ofrecer sólidos en lugar de papillas de manera más temprana, hay menor probabilidad de dificultades en la alimentación, tanto en aceptación de una mayor variedad de alimentos como en la tolerancia de texturas. Muchos peques que tienen más de un año de edad y se les dificulta comer algo distinto de las papillas, es porque les ofrecieron sólidos en enteros después de los 10 meses de edad (Northstone *et al.*, 2001).
- ☺ *Menor aislamiento social.* Dado que los bebés están integrados en la dinámica familiar desde el principio, no solo disfrutan más la comida, sino que tienen hábitos más saludables. Claro, siempre y cuando la familia también los tenga. Un estudio (Hammons, 2001) observó que los niños y adolescentes que compartían por lo menos una comida con su familia presentaban una disminución en la probabilidad de sobrepeso (12%), de comer comida chatarra (20%) y de tener una alimentación

desordenada (35%). Además de que incrementó en 24% la probabilidad de comer alimentos saludables. El tema con las papillas es que, por lo general, se da de comer al crío antes o después que a toda la familia, y no se le da lo mismo.

☺ *Disminución en el riesgo de malnutrición y de enfermedades crónico-degenerativas como diabetes e hipertensión, entre otras.* Aunque no contamos en este momento con estudios prospectivos hasta la vida adulta de niños que iniciaron la alimentación complementaria con el método BLW/BLISS, respetar la cantidad que el peque decide comer y no forzarlo a acabarse un plato influye favorablemente en el control de la saciedad. Se preserva el principio de autorregulación de comer solo lo que necesita, y que está más presente en bebés alimentados con leche materna que en aquellos alimentados con fórmula, por el simple hecho de que al no tener un "onzímetro" en el pecho, no nos sentimos obligados a que nuestro peque se acabe todo lo que contiene (a diferencia de una mamila). En la alimentación complementaria este beneficio se logra al practicar una alimentación perceptiva, también llamada responsiva (Black y Acoud, 2011), y puede suceder tanto con papillas como con BLW/BLISS. Solo que es mayor la probabilidad de que pase en el último, al no tener que alimentarlo otra persona sino él mismo. Por alguna razón, cuando tenemos un plato en nuestras manos nos sentimos con la obligación de terminarlo, claro, depende de la educación que recibimos de peques. De recién casada me generaba mucho conflicto que mi esposo no se terminara toda la comida de su plato. Cuando se sentía satisfecho dejaba de comer. ¡Ni siquiera podía tentarlo con un postre para que siguiera comiendo! En mi caso, todavía me siento culpable de no dejar limpio el plato que me sirven. No importa que ya no me quepa más, intento acabármelo. O si estoy en un restaurante lo pido "para llevar", aunque se eche a perder en el refrigerador. Pero eso sí, siempre hay un huequito para el postre.

De alguna forma, escucho una voz que viene desde mi infancia advirtiéndome acerca de todos los niños que mueren de hambre y yo desperdiciando comida. También vienen a mí las sonrisas de satisfacción de mi familia al verme dejar el plato limpio, a diferencia de mis primos. Aprender a regularme y escuchar mi cuerpo ha sido todo un reto, tanto como aceptar mi cuerpo tal como es. No relacionar la comida con amor, contención y aceptación no ha sido fácil. Dejar de hacer dietas para adelgazar y concentrarme en comer de manera saludable y gozosa, tanto como sentirme conforme con la talla que uso y dejar de desear ser quien no soy, ha sido una práctica de toma de consciencia y de amor propio. Estoy segura que si mis padres y abuelos hubieran estado familiarizados con otro tipo de educación o con una alimentación más consciente, mi historia sería distinta. Recibir como premio por haberme portado bien una paleta o un pan de dulce, reforzó una relación muy fuerte entre mi centro de la recompensa en el cerebro y la comida.

Eso es el pasado y lo que tengo es el hoy, para practicarlo conmigo y mi hijo. Lo que me impresiona es cómo los primeros años de vida son en verdad una ventana de oportunidad tan importante. Confiar en la sabiduría de sus cuerpos no es evidente, pero sí necesario. Los niños nos muestran el camino si confiamos en ellos.

En un estudio en el que se comparaban críos alimentados de la manera tradicional con aquellos con BLW/BLISS se observó que los últimos aprenden a regular su ingesta de tal manera que los conduce a índices de masa corporal (IMC) menores y a una preferencia por alimentos más saludables. El IMC es la relación peso-estatura. Cuanto más elevado es el IMC, mayor el peso en relación con lo que mide la persona. Estas observaciones plantean implicaciones favorables en la salud de los peques en torno al método BLW/BLISS (Townsend y, Pitchford, 2012).

Lo que me interesa resaltar es que la obesidad no es solo el factor a prevenir, es el que se ve de forma evidente. Hay muchas personas delgadas con una pésima nutrición; hasta podría pensar que son ellos los que corren más peligro de enfermedades crónico-degenerativas, ya que no llaman la atención de sus padres, maestros y profesionales de la salud, retrasando la implementación de estrategias para que logren una adecuada nutrición. Lo que es una realidad es que "el periodo de la alimentación complementaria es un momento nutricionalmente vulnerable para los niños y cuando, seguramente, se establecerán hábitos de alimentación para toda la vida" (Pearce y Langley-Evans, 2013).

☺ *Prolongación de la lactancia materna logrando la meta de la* oms *de ofrecerla de manera exclusiva hasta los 6 meses de edad.* Ya que para poder implementar el método blw/bliss en un peque, este debe haber alcanzado ciertos logros en su neurodesarrollo, que se logran alrededor de los 6 meses de edad, puede continuar con lactancia materna de forma exclusiva por un tiempo mayor (Taylor *et al.*, 2017). En cambio, si ofrecemos papillas puede ser que nos inclinemos a iniciar antes de los 6 meses.

☺ *Mayor adaptabilidad.* Conforme nuestros peques crecen nos damos cuenta de que no hay nada como ser prácticos y flexibles. Cuanto menos nos compliquemos la vida es mejor para todos. Invertir tiempo en pasarlo con nuestros peques, la pareja, nosotros mismos se convierte en prioridad. blw/bliss ofrece esa ventaja. Comen de todo y en donde sea.

En cuanto a las desventajas del método blw/bliss diría que la principal y casi única que he observado es la gran presión social que existe al respecto. Comentarios como: "¡es un bebé salvaje!", "mira cómo se embarra y desperdicia la comida", "qué irresponsable, ¡se va a atragantar!" o la famosa "lo estás matando de hambre", pueden generar en los padres un gran sentimiento de ansiedad y culpa, por eso el acompañamiento por profesionales de la salud que los motiven a confiar en lo que saben y en sus peques es tan necesario. Y no solo eso, sino involucrar a toda aquella persona que intervendrá en la alimentación del peque, para que sean aliados con conocimiento (Wasser *et al.*, 2013).

La finalidad de toda alimentación complementaria debería ser:

• Que los peques coman por sí mismos y lo que les guste, integrados a la dieta familiar, con nuestro compromiso como padres y cuidadores de ofrecer alimentos de la mejor calidad.

• Poner a su disposición un ambiente agradable para que compartan el sentido social y de goce que confiere comer.

• Establecer una relación armoniosa con los alimentos desde el principio que hará toda la diferencia en su salud y disfrute de la comida.

- Nunca obligarlos, forzarlos o chantajearlos para que coman.

Todas las recomendaciones anteriores, independientemente del método que escojamos.

Alimentando una nueva relación con la comida

Erika de Urquijo[18]

"A tu sopa le faltó sal" dice el padre a su esposa. Los hijos, uno a uno, la prueban. Se van esbozando gestos de aprobación o desaprobación, y luego todos lanzan su veredicto. La madre observa el plato, toma la cuchara y prueba "su" sopa. Sin retirar la mirada del plato, intenta explicar. Ha querido derramar amor en cada platillo y su lenguaje, quizá, no se entendió.

Cuando hablamos de comida, de alimento, hay algo vinculado al amor, a lo afectivo. Sin duda, alimentar a través de nuestro pecho, tan cerca del corazón, formula su propuesta amorosa y estoy cierta de que podemos encontrar mucho escrito, ya sea científico, poético, anecdótico, etc., en torno a ello.

Hoy quiero dejar en este espacio una cuña, esta especie de diminuta pieza que sostiene una apertura a otras reflexiones. Tantas historias dolientes en relación con la comida nos hablan de algo, y es menester escuchar.

En la historia anterior, relato el recuento de tantas familias al encontrarse a la mesa; importante distinguir que estamos hablando ya de adultos, sin embargo, todo empieza en lo que nos fue entregado como prácticas, hábitos y lenguaje cotidiano cuando éramos infancias. La madre que prepara emocionada el desayuno que provocará risas y alegría en la mesa, se encuentra con una niña que hoy no quiere comer "eso". Escenas sencillas que remueven las más finas fibras y que, tantas veces, terminan en gritos desesperados porque no fue recibido nuestro amor, nuestras intenciones. Porque entre prisas y necesidades del día, habrá que resolver que esa criatura no se "vaya con la panza vacía".

[18] Psicoterapeuta especializada en el vínculo padres e hijos.

¿Vacía de qué? Si cruzamos el umbral de la primera respuesta que viene a la mente, sería de comida, pero ¿cuál será nuestra profunda preocupación real?

¿Cómo regresar a lo invaluable de alimentar el cuerpo, de nutrirlo y escucharlo? Claro que puede ser confuso, porque ciertamente esto llama a una relación de amor, amor hacia nosotros mismos, que no es necesariamente igual a experimentar amor, o no lo es, a partir de la experiencia sensorial de comer.

Quiero dejar aquí, en esta apertura que nos concede la cuña, el valor de estar atentos. No seguir validándonos a través de "mi hijo come súper bien" o invalidándonos a través de "no logro que coma". Sin darnos cuenta, le estamos cargando a un proceso orgánico nuestra valía, suficiencia, capacidad y podríamos continuar con una larga lista. Estamos también anulando el saber del cuerpo de nuestros peques que intuyen sus límites y necesidades. ¿Qué tal si depuramos estos procesos tan cargados y regresamos a la simplicidad (que no es igual que sencillo) de buscar lo más adecuado y vibrante para este cuerpo que quiere salir a la vida ligero, con energía y chispeante?

Dedicar una gran parte de nuestra vida a buscar el placer en la comida puede tener su trampa. ¿Y si nos diversificamos? ¿Y si el placer ahora tiene muchas más caras que la de los alimentos? Podríamos empezar por identificar cuándo son espacios de alimentarnos de manera funcional y cuándo tienen otras intenciones, por ejemplo: los días de la semana en que mamá y papá se van a trabajar, lo que cuidaremos es que el combustible que entra a nuestro cuerpo, incluido el de nuestros hijos, sea de calidad. La mayoría de las veces incluso contamos con un tiempo limitado, suficiente para que la tarea se lleve a cabo. ¿Tendremos una comida familiar? Aquí ya notamos que se agregan expectativas. Quizá ahí nos daremos el tiempo de conectar con nuestros seres queridos, de conversar y de fomentar nuestros vínculos. El espacio de alimentarnos deja de ser un momento meramente "funcional" y se vuelve en uno compartido, en donde se suman otras intenciones. La experiencia sensorial tiene incluso tiempo de vivirse desde muchos ángulos que en la prisa cotidiana nos perdemos. Sin embargo, no es necesario amalgamar y así confundir mi deseo de conectar y de pasar un momento grato, con el hecho de que esto lo proveerá la comida por sí misma. La comida NO es la conexión, de ninguna manera.

El autoconocimiento en la crianza es esencial. ¿Cómo es mi relación con la comida? ¿Cómo es el acercamiento con mi cuerpo y sus necesidades, señales, mensajes? ¿Me escucho? ¿Cuáles son las expectativas que deseo que colmen mis hijos en su relación con la comida? ¿Tiene influencia sobre mi persona el entorno en el que me desenvuelvo y sus expectativas?

Todos conocemos esta escena de la cuchara que se convierte en avión para aterrizar en la boca de nuestros peques y así lograr un bocado más, y otro, y otro más. Hace mucho que dejó de ser un juego y se convirtió en una estrategia, en un engaño, una triquiñuela. Cada bocado se torna un calmante para la angustia de quien alimenta sin notar todo aquello que transgrede en su vuelo. Los invito a volver a la escucha amorosa de nuestros cuerpos para extender esta capacidad de escuchar a nuestros pequeños.

Quizá el acto amoroso está ahora en intentar una nueva relación con los alimentos, una menos celosa, menos posesiva y también menos fantasiosa. Es posible que podamos atravesar un duelo. Renunciar a la creencia de que el amor viene escondido en estos platillos y que colmarán hasta el hueco más profundo puede resultar menos confuso. Podemos atrevernos a replantear nuestra mirada y hacernos nuevas preguntas. Darle paso a una pequeña sospecha curiosa que mira más allá, que trata de explorar el tema para mí y para mi familia.

***

Dientes[19]

Esperamos la salida de los dientes entre los 3 meses de edad y hasta 10 meses después. Cada bebé es único y, por lo general, repiten el patrón que alguno de sus padres tuvo.

Aunque muchos profesionales de la salud comenten que no tiene ninguna relación la preparación de las encías para la salida de los dientes con la aparición de síntomas como la necesidad de meterse todo a la boca y rascarse, acompañado por evacuaciones disminuidas en consistencia, ácidas, chiclosas, de color verde **Hulk** y flatulen-

[19] Agradezco la colaboración de la doctora Claudia Welsh, odontopediatra y amiga.

cias que nadie creería provienen de ese adorable bebé, he observado lo contrario en mis pacientes. No significa que le saldrán los dientes al día siguiente. Incluso, puede suceder unos tres o cuatros meses después. Abrir una encía para que emerja un diente por primera vez no sucede de la noche a la mañana. Las encías deben reblandecerse y esto genera inflamación. Cerca de la salida de los dientes puede haber una elevación discreta de la temperatura que no llega a ser fiebre (38 grados centígrados o menos, durante un tiempo menor a una hora medido con un termómetro rectal). La erupción de los dientes puede ser un proceso indoloro y casi imperceptible, o bien, todo lo contrario, y presentar mucha inflamación, dolor y sangrado. En ningún momento está indicado darles masaje en las encías con alcohol como coñac, brandy o tequila, ni ofrecer geles o líquidos que contengan anestésicos locales, como la benzocaína. En cuanto al alcohol no sabemos cómo puede responder nuestro bebé y sí sabemos que lo pone en peligro. De la benzocaína la razón es doble: por un lado, en nuestro afán de aliviar el dolor de nuestros peques podemos aplicar repetidamente estos geles, que al deglutirlos podrían intervenir con la adecuada deglución de la saliva y provocar dificultad para respirar; por otro, en críos susceptibles, pueden ocasionar una condición llamada metahemoglobinemia (Trapp y Will, 2010), que es un trastorno en el cual la cantidad de oxígeno que se transporta a través de los glóbulos rojos disminuye de forma importante.

Algunas alternativas para mediar la inflamación y el dolor pueden ser:

- Paletitas congeladas de leche materna.
- Mordederas. Hay unas de gel que se puedan enfriar y son una buena opción.
- Cepillitos o dedales de cerdas de silicona para rascar y masajear encías.
- Alimentos fibrosos que les ayuden a abrir la encía.

En ciertos casos, podemos ofrecer un antiinflamatorio y analgésico sistémico como el paracetamol, pero solo bajo indicación y supervisión médica. Nunca automedicar.

Hablando un poco del cuidado de los dientes, es importante saber que tanto el lavado dental como la primera visita al odontopediatra, es decir, el dentista especializado en niños y niñas, debe ser con la salida del primer diente. Nuestra premisa es siempre prevenir, y qué mejor que hacerlo desde el día uno.

La visita al odontopediatra de manera oportuna tiene la gran ventaja de que nuestro crío se familiarice con el lugar y el personal, y no tenga miedo ni se sienta intimidado en visitas posteriores para hacerle limpiezas más profundas, o algún procedimiento. Además, contaremos con un buen conocimiento de cómo cuidar de los dientes de nuestros peques desde el principio y detectar oportunamente temas de desmineralización, gingivitis y caries, entre otros.

El correcto lavado de los dientes es con un cepillo de cerdas suaves, no de silicón ni dedales. Hay cepillos de dientes diseñados para peques menores de 2 años de edad que tienen la cabeza redondeada y con una protección suave para evitar lastimar sus encías, porque puede que haya cierta resistencia a que le metamos algo a la boca y se mueva como chinicuil.

Desde el principio, se sugiere utilizar pastas dentales con flúor. La controversia en cuanto al flúor derivó de una serie de estudios en donde se observó que un exceso de flúor puede ocasionar fluorosis (Browne *et al.*, 2005). La fluorosis dental es una alteración en el desarrollo del esmalte que afecta su calidad, al ocasionar un incremento en su porosidad y un bajo contenido de minerales. Las formas más comunes de fluorosis no afectan la función del diente ni causan dolor; se manifiesta como manchas blanquecinas en los dientes. La gravedad de la fluorosis dental depende de cuándo y por cuánto tiempo una persona con predisposición se sobreexpuso al flúor —cuanto más temprana en edad es la exposición, mayor el riesgo— (Abanto Álvarez *et al.*, 2009). La predisposición está dada por el grado de actividad física que realice, así como por factores nutricionales y de crecimiento óseo. Cabe señalar que el flúor está presente en el agua del grifo en la mayoría de las comunidades a nivel mundial. Con esto que comento parecería deseable evitar pastas con flúor, pero la realidad es que es mayor el beneficio de proteger los dientes de nuestros pequeños con flúor que el riesgo de fluorosis (Petersen y Ogawa, 2016). No hay evidencia científica actual que demuestre que productos naturales como tomillo, comino, carbón vegetal activado, té verde o salvia prevengan las caries. En cambio, el flúor ha demostrado su eficacia para evitar este padecimiento. Todo depende de la cantidad que utilicemos. La recomendación actual es utilizar una pasta con 1000 a 1100 ppm (partes por millón) de flúor y estar atentos a la cantidad de pasta dental que utilicemos.

- 1 a 8 dientes: usar el equivalente a medio grano de arroz crudo.
- más de 8 dientes a 3 años de edad: el tamaño de un grano de arroz crudo (equivale a 0.1 gramos de flúor).
- más de 4 años de edad: igual a un chícharo (guisante o arveja).
- Adultos: no superar la tercera parte de la cabeza del cepillo de dientes.

La dosis hace al veneno.

Paracelso

Médico y alquimista

Otra interrogante que se nos presenta como padres es el uso de azúcares añadidos en las pastas de dientes infantiles para que su sabor sea más aceptado por los peques, para ser más específicos, xilitol o sorbitol. Lo que debemos considerar es que, si nos apegamos a las dosis recomendadas, no habrá mayor problema. El problema es cuando permitimos que se coman la pasta como si fuera una golosina. Una alternativa si deseamos que la pasta dental que usen nuestros hijos sea libre de **edulcorantes** es utilizar una pasta dental para adultos en las cantidades antes sugeridas.

Cuando un peque mayor de un año de edad con lactancia materna tiene caries, ¿quién creen que es el chivo expiatorio? Así es, la lactancia materna. Lo cual es absolutamente falso. No vayan a pensar que lo primero que consideramos como causa son los azucares añadidos en su dieta. No, no. "Los niños normales deben comer golosinas, son parte de su infancia", dicen muchos abuelos y padres ante la recomendación de evitar o, aunque sea, ser conscientes de la cantidad de alimentos "inocuos" que consumen los críos todos los días. La OMS (2019), así como sociedades y academias de pediatría, recomiendan continuar con la lactancia materna por lo menos hasta los 2 años de edad, sin temor a que represente un factor de riesgo para caries. Claro está que debemos cuidar otros factores, tales como la alimentación, el aseo dental diario (sobre todo antes de dormir) con una pasta que contenga flúor y características propias de cada individuo, como su microbioma (Dashper *et al.*, 2019). La evidencia científica sugiere que los peques alimentados durante el primer año de vida con leche materna tienen un riesgo menor de caries que aquellos con fórmulas lácteas (Ávila *et al.*, 2015). El riesgo de caries no se incrementa en niños de 2 años de edad con lactancia materna (Moynihan *et al.*, 2019).

Enfermedades infecciosas

Ver a nuestros peques enfermos da miedo. Es la verdad. Tememos que empeoren, que se compliquen. Nos aterra que sufran. El miedo de perderlos está ahí, latente e inexplicable. La casa se siente con una calma que no da paz. Hace falta escuchar su risa, sus balbuceos, y cuando ya gatean o caminan extrañamos sus movimientos por toda la casa, su andar de arriba abajo. Vivir con nuestros hijos una enfermedad requiere templanza, información, pero sobre todo, el buen acompañamiento de algún profesional de la salud. Un profesional de la salud que nos responda todas las dudas que tengamos, por más obvias que sean. Que nos recuerde en qué poner atención para actuar de manera oportuna, y qué se espera para no alarmarnos de más. Que nos acompañe a acompañar. En especial al principio, cuando todo es nuevo y atemoriza: una diarrea que lo pueda deshidratar, una tos que se convierta en neumonía, una fiebre que no ceda.

Las infecciones en su gran mayoría, principalmente en críos menores de 5 años de edad, tienen un origen viral y el cuerpo las autolimita en máximo 72 horas. Por lo regular, las primeras 48 horas los síntomas se presentan de manera más intensa y frecuente, para después ir cada vez mejor y mejor. Los síntomas como fiebre y malestar general ceden en ese tiempo, no obstante, pueden persistir los mocos y la tos durante dos o tres semanas, sin que eso signifique que se ha agregado una infección bacteriana y sea necesario un antibiótico. La tos es latosa. Paciencia.

Nuestro papel, antes que nada, es guardar la calma. Recordemos que nuestros peques tienen una especie de *bluetooth* con nosotros, que nos conecta a nivel emocional. No estoy diciendo que no nos sintamos angustiados o que nos pongamos una máscara para ocultar nuestra preocupación. Sino que reconozcamos nuestras emociones, las validemos y compartamos con nuestros hijos, independientemente de su edad. Eso les ayudará a comprender lo que están sintiendo, y saber que están siendo cuidados, que no hay un peligro inminente. Ya que una parte muy importante del acompañamiento en la enfermedad es la contención. Recordemos que somos un todo: mente-cuerpo-emociones. La sanación viene desde dentro, a su ritmo y de manera segura, en la mayoría de los casos. Una adecuada respuesta inmunológica proviene en gran medida de un mejor control del estrés y de nuestra sensación de bienestar (Lasselin *et al.*, 2016).

Lo segundo más importante, desde mi perspectiva, es confiar. Confiar en que el trabajo para recuperarse lo hace el cuerpo solito. Como padres podemos ofrecer remedios y acciones a favor de su salud, incluso algunos medicamentos, para que nuestros peques se sientan cómodos y seguros. Siempre dando espacio para su curación. Atascarlos de medicina para cada síntoma y ofrecer antibióticos de manera irracional hace que "el remedio salga peor que la enfermedad". Como bien dice mi maestro, el doctor Salvador Villalpando, si recetamos un medicamento innecesario no damos sus beneficios, solo sus efectos adversos. Por si fuera poco, no nos damos la oportunidad de aprender de lo que el cuerpo nos quiere comunicar. Sentir que estamos ayudando a nuestros críos porque reciben una medicina cada cuatro horas o salimos del médico con una receta larguísima de fármacos, es atender a nuestra ansiedad, no a la salud de nuestros hijos. Queremos que se les quite el moco a la de ya, que no tengan tos desde ayer. Acostumbrados a vivir en una cultura de respuestas inmediatas, hemos perdido la capacidad de esperar, de tolerar las incomodidades que van de la mano con estar enfermos. Hemos olvidado cómo ser perseverantes en ofrecer remedios, en el efecto curativo que implica buscar los ingredientes para preparar una infusión y esperar a que hierva el agua. Parecería que se ha traspapelado en el trajín de la vida cotidiana el poderoso efecto que alivia el hecho de "no hacer nada". Es decir, estar disponibles en cuerpo y corazón para nuestros críos mientras se sienten mejor. Con estos dos principios como base, el conocimiento florece.

Repasemos algunos padecimientos que son los más frecuentes en el repertorio de un peque menor de 2 años de edad: fiebre, mocos y diarrea. Es importante resaltar que no es lo mismo un bebé que va a guardería que uno que está en casa, uno que tiene lactancia materna

y otro que es alimentado con fórmula láctea ni #segundohijo a pri-
mogénito. La exposición a un cuidador fumador, aunque no le fume
directamente en la cara al niño, incrementa la frecuencia de infecciones respiratorias y el riesgo de alergia, así como de muerte súbita del
lactante en menores de un año de edad.

En general, se espera que un peque menor de 5 años de edad se
enferme de 6 a 8 veces al año, lo cual puede duplicarse en peques de
guardería o con hermanos mayores (Bush, 2009). Es decir, ¡de una
a dos veces al mes! Si le agregamos que una tos puede llegar a durar de manera normal hasta tres semanas, nos da la sensación de que
nuestros hijos están enfermos todo el tiempo. Lo cual nos hace caer
en más sobremedicación y sobrediagnósticos. Una característica importante para distinguir entre infecciones de repetición esperadas y
aquellas que ameritan estudio, es que en las primeras siguen aumentando de peso y de talla. La curva no se modifica realmente. Tal vez,
un poco el peso en el caso de infecciones gastrointestinales, pero la
recuperación de este es rápida.

Para muchos de nosotros como pediatras fue muy claro como
las llamadas de padres preocupados por sus hijos con mocos sin fin
disminuyeron casi a cero con el encierro de la pandemia en 2020.
Los niños dejaron de estar en contacto con otros y "mágicamente",
el peque que ya tenía un diagnóstico de alergia respiratoria intratable
se curó. ¿Eso significa que la solución es aislarlos en casa o traerlos
siempre con cubrebocas? ¡No! Esta observación más bien nos invita a
reflexionar que en los peques chiquitos esperamos se enfermen con
frecuencia, sin que sea de gravedad o tengan mayores complicaciones. Digo, a los niños se les llama coloquialmente "mocosos". Es frecuente verlos correr, saltar y jugar con mocos escurriendo y sin fiebre.
A fin de cuentas, el sistema inmunológico termina de madurar a los 5
años de edad. Es la historia que escuchamos de boca de muchas madres: "de pequeño se enfermaba mucho, pero después de los 7 años
de edad, muy rara vez".

La gran ventaja es que la mayoría de las infecciones son por virus,
entonces, como comentaba al inicio de esta sección, en 72 horas estarán mejor y no necesitarán antibiótico.

Los antibióticos cambiaron la historia de la humanidad para bien.
Infecciones que antes cobraban la vida de miles de niños, hoy se pueden resolver sin mayores secuelas. El gran problema de los antibióti-

cos fue su efectividad. Nos dio la falsa idea de que todo se podía curar con ellos; que para salir más rápido de una enfermedad nada como "unas inyecciones de antibiótico". Esto nos ha hecho caer en el abuso, tanto en la automedicación como en la prescripción desmedida e innecesaria de estos maravillosos medicamentos.

"Tiene la garganta roja": ¡pum! Antibiótico.

"Diarrea con sangre, pero buen estado general": ¡pum! Antibiótico y sin siquiera tomarles estudios de heces fecales antes de iniciarlo.

"Fiebre de un día de evolución y oídos inflamados" ¡pum! ¡pum! Antibiótico.

Como padres confiamos en que los profesionales de la salud nos darán la mejor opción para nuestros hijos y muchos profesionales de la salud sienten que, si no les dan medicinas a los peques, los padres no estarán satisfechos y se irán con otros. O caen en el pensamiento de "mejor prevenimos y damos antibiótico por si se llegara a complicar". Este comportamiento ha incrementado las tasas de resistencia bacteriana (Martinez et al., 2009) de manera alarmante. Viene a mi memoria el triste caso de una nena que conocí durante mi formación como pediatra. Estaba hospitalizada por una infección bacteriana que no pudimos tratar porque la bacteria era multirresistente. ¡En pleno siglo XXI y con las manos atadas como si estuviéramos a principios del XX!

El riesgo de ofrecer antibióticos, sobre todo si son innecesarios, antes de los 2 años de edad no solo recae en la resistencia bacteriana sino en la disrupción de la microbiota del niño, cuando apenas se está constituyendo (Schwartz et al., 2020). Esta perturbación puede tener un impacto negativo en la salud del niño, predisponiéndolo a alergias, trastornos y enfermedades digestivas y algunas situaciones tan graves como diabetes tipo 1, entre otras enfermedades autoinmunes (Stewart et al., 2018). De esta manera, la decisión de ofrecer un antibiótico conlleva una responsabilidad muy importante y que no se puede tomar a la ligera.

Entonces, ¿cómo saber si nuestro crío necesita el despliegue de toda la caballería farmacológica o es suficiente con nuestro acompañamiento y remedios sin medicamentos (vaporizaciones, hidratación, aseos nasales, etc.) para hacerlo sentir más cómodo?

Deseo repetir que estar enfermo no es un estado agradable para nadie; sin embargo, en la mayoría de los procesos infecciosos de la infancia, es un estado temporal en el que la paciencia, el apapacho y la confianza son piezas clave para la pronta recuperación de nuestros peques.

La observación dinámica de nuestros hijos nos dará la pauta de cómo actuar. Nadie mejor que nosotros los conoce. Podemos identificar de manera oportuna cuando "algo" está fuera de orden. Un crío enfermo entra en "modo reposo": come poco, juega menos, duerme más. Diseño perfecto de la Naturaleza para dirigir su energía a curarse. La característica típica de una infección por virus es que tendrá momentos muy buenos en los que parecerá estar curado, para luego recaer, especialmente en las noches y madrugadas. Su semblante general es bueno. La fiebre se espera que dure 72 horas, a veces un poco menos o un poquito más. Pero incluso si se prolonga, no se agregan más síntomas ni el niño se ve peor. Esperamos que la fiebre sea persistente y no debemos luchar contra ella. Nuestro objetivo no es quitársela, porque restaríamos un elemento importante del cuerpo para combatir la infección. Lo que deseamos es que nuestro peque esté cómodo y bien hidratado, considerando que no solo pierde agua sino electrolitos. Entonces, un suero de rehidratación oral (sro) es una excelente opción si ya inició alimentación complementaria, además de la leche. Antes de eso, la leche materna o de fórmula es más que suficiente para hidratarlo, a menos que tenga vómito o evacuaciones diarreicas, entonces deberá valorarse ofrecer sro. En este punto, una gran ventaja de la lactancia materna es que hidrata, nutre y consuela. Es frecuente que muchos críos rechacen todo tipo de comida y bebida, excepto su lechita. De hecho, el rechazo de la leche materna o fórmula láctea es un fuerte indicador de que algo no está bien y amerita revisión urgente.

Qué tan alta sea la temperatura no es indicativo de una infección bacteriana o viral. Ni siquiera nos habla de gravedad. Un niño puede tener una infección leve con 40 grados Celsius de fiebre e incluso, seguir jugando. Una vez llegó al consultorio un peque de unos 18 meses de edad, acompañado de sus abuelos. Estaban preocupado porque había tenido temperaturas muy elevadas y temían una meningitis. El niño estaba concentrado en desbaratar el consultorio, como debe de ser, y no tenía señales aparentes de estar enfermo. Eso sí, sus cachetes estaban rojos, pero nada más. Al revisarlo detecté que tenía fiebre de 41 grados Celsius. Al preguntarle a sus abuelos si creían que su nietecito tenía fiebre, me dijeron que era obvio que no porque estaba activo y contento. Cuando les mostré el termómetro, casi se van de espaldas. ¡No podían creer que con una temperatura tan elevada estuviera tan feliz! Con cariño, les compartí los principales temores de la fiebrefobia y cómo actuar frente a la fiebre.

Fiebrefobia

El primer paso es cómo saber si mi hijo tiene fiebre. Lo sospechamos porque nuestro peque tiene las mejillas rojas y es frecuente que sus manos y pies estén helados, mientras que la frente y la pancita se sienten que hierven.

La mejor herramienta para corroborarla es con un termómetro bien utilizado. Aunque los termómetros de mercurio son una belleza por su exactitud, están en desuso por el riesgo tóxico de su componente principal en caso de romperse. Un termómetro digital de frente, rectal o axilar es una buena opción; solo hay que revisar que las pilas estén funcionando adecuadamente. Los termómetros de oído no los recomiendo, porque no son muy exactos, como ya comenté en un capítulo anterior. El "besómetro" es casi infalible. Besito en la frente y seguramente nos daremos cuenta si nuestro crío tiene o no fiebre.

Se considera que tiene fiebre si su temperatura es mayor que 38 grados Celsius durante más de una hora, o bien, mayor o igual a 38.3 grados en cualquier momento de la medición. Dependiendo del lugar en donde se realice la medición, deberán sumarse o no 0.4 grados, porque una temperatura central (rectal o bucal) es más precisa que una periférica (frontal o axilar). Hay algunos termómetros digitales frontales que cuentan ya con esa corrección. Y, por último, no hay tal cosa como febrícula. Tiene fiebre o no. Se sabe incluso que en peques sanos menores de 2 años de edad pueden tener temperaturas rectales de 37.8 grados centígrados o un poco más, y ser parte de una variabilidad normal.

La fiebre es nuestra amiga, una gran aliada. Repasemos algunos miedos para sentirnos más en calma ante su presencia.

☞ *Convulsiones por fiebre.* Las convulsiones febriles (Kılıç, 2019) se presentan en peques entre los 6 meses y los 5 años de edad, porque dependen de la maduración del sistema nervioso central. Pueden aparecer antes, pero si es el caso, por lo general indican una enfermedad neurológica que debe ser estudiada y atendida. Después de los 5 años de edad, desaparecen. Si persisten, la visita con el neurólogo pediatra es obligada. Las convulsiones febriles no dependen de qué tan elevada sea la temperatura. La pregunta recurrente de "hasta cuánto es normal que le suba la fiebre" se sitúa en los 43 grados Celsius. Ya que las crisis convulsivas se presentan por una fuerte predisposición genética, son peques que tienen mayor susceptibilidad que otros. Pueden convulsionar incluso media hora antes de tener fiebre o con temperaturas tan bajas como 37.8 grados Celsius. Lo que debería aliviar nuestro corazón es saber que no causan daño cerebral alguno ni predisposición a epilepsia. La mayoría de las veces se presentan una vez en la vida y nunca más. Incluso, con dos eventos pueden considerarse benignas y no ameritar tratamiento con medicamentos anticonvulsivantes. Es verdad que son muy impresionantes. Los peques "se desconectan" y sus labios pueden ponerse morados o azules. A veces tienen movimientos tipo sacudidas de brazos y piernas, en otras ocasiones se ven rígidos. ¡Es comprensible que nos dé miedo! Sin embargo, esos datos no quieren decir que no esté respirando o que su vida esté en peligro. Una crisis convulsiva dura aproximadamente un minuto o menos, pero sentimos que tardan una eternidad.

Lo que debemos hacer es:

1. Guardar la calma.
2. No introducir nada en su boca ni jalar su lengua, pues lo ponemos en riesgo de asfixia.
3. No intentar detener los movimientos, ya que podemos lastimarlo.
4. Acostar de lado en caso de que empiece a vomitar, para evitar que lo trague.
5. Tomar el tiempo que dura la crisis convulsiva.
6. Acudir a revisión en el área de urgencias, inmediatamente después de la crisis. No salir corriendo con el niño en brazos, pues ponemos en peligro a todos con acciones desesperadas, que no benefician a nadie.

Es frecuente que después de una crisis convulsiva febril, nuestro peque esté muy cansado e incluso se quede dormido. Recuperará su color normal y, en poco tiempo, estará como si nada hubiese sucedido. Nosotros, con el corazón en la garganta, pero ellos frescos como lechugas. Algo que cuesta mucho trabajo es conservar la calma después de una primera crisis convulsiva. Nos aterra que se repita y queremos quitarle la fiebre a como dé lugar en caso de volverse a enfermar. Tener el conocimiento de que el control térmico no impedirá que un evento se repita, o que lo tenga de primera vez, nos alejará del riesgo de intoxicar a nuestro hijo por ofrecer y ofrecer medicamentos para quitarle una fiebre que tiene un propósito claro: ser persistente para combatir la infección. No luchemos contra el cuerpo.

☞ *Taquicardia.* Cuando la temperatura se eleva es esperado que la frecuencia del corazón y de la respiración aumenten. No tiene ninguna repercusión desfavorable. Sentir el pecho de nuestros críos como un conejito asustado, es totalmente normal.

☞ *Deshidratación.* El cuerpo al elevar su temperatura pierde por la piel y la respiración líquidos y electrolitos. Esto puede condicionar que se sientan débiles, cansados, con dolor de cuerpo y de cabeza. Ofrecer medicamentos para las molestias o el control térmico, como antiinflamatorios (paracetamol, metamizol, ibuprofeno, diclofenaco, etc.) sin una adecuada hidratación (leche materna, fórmula láctea o SRO) puede lastimar los riñones de los peques. ¡Atención con eso!

☞ *Mucho sueño y pobre apetito.* El cuerpo en su sabiduría entra en "modo reposo", es decir, de bajo gasto de energía o, mejor dicho, de redirección de la energía hacia donde se necesita. Esperamos que no coman bien y duerman más de lo que normalmente hacen. Si no quiere comer, no insistamos, por favor. Ofrecer varias veces al día poquita comida, muchos líquidos y en caso de continuar con pecho, tenerlo pegado de forma frecuente, lo ayudará a tener energía y estar bien hidratado. El peso que baje, lo recuperará con creces al mejorar. Tener en cuenta que los peques tienen un gran porcentaje de agua en su cuerpo y que la pierden fácilmente, pero también así la recuperan, nos dará paz mental. En cambio, como adultos nos puede dar una gripa o un cuadro diarreico de proporciones olímpicas y no nos quedarán mejor nuestros pantalones. ¡Así la vida!

☞ *Daño cerebral.* La fiebre alta no da meningitis ni ocasiona daño cerebral. Es la meningitis la que puede, aunque no necesariamente, dar temperaturas elevadas y ocasionar como secuela daño cerebral. La evolución de la meningitis en niños puede ser tórpida. Fiebre persistente acompañada de vómito en un peque con mal estado general y aletargado, sin ningún otro síntoma acompañante (diarrea, dolor abdominal) pueden ser indicadores tempranos de meningitis. Los signos de una verdadera letargia son:

- Al estar despierto no se encuentra alerta.
- Pocos movimientos espontáneos y mínima expresión facial.
- Contacto visual disminuido.
- Mínima interacción con el medio. En nenes mayores, parecen no reconocer a sus padres o cuidadores.
- Casi no balbucea de manera espontánea, y si ya tiene más lenguaje y edad, no responde preguntas ni sigue indicaciones.

En caso de presentar alguno de estos signos, debemos llevar inmediatamente a nuestro peque a un servicio de urgencias de un hospital para revisión.

¿Qué podemos hacer en caso de fiebre?

Además de guardar la calma y recordar que persistirá la fiebre durante aproximadamente 72 horas, hay algunas acciones prácticas que podemos implementar para que nuestro crío esté cómodo. No para quitarle la fiebre.

- *Contacto piel con piel.* Distinto a lo que se creería, el contacto de esta forma, no piel con ropa o ropa con ropa, regula la temperatura. Nuestro cuerpo es un perfecto termostato y ayuda no solo a controlar la fiebre, sino a dar contención. Además, nos permite observar de manera más estrecha a nuestro peque y estar atentos a cambios sutiles que pudiese presentar.

- *¡Al agua patos!* Un baño con agua tibia (nunca fría) de 10 minutos en regadera con nuestro chiquito en brazos puede ser reconfortante y ayudarlo a controlar la temperatura. Sugiero no usar tina porque el agua se enfría rápido y la sensación puede ser desagradable. De igual forma, trapitos húmedos pueden generar más incomodidad que beneficios. Aprovecho para recalcar que la enfermedad no está peleada con bañarse. El refrán de "los panteones están llenos de limpios y glotones", proviene de una época en la que los baños se encontraban fuera de la casa. Entonces, bañarse implicaba salir del calor del hogar y exponerse a cambios bruscos de temperatura, lo cual se interpretaba como la causa de que una simple gripa se convirtiera en, como lo llamaría mi abuela, una "pulmonía fulminante". Entonces, pueden bañar todos los días a sus hijos.

  Quiero hacer un comentario al margen para aclarar ciertos puntos: comer cosas frías, caminar descalzos en el piso frío, acostarse o salir de casa con el cabello mojado, mojarse con la lluvia y no cambiarse la ropa de inmediato o los cambios bruscos de temperatura, NO son factores de riesgo para que nadie se enferme. No viene por ahí el mecanismo de la enfermedad. Puede coincidir con que alguien los contagió con algún virus o bacteria y entonces, se enfermaron. Pero ¡ojo! La manera de disminuir contagios es no convivir con personas que tengan gripa, lavarse las manos, usar cubrebocas (cuando sea necesario), estornudar y toser tapándose la boca y nariz con la parte interna del codo. Y si ya están enfermitos, mantenerlos calientitos los va a ayudar a sentirse mejor. Pero nada más.

- *Hidratación.* No me cansaré de repetirlo. ¡Hidratar es básico! El agua no es suficiente. Si no contamos con la posibilidad de ofrecerle leche materna, o leche maternizada, echemos manos de sueros de rehidratación oral (SRO).

- *Medicamentos.* Si pese a todo lo anterior, nuestro crío se encuentra muy molesto e irritable, podemos ofrecer medicamento. ¡Ojo! Un niño con llanto persistente incluso cuando cede la fiebre puede estarnos avisando de dolor de oídos, garganta, una infección de vías urinarias con ardor al orinar, o bien, una meningitis. De ahí que la observación de nuestros peques y el mínimo uso de antinflamatorios es tan importante. Si lo tenemos medicado todo el tiempo, podemos retrasar un diagnóstico al ocultar o encubrir los síntomas. Antes de iniciar un antipirético, es decir, un medicamento para regular la temperatura, debemos consultar al médico teniendo el peso exacto de nuestro peque a la mano. No se vale automedicar. Ni siquiera en caso de utilizar homeopatía. El mal uso de estos medicamentos puede provocar daño en el hígado o riñones. Nuestro mantra debe ser: "el objetivo no es quitar o bajar la fiebre, sino mejorar las molestias asociadas y que mi peque esté cómodo".

Un error frecuente que pone en riesgo a nuestros hijos de dosis excesivas de antipiréticos es el uso de supositorios y alternar dos medicamentos para bajar la fiebre. Los supositorios son un excelente recurso para el control térmico. El detalle se encuentra en la dosis. Por ejemplo, un supositorio que contenga 200 mg de paracetamol (acetaminofén) aplicado en su totalidad en un peque de 10 kg de peso, lo pone en riesgo de sobredosis. Si tomamos en cuenta que la dosis es de 10 mg por kilo de peso, ¡le estamos dando el doble de lo que debería recibir!

En cuanto a alternar dos antipiréticos, como ibuprofeno con paracetamol cada cuatro horas, es una práctica que la Academia Americana de Pediatría y otras sociedades médicas desalientan. La razón es que puede causar confusión en la frecuencia de su administración y errores en la dosis. Estaría indicado solo bajo supervisión médica y en el caso de que nuestro peque esté constantemente molesto. Siempre y cuando hayamos descartado infecciones en el oído, lesiones en la garganta, meningitis o una infección de vías urinarias.

Es importante resaltar tres cosas:

1. Todo bebé menor de 3 meses de edad con fiebre debe ser adecuadamente revisado, ante la sospecha de formas más graves

de la enfermedad, derivadas de la inmadurez de su sistema inmune.

2. En un peque cuyo único síntoma es fiebre y esta persiste más allá de 72 horas, debe sospecharse una infección de vías urinarias. No se vale dar antibiótico sin tomar previamente un examen general de orina y urocultivo. En el hospital en donde me formé, pude ser testigo de muchos pequeñitos con insuficiencia renal crónica debido a no diagnosticar adecuadamente infecciones urinarias y tratar con antibióticos cuadros febriles sin causa evidente.

3. Si se agregan datos de dificultad para respirar, ronchas, o en lugar de mejorar cada día vemos a nuestro peque peor, o bien, si nuestra intuición nos dice que algo no está bien, es preferible una revisión para que nos den calma de que todo está bien, que retrasar el diagnóstico y atención de un padecimiento más grave.

Cuando nuestros críos tienen mocos, tos o diarrea podemos tratarlos eficazmente sin dar medicamentos o tantos fármacos, que a la larga podrían comprometer su salud.

Mocos

Gran parte de las veces los mocos empiezan líquidos como agua que fluye de una naricita roja y ojos vidriosos. Cuando estos mocos se acumulan, se oxidan y cambian de color a verde, volviéndose más espesos. Estas flemas congestionan todavía más la nariz y eso dificulta que coma adecuadamente, en especial su leche, ya que los bebés menores de un año de edad son respiradores nasales. Es decir, si tienen la nariz obstruida no podrán comer adecuadamente y estarán incómodos porque no saben respirar por la boca. Las flemas provocarán tos que, por pura gravedad, será mayor al tener al bebé acostado.

Los medicamentos antigripales y para la tos no se recomiendan en peques menores de 2 años de edad. Cada caso debe individualizarse, pero podemos ayudarlos mucho con cuatro herramientas básicas: aseos nasales, medicina amigable, vaporizaciones y una buena hidratación.

☞ *Aseos nasales.* Ya que los peques no saben qué hacer con las flemas, se desesperan al no poder respirar bien y ¡hasta el perro pasa una mala noche! Como no pueden sonarse ni escupir los mocos acaban por vomitarlos o tragarlos, siendo muy incómodo. Lo ideal es hacerles aseos nasales con una jeringa (sin aguja). Suena medio salvaje, pero de verdad que es lo más efectivo y rápido para aliviarlos. No soy fan de utilizar perillas, porque lastiman la mucosa de la nariz, inflamándola y aumentando la secreción de mocos. En cambio, los aseos nasales son más efectivos y gentiles con la nariz. Puedes hacerlos de tres a cuatro veces en 24 horas, o más si es necesario. Los insumos para hacerlos se pueden comprar en casi cualquier farmacia.

1. Envuelve al peque como taco con una toalla o sábana para evitar que se mueva.
2. Ten a la mano dos jeringas previamente cargadas con solución salina al 0.9% o solución fisiológica (cloruro de sodio). El tamaño de la jeringa depende de la edad del peque:
   - menores de 3 meses: 1 mL
   - de 4 a 11 meses: 5 mL
   - mayores de 1 año: 10 mL
3. Inclina a tu crío hacia el lavabo o regadera en posición de "me voy a comer un taco", es decir, boca abajo. ¡Nunca boca arriba! Ten mucho cuidado de que no se vaya a golpear con nada.
4. Dale un disparo, rápido y sin miedo, dirigiendo la jeringa (sin aguja) hacia atrás de la cabeza. El disparo debes darlo con suficiente presión para que el líquido y los mocos salgan por la fosa nasal contraria. Si se traga la solución, no pasa nada. Tampoco si le cae en el ojo. La clave es sujetarlo firmemente.
5. Puedes aspirar gentilmente con una manguerita diseñada para tal fin. Si el niño es más grandecito, puede sonarse.
6. Al finalizar, humedece la entrada de las narinas con aceite de almendras dulces, ya sea con el dedo o un algodoncito. No cotonete. Esto es para evitar que se reseque la mucosa y sangre.

7. Puede que vomite o tosa como si se estuviera atragantando. ¡Calma! Es normal. Solo mantenlo boca abajo para que
por gravedad esos mocos salgan.
8. ¡Misión cumplida!

Aviso: es importante explicarles previamente lo que vas a hacer. No
engañarlos. Decirles que la molestia es temporal pero que van a sentir un gran alivio después. A muchos peques no les gustan este tipo
de aseos nasales, pero cuando se dan cuenta de que pueden respirar
mejorar, son más accesibles a dejarse. Mucho depende de la actitud
que tengamos como padres y cuidadores.

☞ *Medicina amigable.* Para despegar las flemas y moquitos y facilitar que salgan, antes de los aseos nasales, primero recomiendo dar palmaditas en la espalda con la mano hecha conchita, de abajo arriba, al lado de la columna (lado derecho e
izquierdo a la altura de los pulmones). Inmediatamente después, pueden aplicar una crema de tomillo en pecho, espalda y plantas de los pies. En bebés de piel sensible o dermatitis atópica, sugiero evitar este paso, pues pueden tener alguna
reacción como eccema. De igual manera, no recomiendo utilizar cremas o ungüentos con petrolato, alcanfor o eucalipto,
ya que pueden tener efectos desfavorables. Después, sugiero
cubrir la espalda con un pañuelo desechable o toallita delgada,
para que no se embarre la crema en la ropa. Después, le ponemos su ropa o pijama, y encima sobre el pecho y espalda, una
toalla caliente seca, o bien, un cojín de semillas caliente o una
compresa eléctrica caliente. Nunca directo en la piel, siempre
encima de la ropa y probándola antes en nosotros, para evitar
quemaduras.

☞ *Vaporizaciones.* La finalidad es que nuestro peque pueda respirar mejor auxiliado por el vapor calientito de agua. Desalien-
to utilizar ollas calientes y acercarlos a ellas cubriendo su cabeza con una toalla, por el enorme riesgo de que se quemen.
Es preferible poner una cubeta debajo de la regadera y dejar
correr el agua caliente para que el cuarto de baño se llene de
vapor. Respirar el vapor de agua durante cinco minutos. Po-

demos añadir un par de gotitas de aceite esencial de romero, pino, tomillo o lavanda. Es recomendable evitar aceites esenciales de eucalipto o alcanfor, pues pueden lastimar las vías aéreas de los peques. Cuando pase ese tiempo, y para evitar cambios bruscos de temperatura, propongo abrir la puerta del baño unos cinco minutos antes de salir a otra habitación. En caso de utilizar un humidificador sugiero sea de vapor tibio, no frío y nunca poner al bebé directamente en contacto con el vapor que sale del aparato, pues podemos lastimarlo. Los difusores no son iguales que los humidificadores; los primeros son para esparcir esencias en el ambiente, pero no tienen la potencia para cambiar el grado de humedad de un cuarto. Entonces, solo poner atención en ello.

En ciertos niños con flemas y tos, es de gran ayuda un nebulizador para utilizarlo con solución salina al 0.9% (cloruro de sodio), sin medicamento. Permite que la flema se vuelva más líquida al hidratarla y pueda salir con mayor facilidad.

☞ *Hidratación.* El objetivo es fluidificar las flemas y los mocos, ya sea con leche materna o fórmula láctea más veces al día, y si ya empezó la alimentación complementaria ofrecer SRO. Es un punto que con frecuencia se nos olvida pero hace toda la diferencia.

☞ *Remedio de regalo.* Para la congestión nasal y mocos, nada como el remedio de mi abuela de poner media cebolla, blanca o morada, sobre un plato en una mesita o silla dispuesta cerca de la cama y a la altura de la cabeza. El cuarto apestará a cebolla, pero pasarán mejores noches.

Datos de alerta que ameritan revisión médica

- Dificultad para respirar: respiración más rápida de lo normal en ausencia de fiebre acompañada por hundimiento del abdomen, retracción de las costillas, que las fosas nasales se abran y cierren de manera pronunciada. Todo lo anterior es un esfuerzo del peque para respirar mejor.

- Incapacidad para llorar o hablar por la dificultad para respirar.
- Sonidos anormales como silbidos del pecho, estridor (es un sonido similar a un jadeo presente al inhalar).
- Labios o cara azulada cuando no está tosiendo.
- Tos similar a un ladrido de perro (tos de foca).
- Tos de inicio súbito, sin síntomas acompañantes de gripa, nos pueden indicar la deglución de un cuerpo extraño.
- Ante la duda, siempre es preferible una revisión oportuna.

Diarrea

Como recordatorio importante, bebés alimentados con leche materna de manera exclusiva pueden tener evacuaciones líquidas, explosivas y ser totalmente normales. Lo que nos orienta a pensar en un proceso infeccioso es la presencia de fiebre, mal estado general y algún otro síntoma como vómito. También hay que considerar que la erupción dental puede acompañarse de evacuaciones disminuidas en consistencia, ácidas y chiclosas, pero sin fiebre ni vómito.

Una vez aclarados estos puntos, comentar que el tratamiento de la diarrea en los niños se centra en la hidratación con soluciones de rehidratación oral (SRO). No en medicamentos para detener la diarrea, puesto pueden ser contraproducentes e incluso el uso de probióticos durante el episodio agudo es motivo de debate. El uso de medicamentos debe estar siempre dirigido de la mano de un pediatra, y en la gran mayoría de los casos, no son necesarios.

La pieza estrella son las SRO. Hay que tener en cuenta que no es lo mismo que bebidas de rehidratación para deportistas. Las SRO indicadas para vómito y diarrea deben tener mínimo 45 mEq de sodio (viene en la etiqueta del producto), además de cloro, potasio, glucosa y en algunas presentaciones, zinc y citrato. Esta combinación ha salvado vidas, pues no solamente tiene el propósito de hidratar sino de disminuir la frecuencia de los eventos diarreicos. Parece sencillo, pero es extraordinario su efecto.

La manera de ofrecerlo depende de la edad y es por cada evacuación diarreica o vómito que presente. Si tiene vómito debemos ofrecerlo a mini cucharaditas y poco a poco. Nunca a tragos, porque lo vomitará más fácil.

- Menores de 2 años de edad: media taza (100 mL).
- Mayores de 2 años de edad: una taza (240 mL).

No está indicado suspender la lactancia materna o alimentación con fórmula láctea, ni tampoco mantener al peque en ayuno. Los jugos naturales o comerciales, bebidas gaseosas de manzana o de cualquier tipo, están prohibidas. A menos que queramos exacerbar la diarrea y que le quede la colita quemada como mandril. Las bebidas elaboradas con harina de maíz o arroz no están recomendadas, y jamás deberán sustituir un SRO.

Las evacuaciones con sangre y moco, sin ataque al estado general, incluso con fiebre no necesariamente son indicativas de tratamiento con antiparasitarios o antibióticos. Y estamos obligados a tomar estudios de heces fecales para conocer la causa, como coprocultivo, coproparasitoscópico en serie de tres y citología fecal.

Datos de alerta que ameritan revisión médica:

- Poca o nula orina, y muy concentrada u oscura.
- Mal aspecto general: irritable o muy decaído, con los ojos hundidos, boca y lengua secas.
- Respiración más rápida de lo normal, en ausencia de fiebre.
- Labios o cara azulada cuando no está tosiendo.
- Más de seis evacuaciones líquidas y abundantes que se salen del pañal en 24 horas.
- Vómito incoercible, es decir, que no para.
- Ante la duda, siempre es preferible una revisión oportuna.

Deseo que este recorrido por los padecimientos más frecuentes en nuestros peques nos dé una nueva perspectiva de cómo tratarlos, más enfocada en el respeto de los procesos del cuerpo como fuente de su propia curación.

Parece que algunos procesos del crecimiento y de la vida son muy líquidos y, precisamente por eso, aprendí que hay que dejarlos fluir. Eso no significa que no nos descontrole todos los pensamientos y las emociones. Pero como me dijiste, tenemos que aprender a acompañar en la enfermedad, a saber que lo rápido a la larga no es lo mejor, pero no hay que detenerse solo ir más despacio.

Laura

Mamá de Emma

Gateo, marcha y lenguaje

Aunque suene redundante, cada peque es diferente y tiene distintas fortalezas en sus habilidades de neurodesarrollo. Hay críos que desde chiquititos hablan como pericos, pero no son tan hábiles para treparse a los muebles, y otros que no formulan frases completas sino alrededor de los 2 años de edad, pero son una bala en todo lo que a movimiento se refiere. Hay peques que son el alma de la fiesta y les encanta compartir sus bailes y risas con todos, mientras que otros son más reservados y tímidos. El espectro de normalidad es amplio. Lo comento porque se nos olvida fácilmente y empezamos a compararlo con otros, o bien, sentimos que algo estamos haciendo mal o dejando de hacer. Mientras tengamos claros los datos de alerta y el tiempo en el que deben lograr sus hitos del desarrollo (gatear, caminar, seguir indicaciones, hablar, etc.),[20] podemos disfrutar con tranquilidad que lo hagan a su propio paso. En consulta les recuerdo a los padres gozar cada etapa sin querer acelerar la siguiente, sobre todo cuando me preguntan, ¿cuándo va a caminar o a hablar? Recuerdo a Kari, mamá de Emiliano, que estaba preocupada porque su peque no hablaba. Emiliano se comunicaba de maravilla, pero todavía no articulaba frases como su madre hubiera querido. Al cumplir los 2 años de edad y durante un viaje lejos de casa, empezó a hablar como nunca. Tanto que Kari ya no sabía dónde apagarlo para que guardara silencio un rato.

[20] *Listas de verificación del desarrollo por edad* de los 2 meses a los 5 años de edad descargables en formato pdf, así como un *cuadernillo de los indicadores del desarrollo*. https://www.cdc.gov/ncbddd/spanish/actearly/materialesgratuitos.html

Aquí me gustaría recomendar la importancia de los diagnósticos oportunos de ciertas condiciones, como el trastorno del espectro autista. Entre el primer y tercer cumpleaños de nuestros peques, podemos contestar un cuestionario que sirve para discernir qué niños se beneficiarán de una mirada más detenida por parte de especialistas que evalúan el neurodesarrollo. Es un tamizaje, no una prueba diagnóstica. Idealmente debe realizarse de la mano del pediatra u otro profesional de la salud, pero también podemos hacerlo como padres, solo con el compromiso de no saltar anticipadamente a hacer diagnósticos sin consultarlo con nuestro médico de cabecera. Cabe mencionar que no es necesario tener la sospecha de que "algo" sea diferente en nuestro crío. Es un cuestionario que deberíamos aplicar a todos los niños y niñas entre los 12 y 36 meses de edad. Les comparto la página en donde pueden descargar el cuestionario en el idioma que prefieran: https://mchatscreen.com/mchat-rf/translations/ Y recuerden, ante la duda es preferible acudir con un galeno.

De igual forma, considero que es importante saber que, en el proceso de aprender a caminar, se van a caer. No es necesario comprarles un casco especial para evitar que tengan un rosario de chichones en la frente, ni tampoco partirnos la espalda al estar correteándolos por cada rincón que deseen explorar. Es preferible repasar los espacios en donde estarán, para convertirlos en lugares lo más seguros posible. Atención con las escaleras, bordes puntiagudos de los muebles, tomas de electricidad, etc. Y cuando se caigan o lastimen, no ignorarlos, pero tampoco hacer el drama del siglo. Guardar la calma, contenerlos con serenidad y explicarles con detalle lo que sucedió para que aprendan del evento y tengan mayor cuidado la próxima vez.

Justamente cuando Otto tenía un año dos meses de edad y todavía se tambaleaba al caminar, se cayó desde su propia altura y se golpeó la cabeza contra el borde del único escalón de la sala. Se hizo una herida en la frente que, por su profundidad, ameritaba le dieran unos puntos. Sangró como película de miedo, característico de las heridas en cabeza, pero nunca perdió el estado de alerta ni tuvo ningún otro dato (más de tres vómitos de repetición, movimientos anormales, llanto que no cedía al consuelo) que me alarmara que el daño había sido más grave. Lo tomé en mis brazos y mientras le daba pecho, comprimí la herida durante diez minutos con un trapito limpio y seco para que dejara de sangrar. Durante ese tiempo, le expliqué lo que había sucedido y con su dedito tocamos la sangre que había mojado su cara, para que aprendiera que eso era sangre y que era esperado que saliera de una herida. No habían pasado ni cinco minutos y ya estaba listo para seguir jugando. Pero le compartí que teníamos que ir al hospital para que lo revisaran. Ahí me pegó la tristeza al vislumbrar lo que venía: sala de urgencias, limpieza profunda de la herida con gasas llenas de jabón, anestesia local y sutura. Con una calma que nunca hubiera anticipado, le pedí a mi esposo que sacara la tarjeta del seguro de gastos médicos y alistara todo para irnos al hospital. Solo cuando regresamos a casa y se quedó dormido, me llegó la emoción: lloré y lloré mientras le acariciaba el cabello, viendo su herida en la frente. Cuan frágiles somos los seres humanos. Un segundo hace toda la diferencia entre la vida que conocemos y una totalmente nueva e irreversible. Me prometí cuidarlo sin saturarlo de mi angustia de que le pase nuevamente algo. Seguirlo acompañando en las posibles enfermedades, brazos rotos y mentones abiertos que podrían venir. Tal vez están pensando que actúe de esa manera porque soy pediatra. Pero no, todo eso lo aprenden en un buen curso de primeros auxilios. No importa la edad que tenga, si estás leyendo y todavía no has tomado uno, siempre es buen momento.

Nuestro peque de un año de edad

Los niños son pequeños científicos y el mundo es el laboratorio que se expande a sus anchas a medida que crecen. La diferencia radical al alcanzar los 12 meses de edad es que pueden desplazarse por sí mismos. ¡Ya no necesitan de nadie para alcanzar lo que desean! Es hora de ampliar los horizontes. Acompañar en el crecimiento y desarrollo a nuestros hijos de un año de edad es todo un nuevo nivel en el videojuego llamado "La leyenda de la maternidad-paternidad y la ocarina del tiempo". Todo lo que conocíamos hasta ahora parece obsoleto. Nuestras mejores herramientas siguen siendo la confianza, la paciencia y la paciencia. Así es. No leyeron doble. Se necesita el doble de paciencia, pues eso de los "terribles dos" realmente empieza desde antes. La primera adolescencia de nuestros críos llega con su *smash the cake* del año de edad. En este momento, ya tienen muy claro lo que les gusta y lo que no, así como lo que quieren y lo que, en definitiva, están más que dispuestos a dejar claro que no desean. No se andan con rodeos y son perseverantes hasta obtener lo que anhelan. Nuestro bebé dócil y adaptable es cosa del pasado. Digo, tendrá sus momentos de serenidad en los cuales lo reconoceremos nuevamente, pero en general se trata de un personaje nuevo: curioso, cada día más simpático, empecinado y con una desventaja que puede ser muy frustrante para todos: la falta del lenguaje verbal. No me malentiendan. Se hacen entender muy bien y comprenden todo, pero no poder verbalizar sus deseos los pone en un terreno de gran vulnerabilidad que raya en la desesperación. Los verdaderos berrinches no empiezan en esta etapa, pero así se siente. Ver sus caritas que claramente reflejan que nos quieren comunicar "algo" pero nada más no se logra, es suficiente para comprender el grado de frustración que deben sentir. Me los imagino perfecto pensando "por qué nadie me entiende, ¡me estoy expresando con toda claridad!" Pasan de la alegría al llanto y de regreso en cuestión de minutos. La chispa de la inteligencia y picardía brilla constante en sus ojitos. Se sienten listos para alejarse de mamá o de su figura de seguridad, siempre y cuando esté presente cada vez que volteen a buscarla. Les llama la atención el contacto con otras personas, pero cuando una persona distinta de sus cuidadores primarios (madre, padre, alomadres) se acerca de más o tiene la intención de tocarlo, sobre todo si está lejos de mamá, suena como en altoparlantes: *"you can't touch this! Na, na, na, na. Na, na. Na, na. Can't touch this"*[21] en forma de llanto. No es que el bebé esté "muy consentido" o "tenga mamitis". Esta ansiedad por separación, que inicia alrededor de los diez meses de edad, no es un capricho. Es parte normal de su desarrollo y nos habla de un buen apego con sus personas de seguridad. ¿Por qué tendrían que dejarse cargar por otra persona distinta a sus padres, si no lo desean? En lugar de obligarlos a estar en esa situación incómoda y alejarnos de su lado, sugiero respetar y validar su negativa, explicando gentilmente a los demás lo que está sucediendo (para tampoco herir susceptibilidades de terceras personas) y convertirnos todos en aliados de nuestro peque en proceso de maduración. Nuestros críos están viviendo un periodo muy importante en su desarrollo biopsicosocial, en el cual construyen las bases de su seguridad per-

---

[21] *U can't touch this.* [No puedes tocar esto] es una canción noventera de M.C. Hammer, músico estadounidense.

sonal y frente al mundo que los rodea. Nuestro deseo es que afiance, una y otra vez, que estamos para él cuando nos necesite y que puede explorar con confianza porque cuidamos su espalda. Como padres debemos promover que nuestros hijos se sientan respetados y darle valor a su "no", para que en situaciones futuras se sientan lo suficientemente seguros para aplicarlo cuando sea necesario, sin miedo a ser rechazados, intimidados o juzgados.

Los peques necesitan estar cerca de nosotros para poder emprender el vuelo. Somos su plataforma de partida y de regreso. Desafortunadamente, es frecuente que algunos padres deseen darse un bien merecido descanso y alejarse de sus críos durante más de un par de días. ¡Lo entiendo a la perfección! Estuve ahí. En esa resaca que aún no termina de noches sin dormir, reto tras reto, cuando todavía no me sentía como persona. Eso llegó dos años después del nacimiento de mi Otto, cuando empecé a extrañar sus cachetitos y volví a contemplar la posibilidad de convertirme en madre otra vez. Así perdura la especie humana. Los recuerdos se vuelven dulces y estamos listos para entrarle al ruedo otra vez. La cuestión es que la maduración cerebral y emocional de nuestros peques no está preparada para esa separación antes de los dos años de edad. Aunque se quede con los abuelos que adora y ve casi a diario. No es lo mismo. Tampoco está listo para irse a la escuela a "socializar". Si tenemos la oportunidad de no mandarlo a una guardería, evitémoslo. Seguirá siendo preferible que lo cuide una alomadre o alopadre, que alguien que no conoce. Su socialización se finca en la relación con sus cuidadores primarios hasta alrededor de los 3 años de edad. No tenemos prisa en escolarizarlo. El que sea "huraño" es absoluta y totalmente adecuado para su edad. Lo que necesita más que nunca es nuestro maternaje y paternaje. Y para ese cansancio arrasador que sentimos por olas, seguir construyendo herramientas de autocuidado es la base de nuestro bienestar y, casi agregaría, cordura. Recordemos el mantra: "nadie da lo que no tiene". Sé que se siente infinito, pero de verdad que tiene un fin. En menos de lo que creemos nos llenaremos de nostalgia al ver las fotos de nuestro peque y sentiremos que la escuela es demasiado grande para él. Paciencia y paciencia. Se avecina el siguiente nivel de nuestro videojuego: los 2 años de edad, y la etapa preescolar. Gocemos del hoy que es lo que tenemos seguro.

Con lo anterior en mente, podemos comprenderlos más fácilmente y acompañarlos en el tránsito por la madurez cerebral y emocional.

La única manera de vivir es aprender a vivir la vida a cada momento.

Anthony de Mello
Jesuita y psicólogo

Viene a mi mente una anécdota compartida por unos padres en el consultorio. Resulta que la familia salió a comer fuera de casa un domingo. La nena iba feliz de la vida en su sillita del auto. Pero al instante que la bajaron y se alejaron del coche, empezó a llorar de manera desesperada. Sus padres no entendían lo que pasaba, y trataron de distraerla como pudieron. Pero nada parecía consolarla. Cuando se sentaron en la mesa del restaurante, la madre se percató que la nena no tenía un zapato. La cargó y regresaron al coche para buscarlo. Conforme se acercaban al automóvil, la pequeña se iba calmando. Hasta que finalmente le regresó la sonrisa al rostro cuando tuvo su zapato de regreso en el pie. No era capricho ni berrinche. Era una incapacidad para comunicar lo que necesitaba. Con los padres bromeamos diciendo que seguramente no quería llegar al restaurante sin su zapato y pasar la pena de la vida. Pero la realidad es que juzgamos muy duro a nuestros peques, y se nos olvida que tenemos frente a nosotros a seres humanos en proceso de maduración, pero que no por eso sienten menos. Los adultos, supuestamente maduros cerebral y emocionalmente, podemos esperar y contener.

Cuando tenemos frente a nosotros a nuestro crío en proceso de explotar, lo primero que sugiero hacer es tratar de ponernos en sus zapatos y comprender su situación. La imaginación y la intuición serán nuestros grandes aliados. Encontremos o no la causa, validar sus emociones no tiene fallo. No se vale distraerlo para que deje de llorar. Es como si nos acercáramos a contarle algún problema de nuestra vida actual a un gran amigo, y en lugar de escucharnos y ser empáticos con nosotros diciendo: "no ha de ser sencillo lo que estás viviendo, en tu lugar también me sentiría así", nos dijeran "mira que ya llegaron los descuentos en tu tienda favorita, ¡vamos!" Estoy segura de que no es el consuelo que necesitamos en ese momento y posiblemente no nos acercaremos a contarle nuestras cuitas en otra oportunidad. Así los niños. Distraerlos incluso puede enojarlos más. No son tontos, son chiquitos y les falta aprender a hablar. Pero tienen las mismas emociones que nosotros como adultos. Una vez validada su emoción y tratando de interpretar lo que desea, viene una propuesta. ¿Puedo darle lo que quiere? Si no es posible, volvemos a validar su deseo, le explicamos por qué no se puede y ofrecemos una alternativa. Eso no nos garantiza que deje de llorar, pero aprenderá a ser tomado en cuenta y aceptado tal como es. "Los bebés bonitos sí lloran", y se enojan y frustran. Se vale. Como adultos debemos actuar como la parte del cerebro que los regula y que aún no madura, sabiendo que si no lo hacen es porque no pueden. No porque no quieren. Un bebé que llora de frustración, al igual que un niño o un adolescente, no lo hace por deporte o placer. Sufre. Ignorar, ridiculizar o exigir una conducta distinta de la que están mostrando no solo no tiene sentido, sino que puede lastimar su autoestima y percepción de sí mismo y del mundo. Atender sus necesidades puede ser ofrecer un abrazo o esperar pacientemente a su lado si rechaza el contacto físico. La enseñanza es poderosa: estoy contigo y te acepto, aunque no te entiendo, aunque no te puedo dar todo lo que deseas. Somos el laboratorio seguro para nuestros pequeños científicos, la selva contenida para nuestros amados exploradores.

La alimentación del peque a partir del año de edad

La comida ha dejado de ser novedad. La sillita para comer es demasiado aburrida. Un peque de esa edad aguanta aproximadamente cinco minutos sentado con los alimentos enfrente. Diez minutos ya es sobremesa. Si a este hecho le sumamos la disminución en la velocidad de crecimiento e incremento ponderal y, por lo tanto, de sus necesidades energéticas, tendremos como resultado a un bebé que come menos y a unos padres más preocupados. Si no iniciamos esta etapa preparados con el conocimiento de que dejarán de comer como lo hacían, que tendrán días maravillosos de comer y otros en los que parece que viven del aire, empezaremos a echar mano de malas prácticas, como ponerles pantallas para entretenerlos mientras abren la boca hipnotizados, corretearlos por toda la casa con la cuchara llena de comida en la mano, forzarlos a comer, entre otras acciones desesperadas. Nos sentimos obligados a darles más leche o alimentos ricos en azúcares y harinas, porque estamos seguros de que eso no lo rechazarán y "aunque sea que tengan algo en su pancita". Eso de la alimentación perceptiva o responsiva quedará en el baúl del olvido. En esta etapa es frecuente caer en la mala práctica de los estimulantes del apetito, las vitaminas para que coman o el abordaje médico con estudios innecesarios, porque pasan los meses y ¡no alcanza los diez kilos de peso! Veníamos tan acostumbrados a que subieran casi medio kilo por mes que nos angustia su inapetencia y los 100 gramos que aumentó en la visita al pediatra. Eso sí. Seguirán con la misma energía o más que antes, haciendo travesuras y "dando lata". Las gráficas no mienten y seguirán en su mismo percentil de peso para la edad y talla para la edad, tal vez un poquito más abajo, pero prácticamente en el mismo lugar. Crecer, pero no aumentar tanto de peso, será más evidente en los peques que continúen con leche materna. Tendrán más preferencia por los carbohidratos como fruta y pasta, dejando de lado las verduras y proteínas, porque están atendiendo a lo que les pide su cuerpo: energía. Son deportistas de alto rendimiento. Todo es absoluta y completamente normal. Confianza, paciencia y paciencia.

En cuanto a la leche y su relación con la comida, la etapa de alimentación complementaria ha quedado atrás. Poco a poco los alimentos toman la delantera en aporte de nutrientes y energía, sin que eso implique que la leche materna ha dejado "de servir" (Romero-Velarde *et al.*, 2016). La leche materna no pierde sus propiedades inmunológicas y continúa siendo de gran valor nutricional (Sinkiewicz-Darol *et al.*, 2011), además de sus cualidades de contención y apapacho. Se adapta a las necesidades de mayor energía de los peques, volviéndose más rica en "grasa buena" que no solo es gasolina para nuestro maratonista, sino que nutre su cerebro en formación.

No hay necesidad de complementar con fórmula láctea o leche de vaca. De hecho, en un ejercicio comparativo realizado por el nutricionista español Julio Basulto en 2016, nos mostró que un litro de leche entera de vaca contiene menos calorías que un litro de leche entera de humano: 637.86 kcal/L vs. 879.8 kcal/L. Nuestro peque sigue siendo lactante hasta los 2 años de edad, lo cual no significa que a esa edad debamos suspender la leche materna (destetar) y reemplazarla por leche de vaca o de cabra. De hecho, somos el único mamífero que toma leche de otro mamífero durante años. ¿Cuándo hemos visto a un caballo pegarse a las ubres de la vaca para comer? La leche humana está diseñada para el cachorro humano hasta el destete, que antropológicamente sucede entre los dos años y medio y los siete años de edad. Ya hablaremos con mayor profundidad en otra ocasión del tema.

Si, por el motivo que sea, a partir del año de edad nuestro bebé no cuenta más con leche materna es preferible ofrecer leche entera de vaca que una fórmula láctea. La razón está en los azúcares. El único azúcar que contiene la leche de vaca es la lactosa. En cambio, las fórmulas lácteas tienen azúcares añadidos, sobre todo aquellas diseñadas para mayores de un año de edad, conocidas como fórmulas de crecimiento. Por más que estén fortificadas con vitaminas, minerales y omegas o contengan probióticos. Podemos suplementar a nuestros hijos, de la mano de un pediatra, o bien, incluir alimentos fermentados en su dieta para obtener su beneficio probiótico en lugar de ofrecerles leches azucaradas. Me acuerdo cuando me llamó mi abuela escandalizada por el comentario que hice en una estación de radio de alcance nacional. ¿Cómo era posible que dijera que la leche de vaca era un gusto y no una necesidad en niños mayores de un año de edad? Pero es cierto. Si nos preocupa que dejen de recibir las proteínas de la leche o el calcio, podemos ofrecerles otros lácteos, como queso, u otros alimentos que también son ricos en dichos nutrientes. ¿Sabían que el alimento que más calcio tiene no es la leche sino las sardinas?

En caso de decidir seguir con leche de vaca o fórmula láctea, debe ofrecerse después de los alimentos y la cantidad debe disminuir a máximo tres tomas de 8 onzas cada una en 24 horas, para disminuir a dos tomas a partir de los 2 años de edad. Especifico en 24 horas y no al día para evitar confusiones. Una vez en consulta, unos papás me respondieron que le daban a su peque de 18 meses tres tomas de leche en el día. Cuando pregunté qué tal dormía en las noches, resultó que tomaba cinco biberones en la noche y madrugada. Ahí aprendí a ser más específica con mis recomendaciones. No olvidemos que estamos criando a un bebé humano no a un becerro. Excederse en la cantidad de leche puede poner en riesgo a nuestro bebé de padecer anemia (Graczykowska *et al.*, 2021; Ziegler, 2011), estreñimiento (Mohammadi Bourkheili *et al.*, 2021) y de comer menos. Finalmente, la leche no es agua y además de ocupar un espacio en su pancita saciándolo, le aporta calorías, pero sin toda la riqueza nutricional que una dieta variada y completa le podría ofrecer.

Una razón que dificulta a los padres retirar las tomas de leche en peques mayores de un año de edad, es la relación tan estrecha que tienen para conciliar el sueño en la madrugada. En este caso, considero valioso observar la situación desde dos ángulos. El primero, la posibilidad de que en efecto tenga hambre y se sienta satisfecho con una toma de leche. El segundo, en relación con la necesidad de contención que necesita para volverse a dormir. Patrón que vemos frecuentemente en bebés mayores de un año de edad que continúan con lactancia materna. Exploremos cada ángulo.

En cuanto a que se pudieran quedar con hambre, lo ideal es mejorar las cenas. Mi propuesta es una "cena inteligente" que es muy distinto de una cena pesada. La clave es aprovechar dos tipos de alimentos: aquellos que mantendrán el nivel de glucosa (azúcar) en sangre constantemente elevado a lo largo de la noche y aquellos que favorecen el bien dormir. Una cena que incluya almidones, es decir, hidratos de carbono complejos o que tardan más tiempo en romperse y aprovecharse, garantiza que el cerebro registre un nivel adecuado y constante de energía, que limite los despertares para buscar comer. Ejemplos son la pasta integral, papa, camote, pan integral, maíz o arroz. Si además agregamos alimentos ricos en triptófano, que es un aminoácido que ayuda a producir dos neurotransmisores que ayudan a regular el bien dormir: serotonina y melatonina, tenemos una cena ideal. Algunos alimentos ricos en triptófano son el plátano, huevo, queso, pollo, salmón y atún, avellanas, cacahuate, almendras, quinoa y leguminosas como los frijoles y las lentejas. Entonces, en lugar de ofrecer avena con fruta y yogur para dormir, podemos dar pasta con salmón y medio plátano. O arroz con pollo y media rebanada de pan integral con crema de avellanas.

En relación con la necesidad de presencia y contención para dormir, les comparto que Otto, mi hijo, tomó leche materna cada tres horas hasta nuestro destete a los casi 3 años de edad. La ventaja es que continuamos durmiendo juntos y prácticamente se servía solo, entonces en realidad no interrumpía mi sueño. Pero es una realidad que nuestros peques no solo viven de "pan" sino de apapacho, de sentirse seguros y contenidos. Cuando había vivido experiencias emocionantes, cambios importantes en su día o en la dinámica familiar o si me encontraba ansiosa o estresada por alguna razón, sus despertares para tomar leche eran más frecuentes. Ahora bien, no es lo mismo ofrecer pecho que una mamila. La tetina del biberón queda justo a la altura de los dientes, no se elonga hasta la parte trasera de la boca.

Eso significa que tomar leche en biberón en la noche y madrugada es un factor de riesgo para caries. Porque dudo mucho que les lavemos los dientes después de cada toma nocturna. De esa manera, entre la posibilidad de anemia, estreñimiento y caries por leche, es preferible ofrecer herramientas de consuelo y contención distintas a una mamila con leche. No se logra de la noche a la mañana, es un proceso que toma aproximadamente dos meses. Pero con constancia, empatía y dos dosis de paciencia, es posible.

Ahora que tocamos el tema de la mamila, nuestra meta debe ser retirarla a partir del año de edad, tanto en el día como en la noche. La razón es: ¡salud! Deseamos contribuir al adecuado moldeamiento de su anatomía maxilofacial, así como disminuir la probabilidad de caries y de infecciones del **oído medio** u otitis media, que suceden sobre todo al tomar la leche en una posición acostada o reclinada debido a las características del conducto que comunica la **faringe** con el oído medio, llamado trompa de Eustaquio. Esta es más corta, estrecha y horizontal, lo cual permite el paso de la leche al oído medio y comportarse como un medio de cultivo para bacterias. No olvidemos que es una transición y que por ningún motivo debemos engañar al niño diciéndole que su mamila se perdió, que se la llevó el gato (¡pobres gatos que tendrán que soportar el odio recalcitrante del peque por algo que no hicieron!) o tirarla a la basura. Finalmente, ha fungido como objeto de seguridad y el crío ha creado un vínculo con el biberón. Ofrecer un apoyo emocional y hacerlo de manera paulatina, nunca precipitada ni violenta, explicándole por qué lo hacemos mientras lo consolamos y contenemos.

Cerramos un capítulo de nuestra vida con hijos, ojalá con más información que nos ofrezca calma, pero, sobre todo, con mayor confianza en nosotros y en nuestros peques.

El tiempo se pasa como agua entre los dedos. Cuando menos nos demos cuenta, serán todos unos señores de dos años y de ahí, la adolescencia está a la vuelta de la esquina.

Siempre seremos padres primerizos. Siempre aprendices de la vida. Aprovechemos el tiempo al lado de nuestros críos, con el corazón abierto y recordándonos constantemente ser gentiles con nosotros mismos y amorosos con nuestros peques. Todo pasa.

Hay un periodo cuando los padres quedamos huérfanos de nuestros hijos.

Es que los niños crecen independientemente de nosotros, como árboles murmurantes y pájaros imprudentes.

Crecen sin pedir permiso a la vida.

Crecen con estridencia alegre y, a veces, con alardeada arrogancia.

Pero no crecen todos los días, crecen de repente.

Un día se sientan cerca de ti y con una naturalidad increíble te dicen cualquier cosa que te indica que esa criatura de pañales, ¡ya creció!

¿Cuándo creció que no lo percibiste?

… El niño crece en un ritual de obediencia orgánica y desobediencia civil.

… Y esos son nuestros hijos, los que amamos a pesar de los golpes de los vientos, de las escasas cosechas de paz, de las malas noticias y la dictadura de las horas.

Ellos crecieron amaestrados, observando y aprendiendo con nuestros erros y nuestros aciertos. Principalmente con los errores que esperamos no se repitan.

… Quedamos los padres exiliados de los hijos. Tenemos la soledad que siempre deseamos, y nos llegó el momento en que solo miramos de lejos, oramos mucho (en ese momento se nos había olvidado) para que escojan bien en la búsqueda de la felicidad y conquisten el mundo del modo menos complejo posible.

… Los seres humanos solo aprendemos a ser hijos después de ser padres; solo aprendemos a ser padres después de ser abuelos. En fin, pareciera que solo aprendemos a vivir después de que la vida se nos va pasando.

Disfrutemos de nuestros hijos en cada una de sus etapas mientras duremos vivos.

Anónimo

Pensamientos finales

Hay una grieta en todo, así es como entra la luz.
Leonard Cohen

El *kintsugi* es una técnica ancestral japonesa que consiste en reparar objetos de cerámica con un barniz de resina espolvoreado con polvo de oro, plata o platino. Sin desechar lo roto o lo viejo, el resultado es una bellísima pieza nueva.

Así también nosotros, como padres y madres, nos transformamos en una nueva identidad, uniendo con oro los pedacitos de quien fuimos. Esos pedacitos son parte de nuestra esencia, son todo lo que hemos aprendido. La alquimia perfecta de todas nuestras vivencias, desde que éramos niños, transmutadas en un ser único.

Ya no soy lo que era. He nacido nueva y tendré más nacimientos que aún desconozco cómo serán. Observar mis fragmentos embellecidos con el oro de la experiencia, me anima a seguir en la aventura de la vida.

Me reconozco en constante cambio y descubrimiento. No soy igual que nadie, no es posible, y tampoco deseo serlo. Decido alejarme de "ser normal" y de querer encajar en cánones sociales que me distancian de mí, de mi autenticidad y de poder conectar con la intimidad de las personas y del mundo que me rodea.

¡A vivir!

Glosario

Aceite de coco. Es rico en grasas saturadas y varios estudios han demostrado, en modelos animales, que su consumo diario y prolongado puede suscitar alteraciones metabólicas que desencadenen obesidad, enfermedades cardiovasculares y resistencia a la insulina.

Aceite de palma. Es muy rico en grasas saturadas que contribuyen a incrementar los riesgos de enfermedades cardiovasculares. Desde el punto de vista ecológico, a menos que diga explícitamente que proviene de agricultura sustentable, estamos contribuyendo a la deforestación y extinción de especies vegetales y animales, acelerando el cambio climático y la contaminación del aire.

Alomadres o alopadres. Cuidadores distintos de los padres biológicos, con quien el bebé desarrolla un vínculo emocional fuerte.

Amniocentesis. Es una prueba en la cual se extrae un poco de líquido amniótico (20 mL) para analizarlo. La extracción se realiza mediante una aguja a través de la piel del vientre de la madre que llega hasta dentro del útero, guiada por ultrasonido.

Aparato auditivo. Es un dispositivo que se usa dentro o detrás de la oreja, diseñado para individuos que sufren pérdida de la audición.

Apego seguro. Es el vínculo entre el peque y sus cuidadores y se forma a partir de la disponibilidad para atender de manera rápida y apropiada lo que el crío requiere.

Azúcares añadidos. "El alto consumo de azúcares añadidos tiene una asociación directa con enfermedades como obesidad, diabetes y enfermedades cardiovasculares, entre otras, y en el caso de los bebés y niños pequeños los predispone a preferir alimentos dulces durante su crecimiento, ya que moldea el paladar y a largo plazo genera adicción" (Avena *et al.*, 2008).

Bajada o subida de la leche. En un inicio, es decir, las primeras 48 a 72 horas, la madre produce **calostro**, rico en inmunoglobulina A, lactoferrina, linfocitos y macrófagos que confieren su condición protectora. Es un *shot* de energía al ser un líquido de alta densidad que concentra los requerimientos del recién nacido en menos de 10 mL de leche. Entre el cuarto y décimo día del posparto, se presenta la bajada o subida de la leche, con un aumento en cantidad, calorías, lactosa, grasa y vitaminas hidrosolubles. Se conoce como **leche de transición** y equivale a entre 30 y 60 mL (1 a 2 onzas). Aproximadamente, a partir del décimo día, se llama **leche madura**, con un volumen promedio diario de 700 a 800 mL. Su composición varía a lo largo del día para satisfacer las necesidad nutricionales, hídricas e inmunológicas del bebé (Pérez-Escamilla, 2016).

Baño María o baño de María es un método para calentar una sustancia líquida o sólida, de manera uniforme y lenta, sumergiendo el recipiente que la contiene en otro mayor con agua u otro líquido que se lleva a ebullición.

Becegeítis o BCGítis. Es la complicación más frecuente de la vacuna BCG; se manifiesta con el crecimiento de los ganglios linfáticos regionales ipsilaterales, con supuración o sin ella.

Biopsia. Consiste en extraer una muestra de *vellosidades coriónicas* de la placenta, a través del cuello del útero (transcervical) o de la pared abdominal (transabdominal) de la madre.

Bisfenol A (BPA). Es una sustancia química que se utiliza principalmente en combinación con otras para fabricar plásticos y resinas. Por su capacidad de unirse a los receptores de estrógenos se conoce como un potencial disruptor endocrino y existe una posible relación con el incremento en la incidencia de enfermedades como diabetes mellitus tipo 2 y enfermedad cardiovascular.

Botulismo. Enfermedad causada por la neurotoxina generada por la bacteria *Clostridium botolinum*. Se caracteriza por una parálisis muscular, que en bebés menores de 12 meses puede comprometer la vida al paralizar los músculos respiratorios

Breastsleeping. Término que deriva del juego de palabras en inglés: *breastfeeding* o lactar y *co-sleeping* o colecho, es decir, dormir con tu bebé en el mismo lugar. El *breastsleeping* es un sistema integrado de sueño seguro del infante combinado con un comportamiento saludable de lactancia (McKenna y Gettle. 2016).

Chichi. Vocablo náhuatl para nombrar los pechos de una mujer.

Chinicuil. También conocido como gusano de maguey. La expresión de "se mueve como chinicuil" es porque no se están quietos y se mueven de un lado al otro.

Ciclo circadiano. Los ritmos circadianos son cambios físicos, mentales y conductuales que siguen un ciclo de 24 horas. Estos procesos naturales responden, principalmente, a la luz y la oscuridad, y afectan a la mayoría de los seres vivos.

Cordocentesis. Se obtiene una muestra de sangre del cordón umbilical. La extracción se realiza mediante una aguja a través de la piel del vientre de la madre que llega hasta dentro del útero, guiada por ultrasonido.

Covid-19. Coronavirus-19, enfermedad originada por la infección por el virus SARS-CoV-2 y sus mutaciones, causante de la pandemia de 2019.

Disco rayado. Me veo en la necesidad de explicar esta expresión para aquellas generaciones que no tuvieron la oportunidad de conocer los tocadiscos. Hubo una época en la que se escuchaba música en un aparato que hacía girar un disco que tenía surcos en espiral. Sobre los surcos se ponía una aguja que convertía las vibraciones en sonidos. En ocasiones, el disco se rayaba, provocando que el surco en lugar de ir en forma espiral fuera en círculo y esto hacía que se repitiera el mismo sonido una y otra vez.

Doula. Es una mujer que acompaña a la futura madre fungiendo como una asistente profesional enfocada en brindar apoyo, tanto emocional como físico, a la pareja durante el embarazo, parto y posparto. No es equivalente a partera o educadora perinatal.

Dudú. Es una palabra tomada del francés doudou, y define el primer objeto, ya sea peluche, mantita o trapito, con el que el bebé crea un vínculo emocional.

Edulcorante. Sustancia natural o artificial, distinta del azúcar, utilizada para endulzar alimentos o bebidas.

Endorfinas. Son un grupo de pequeñas proteínas que tienen una estructura química muy parecida a la morfina, por eso se denominan "morfina endógena", es decir, producida por nuestro organismo. Estimulan los receptores especializados del sistema nervioso central para producir una sensación de alegría, bienestar e incluso, analgesia.

Epidural. La anestesia epidural o peridural es la introducción de un medicamento con funciones anestésicas a nivel local, es decir, no es una anestesia general que duerme a la persona por completo. Se administra por medio de una inyección en la espalda. Este procedimiento adormece o causa una pérdida de la sensibilidad en la mitad inferior del cuerpo. Esto disminuye el dolor de las contracciones durante el parto.

Epigenética. Es el estudio de los mecanismos que regulan la expresión de los genes sin una modificación en la secuencia del ácido desoxirribonucléico (ADN) que los compone. Establece la relación entre las influencias genéticas y ambientales que determinan esta expresión.

Episiotomía. Incisión que se practica en el periné de la mujer, partiendo de la comisura posterior de la vulva hacia el ano, con el fin de evitar un desgarro de los tejidos durante el parto y facilitar la expulsión del bebé.

Estudios de gabinete. Son los procedimientos que requieren de un equipo especializado para realizar el diagnóstico de un paciente y, en general, proporcionan imágenes. Ejemplo: placas de rayos X, electrocardiograma, entre otros.

Faringe. Comienza detrás de la nariz, baja por el cuello y termina en la parte superior de la tráquea y el esófago.

Frenillo sublingual corto o anquiloglosia. El frenillo sublingual, como su nombre indica, se encuentra debajo de la lengua, insertado de manera ideal dentro de esta; sin embargo, si en etapas embrionarias se forma de manera incorrecta, produce anquiloglosia o frenillo sublingual corto. La prevalencia oscila entre menos de 1% a 10.7% y puede comprometer los movimientos de la lengua, lo que deriva en un agarre muy superficial y defectuoso, con una transferencia de leche poco efectiva.

Ghee. Es un tipo de mantequilla clarificada, derivada de la leche de vaca o de búfala, que en su proceso de elaboración se eliminan la lactosa y la caseína (proteína), así como las enzimas y microorganismos encargados de su putrefacción. Es ideal para cocinar a altas temperaturas y almacenarla por largos periodos de tiempo.

Gripe water. Es un producto elaborado con hierbas para aliviar molestias gastrointestinales del bebé ocasionadas por cólicos, dentición, entre otros.

Hipoplasia mamaria. Desarrollo inadecuado del tejido mamario que puede ocasionar una producción de leche por debajo de la necesidad del bebé. (Kam *et al.*, 2021).

Hulk. Personaje de la editorial Marvel Comics que representa a un ser humanoide enorme de piel verde, corpulento y musculoso que posee una gran fortaleza física.

IBCLC. Es un Consultor Internacional de Lactancia Materna certificado por el Consejo Internacional de Certificación de Consultores en Lactancia (IBCLCE), que proporciona ayuda calificada en la lactancia materna con una robusta preparación y experiencia.

Infantómetro. Instrumento que se emplea para medir la longitud de niñas y niños menores de 2 años. Tiene tres partes: base, tablero y tope móvil.

Inspiración. Se puede definir como un estímulo que impulsa a una persona a llevar a cabo algo. La **aspiración** por otro lado, es un deseo intenso de conseguir algo con urgencia. Se trata de un anhelo, es la ambición que conduce a una persona a actuar de maneras específicas con el fin de obtener lo que se desea, a veces alejándolo de sí mismo y de lo que verdaderamente necesita.

Isoflavonas. Sustancias químicas del grupo de los fitoestrógenos, que tienen una estructura similar a los estrógenos.

Lactivista. Activista en defensa del derecho del bebé-niño a ser amamantado y de la madre a amamantar, a demanda, en cualquier lugar, sin miradas ni comentarios de desaprobación.

Manda. Promesa hecha ante un santo u otro sujeto de culto que, de acuerdo con la fe del solicitante, tiene el poder de interceder ante Dios y facilitar la realización de un milagro; por lo que debe cumplirse a rajatabla.

Matrescencia. Término acuñado por la psicóloga Aurelie Athan en 2008 y difundido por la espléndida plática TED de Alejandra Sacks, hace referencia al periodo de transición que vivimos las mujeres de no tener hijos a convertirnos en madres.

Método de eliminación-comunicación (EC) o higiene natural infantil. Es el medio por el cual los padres y cuidadores del bebé aprenden las rutinas, tiempos y gestos que rodean su deseo de orinar o evacuar y ofrecen, en consecuencia, medios para que pueda hacerlo en algún lugar destinado a ello, en lugar de tener hacerlo en el pañal.

Microbiota. Microorganismos que viven en una relación de mutualismo con el hospedero (es decir, arqueas, virus, parásitos, bacterias y hongos con el ser humano) en condiciones homeostáticas.

Nido evolutivo del desarrollo. Se refiere a las prácticas que necesita un ser humano desde el nacimiento y durante la infancia para lograr un desarrollo saludable y de manera integral, es decir, en cuerpo, mente y emociones. Estas prácticas son el resultado de nuestra evolución con el objetivo de sobrevivir.

Oído medio. Las partes del oído incluyen el oído externo —pabellón auricular, el conducto auditivo externo y la membrana timpánica o tímpano—, el oído medio —trompa de Eustaquio y tres pequeños huesos: martillo, yunque y estribo— y el oído interno —cóclea, que contiene los nervios de la audición, vestíbulo y conductos semicirculares, que contienen receptores para el equilibrio.

Pedidos desplazados. Suelen ser demandas emocionales disfrazadas debido a necesidades no satisfechas, aburrimiento, desconexión o falta de presencia. Es algo que pide el niño que sabe que sí va a obtener. Es una distracción de su verdadera necesidad. Muchas veces los pedidos desplazados tampoco se satisfacen, porque se consideran un capricho. (Yvonne Laborda, terapeuta humanista).

Portear. Es el acto de cargar a un bebé, principalmente, con el apoyo de un objeto (por lo general, de tela): mochila ergonómica, rebozo, fular, entre otros.

Prebióticos. Son sustancias de la dieta que nutren a grupos seleccionados de microorganismos que habitan en el intestino y favorecen el crecimiento de bacterias beneficiosas sobre las nocivas. Entre los prebióticos comunes conocidos se encuentran los fructooligosacáridos (FOS), inulina, galactooligosacáridos (GOS), lactulosa y oligosacáridos de la leche materna.

Reactividad cruzada. Se refiere a la aparición de síntomas relacionados con la alergia a un alimento, frente a otro con el que comparte ciertas características bioquímicas.

Reto alimentario. Cuando existe la sospecha de una alergia alimentaria, como una APLV, dependiendo de los síntomas del paciente y siempre personalizando cada indicación, puede modificarse la dieta excluyendo el alimento sospechoso en cuestión, durante 2 a 4 semanas para después reintroducirlo. Con este procedimiento se valorará si los síntomas de alergia disminuyen o desaparecen con la eliminación del alimento y si vuelven a presentarse al introducirlo nuevamente.

Salas LPR. Espacio físico establecido para la atención durante el trabajo de parto, parto y el periodo de recuperación, así como de la atención inicial de la persona recién nacida, principalmente en casos de bajo riesgo, en la cual se prioriza la vigilancia no invasiva y expectante del trabajo de parto, la posición de elección durante el parto, el apego inmediato e inicio de la lactancia materna, contando con un equipo de profesionales preparado para la estabilización de complicaciones y su referencia oportuna (Secretaría de Salud, 2022).

Síndrome del impostor. Es la creencia irracional de que nuestros logros o triunfos son producto de "un golpe de suerte" o de la ayuda de los demás; pero no de nuestro esfuerzo. Es la sensación de no estar nunca a la altura, de no ser lo suficientemente buenos, competentes o capaces; de ser impostores, "un fraude".

Síndrome de Klinefelter. Trastorno genético que afecta a los hombres al contar con una copia adicional del cromosoma X. Hay un amplio espectro en su presentación clínica, con una sobrevida normal, pudiendo presentar dificultades cognitivas, en el aprendizaje, sociales y conductuales, así como infertilidad y pubertad retrasada, entre otros. La incidencia es de 1 de cada 500 a 1 000 recién nacidos varones vivos.

Síndrome de Turner. Condición genética que afecta a las mujeres que solo tienen un cromosoma X en lugar de dos. Las personas con esta afección pueden tener retos en el aprendizaje, baja estatura, retraso en la pubertad, infertilidad y defectos cardíacos. Afecta a 1 de cada 2 000 a 2 500 nacimientos de niñas.

Sistema vestibular. Se encuentra situado en el oído interno y se encarga de mantener el equilibrio y la postura, coordinar los movimientos del cuerpo y la cabeza y fijar la mirada en un punto del espacio.

Smash the cake. Su traducción literal es "aplasta el pastel" y consiste en una sesión de fotografías en donde el bebé es captado dándose el gozo de destrozar un pastel a su antojo, como parte de la celebración de su primer cumpleaños.

Triptófano. Aminoácido que ayuda a producir dos neurotransmisores que ayudan a regular el bien dormir: serotonina y melatonina.

Trisomía 13 o síndrome de Patau. Ocurre cuando el material extra del cromosoma 13 provoca múltiples malformaciones graves que limitan la sobrevida del bebé en 20% al primer mes de edad. Los niños que sobreviven presentan un retraso intelectual y en su desarrollo graves. Su incidencia es de 1 de cada 10 000 a 16 000 recién nacidos vivos.

Trisomía 18 o síndrome de Edwards. Los bebés con esta condición cuentan con tres copias del cromosoma 18, en lugar de dos, ocasionando retraso en el crecimiento y desarrollo, así como varias malformaciones que pueden comprometer su vida en el primer año. Se presenta en 1 de cada 5 000 a 7 000 recién nacidos vivos.

Trisomía 21 o síndrome de Down. Trastorno originado por material genético adicional en el cromosoma 21, que se manifiesta con rasgos físicos característicos, un amplio rango de manifestaciones clínicas físicas y cognitivas, con un mayor riesgo de ciertas enfermedades. Su incidencia es de 1 de cada 800 nacidos vivos.

Ventosas. En la medicina tradicional china se considera que restauran la energía y la fuerza vital que recorre todo el cuerpo (Qi o Chí), al promover la circulación (linfática sanguínea), relajar y desinflamar los músculos por tensión, contracturas y lesiones. Regula la respuesta inflamatoria inmune. Es analgésico, porque mejora las condiciones del microambiente celular local (eliminación de deshechos), hidrata el tejido conectivo y favorece el intercambio de sustancias.

Vellosidades coriónicas. Son proyecciones minúsculas de tejido placentario que comparten la composición genética del bebé.

Violencia obstétrica.[22] Es el maltrato que sufre la mujer embarazada al ser juzgada, atemorizada, humillada o lastimada física y psicológicamente. Se presenta en los lugares que prestan servicios médicos y se da en todas las esferas de la sociedad. Algunos actos constitutivos de violencia obstétrica son:

- Practicar el parto por cesárea cuando existen las condiciones para realizar un parto natural, sin el consentimiento voluntario, expreso e informado de la mujer.
- Obligarla a parir acostada o inmovilizada.
- Negar u obstaculizar la posibilidad de cargar y amamantar al bebé inmediatamente después de nacer.
- No atender oportuna y eficazmente las emergencias obstétricas.

[22] Definición tomada de la página oficial del Gobierno de México: www.gob.mx.

Bibliografía

Abanto Álvarez, J., Rezende, K.M., Salazar, S.M., Albes, F., Celiberti, P. y Ciamponi, A.L. (2009) Dental Fluorosis: Exposure, Prevention and Management. *Med Oral Patol Oral Cir Bucal.*, *14*(2), E103-1077.

Agostoni, C., Decsi, T., Fewtrell, M., Goulet, O., Kolacek, S., Koletzko, B., Michaelsen, K.F., Moreno, L., Puntis, J., Rigo, J., Shamir, R., Szajewska, H., Turck, D., van Goudoever, J. y ESPGHAN Committee on Nutrition. (2008). Complementary Feeding: A Commentary by the ESPGHAN Committee on Nutrition. *J Pediatr Gastroenterol Nutr.* *46*(1), 99-110. doi: 10.1097/01.

Arnett, J. (2008). The Neglected 95%: Why American Psychology Needs to Become Less American. *American Psychologist.* *63*(7), 602-614.

Asociación Española de Pediatría, Comité de Lactancia Materna (2018). *Recomendaciones sobre alimentación complementaria en el lactante amamantado.* www.aeped.es

Avena, N.M., Rada, P. y Hoebel, B. (2008). Evidence for Sugar Addiction: Behavioral and Neurochemical Effects of Intermittent, Excessive Sugar Intake. *Neurosci Biobehav Rev.* *32*(1), 20-39.

Ávila W.M., Pordeus, I., Paiva, S. y Martins, C. (2015). Breast and Bottle Feeding as Risk Factors for Dental Caries: A Systematic Review and Meta-Analysis. *PLoS One.* *10*(11), e0142922.

Bach, V. y Libert, J.P. (2022) Hyperthermia and Heat Stress as Risk Factors for Sudden Infant Death Syndrome: A Narrative Review. *Front Pediatr.* 10, 816136.

Bathory, E. y Tomopoulos, S. (2017). Sleep Regulation, Physiology and Development, Sleep Duration and Patterns, and Sleep Hygiene in Infants, Toddlers, and Preschool-Age Children. *Curr Probl Pediatr Adolesc Health Care.* *47*(2), 29-42.

Beaumont, W. (1838). *Experiments and Observations on the Gastric Juice and the Physiology of Digestion.*Edinburgh: Maclachlan and Stewart.

Benoit, D., Zeanah, C.H., Boucher, C. y Minde, K.K. (1992). Sleep disorders in early childhood: association with insecure maternal attachment. *J Am Acad Child Adolesc Psychiatry. 31*(1), 86-93.

Black, M.M. y Aboud, F.E. (2011). Responsive Feeding is Embedded in a Theoretical Framework of Responsive Parenting. *J Nutr. 141*(3), 490-494.

Bohren, M.A., Hofmeyr, G.J., Sakala, C., Fukuzawa, R.K. y Cuthbert, A. (2017). Continuous Support for Women During Childbirth. *Cochrane Database Syst Rev. 7*(7).

Boundy, E.O., Dastjerdi, R., Spiegelman, D., Fawzi, W.W., Missmer, S.A., Lieberman, E., Kajeepeta, S., Wall, S. y Chan. G.J. (2016). Kangaroo Mother Care and Neonatal Outcomes: A Meta-analysis. *Pediatrics. 137*(1), e20152238.

Brown, A. (2018). No Difference in Self-Reported Frequency of Choking Between Infants Introduced to Solid Foods Using a Baby-Led Weaning or Traditional Spoon-Feeding Approach. *J Hum Nutr Diet. 31*(4), 496-504.

Browne, D., Whelton, H. y O'Mullane, D. (2005). Fluoride metabolism and fluorosis. *J Dent. 33*(3), 177-186.

Bush, A. (2009). Recurrent Respiratory Infections. *Pediatr Clin North Am. 56*(1), 67-100.

Cameron, S.L., Taylor, R.W. y Heath, A.L. (2015). Development and Pilot Testing of Baby-Led Introduction to Solids. A Version of Baby-Led Weaning Modified to Address Concerns about Iron Deficiency, Growth Faltering and Choking. *BMC Pediatr.* 15, 99.

Camp, E. Thompson, J. y Boice, J. (2017). *The Unvaccinated Child: A Treatment Guide for Parents and Caregivers.* Nueva York: Vital Health Publishing.

Carletti, C., Pani, P. y Cattanao, A. (2012). Salt in Complementary Feeding. *Medico e Bambino.* 31(1), 35-37.

Casas, M.L. (2020). Enseñanzas de la pandemia covid-19. 6(2). doi: 10.1016/j.bioet.2020.09.001

Cepeda, S.J, Zenteno, D., Fuentes, C. y Brockmann, P. (2021). Muerte súbita inesperada en la infancia: Actualización y medidas de prevención. *Andes Pediatr. 92*(4), 609-616.

Cohen Engler, A., Hadash, A., Shehadeh, N. y Pillar, G. (2012). Breast-feeding May Improve Nocturnal Sleep and Reduce Infantile Colic: Potential Role of Breast Milk Melatonin. *Eur J Pediatr.* 171, 729-732.

Colombo, G: y De Bon, G. (2011). Strategies to Protect Sleep. *J Matern Fetal Neonatal Med.* 24 Suppl 1, 30-31.

Costa-Romero M, Espínola-Docio, B., Paricio-Talayero, J.M., Díaz-Gómez, N.M. (2021). Ankyloglossia in Breastfeeding Infants. An Update. *Arch Argent Pediatr.* *119*(6), e600-e609.

Cousins, J.C., Bootzin, R.R., Stevens, S.J., Ruiz, B.S. y Haynes, P.L. (2007). Parental Involvement, Psychological Distress, and Sleep: A Preliminary Examination in Sleep-Disturbed Adolescents with a History of Substance Abuse. *J Fam Psychol.* *21*(1), 104-113.

Cryan, J.F., O'Riordan, K.J., Cowan, C.S.M., Sandhu, K.V., Bastiaanssen, T.F.S., Boehme, M., Codagnone, M.G., Cussotto, S., Fulling, C., Golubeva, A.V., Guzzetta, K.E., Jaggar, M., Long-Smith, C.M., Lyte, J.M., Martin, J.A., Molinero-Pérez, A., Moloney, G., Morelli, E., Morillas, E., O'Connor, R., Cruz-Pereira, J.S. *et al.* (2019). The Microbiota-Gut-Brain Axis. *Physiol Rev.* *99*(4), 1877-2013.

Cox, J.L., Holden, J.M. y Sagovsky, R. (1987). Escala de depresión de posparto de Edinburgo. *British Journal of Psychiatry.* 150.

Dashper, S.G., Mitchell, H.L., Lê Cao, K.A., Carpenter, L., Gussy, M.G., Calache, H., Gladman, S.L., Bulach, D.M., Hoffmann, B., Catmull, D.V., Pruilh, S., Johnson, S., Gibbs, L., Amezdroz, E., Bhatnagar, U., Seemann, T., Mnatzaganian, G., Manton, D.J. y Reynolds, E.C. (2019). Temporal Development of the Oral Microbiome and Prediction of Early Childhood Caries. *Sci Rep.* *9*(1), 19732.

Delgado-Becerra, A., Arroyo-Cabrales, L.M., Díaz-García, M.A. y Quezada-Salazar, C.A. (2006). Prevalencia y causas de abandono de lactancia materna en el alojamiento conjunto de una institución de tercer nivel de atención. *Bol. Med. Hosp. Infant. Mex.* *63*(1), 31-39.

Dennis, C.L. y Ross, L. (2005). Relationships Among Infant Sleep Patterns, Maternal Fatigue, and Development of Depressive Symptomatology. *Birth.* *32*(3), 187-193.

Di Lorenzo, C. y Nurko, S. (2016). *Rome IV. Pediatric Functional Gastrointestinal Disorders. Disorders of Gut-Brain Interaction.* Raleigh: The Rome Foundation.

Díaz-Villaseñor, A., Granados, O., González-Palacios, B., Tovar-Palacio, C., Torre-Villalvazo, I., Olivares-García, V., Torres, N. y Tovar,

A.R. (2013). Differential Modulation of the Functionality of White Adipose Tissue of Obese Zucker (fa/fa) Rats by the Type of Protein and the Amount and Type of Fat. *J Nutr Biochem*. *24*(11), 1798-1809.

Doan, T., Gardiner, A., Gay, C.L. y Lee, K.A. (2007). Breast-Feeding Increases Sleep Duration of New Parents. *J Perinat Neonatal Nurs*. *21*(3), 200-206.

Doan, T., Gay, C.L., Kennedy, H.P., Newman, J. y Lee, K.A. (2014). Nighttime Breastfeeding Behavior is Associated with More Nocturnal Sleep Among First-Time Mothers at One Month Postpartum. *J Clin Sleep Med*. *10*(3), 313-319.

Domellöf, M., Braegger, C., Campoy, C., Colomb, V., Decsi, T., Fewtrell, M., Hojsak, I., Mihatsch, W., Molgaard, C., Shamir. R., Turck, D., van Goudoever, J. y ESPGHAN Committee on Nutrition (2014). Iron Requirements of Infants and Toddlers. *J Pediatr Gastroenterol Nutr*. *58*(1), 119-129.

Elizabeth, L., Machado, P., Zinöcker, M., Baker, P. y Lawrence, M. (2020). Ultra-Processed Foods and Health Outcomes: A Narrative Review. *Nutrients*. *12*(7), 1955.

Fallon, S. y Cowan, T. (2013). *The Nourishing Traditions Book of Baby and Child Care*. White Plains: New Trends Publishing.

Fangupo, L.J., Heath, A.M., Williams, S.M., Erickson Williams, L.W., Morison, B.J., Fleming, E.A., Taylor, B.J., Wheeler, B.J. y Taylor, R.W. (2016). A Baby-Led Approach to Eating Solids and Risk of Choking. *Pediatrics*. *138*(4), e20160772.

Fawaz, R., Baumann, U., Ekong, U., Fischler, B., Hadzic, N., Mack, C.L., McLin, V.A., Molleston, J.P., Neimark, E., Ng, V.L. y Karpen, S.J. (2017). Guideline for the Evaluation of Cholestatic Jaundice in Infants. *JPGN*, *64*(1), 154-168.

Federación de Asociaciones de Matronas de España [FAME]. (2016). *Abordaje de las dificultades más frecuentes en lactancia materna. Evidencia científica*. Madrid.

Fewtrell, M., Bronsky, J., Campoy, C., Domellöf, M., Embleton, N., Fidler Mis, N., Hojsak, I., Hulst, J.M., Indrio, F., Lapillonne, A. y Molgaard, C. (2017). Complementary Feeding: A Position Paper by the European Society for Paediatric Gastroenterology, Hepatology, and Nutrition (ESPGHAN) Committee on Nutrition. *J Pediatr Gastroenterol Nutr*. *64*(1), 119-132.

Field, T.M. (1998). Touch therapy effects on development. *International Journal of Behavioral Development*. 22, 779-797.

Fiocchi A, Dahda,. L, Dupont, C., Campoy, C., Fierro, V. y Nieto, A. (2016). Cow's Milk Allergy: Towards an Update of DRACMA *Guidelines. World Allergy Organ J.* 9(1), 35.

Fitzsimons, M. y Vera-Hernández, E. (2022). Breastfeeding and Child Development. *American Economic Journal: Applied Economics.* 14(3), 329-366.

Flores, M., Saravia, C., Vergara, C.E., Ávila, F., Valdés, H. y Ortiz-Viedma, J. (2019). Avocado Oil: Characteristics, Properties, and Applications. *Molecules. 24*(11), 2172.

Galipeau, R., Baillot, A., Trottier, A. y Lemire, L. (2018). Effectiveness of Interventions on Breastfeeding Self-Efficacy and Perceived Insufficient Milk Supply: A Systematic Review and Meta-Analysis. *Matern Child Nutr. 14*(3), e12607.

Gettler, L.T., McKenna, J.J., McDade, T.W., Agustin, S.S. y Kuzawa, C.W. (2012). Does Cosleeping Contribute to Lower Testosterone Levels in Fathers? Evidence from the Philippines. *PLoS One. 7*(9), e41559.

Golubeva, A.V., Crampton, S., Desbonnet, L., Edge, D., O'Sullivan, O., Lomasney, K.W., Zhdanov, A.V., Crispie, F., Moloney, R.D., Borre, Y.E., Cotter, P.D., Hyland, N.P., O'Halloran, K.D., Dinan, T.G., O'Keeffe, G.W. y Cryan, J.F. (2015). Prenatal Stress-Induced Alterations in Major Physiological Systems Correlate with Gut Microbiota Composition in Adulthood. *Psychoneuroendocrinology.* 60, 58-74.

Graczykowska, K., Kaczmarek, J., Wilczyńska, D., Łoś-Rycharska E. y Krogulska, A. (2021). The Consequence of Excessive Consumption of Cow's Milk: Protein-Losing Enteropathy with Anasarca in the Course of Iron Deficiency Anemia-Case Reports and a Literature Review. *Nutrients. 13*(3), 828.

Grattan D. (2011). A Mother's Brain Knows. *J Neuroendocrinol. 23*(11), 1188-1189.

Green, A., Cohen-Zion, M., Haim, A. y Dagan, Y. (2017). Evening Light Exposure to Computer Screens Disrupts Human Sleep, Biological Rhythms, and Attention Abilities. *Chronobiol Int. 34*(7), 855-865.

Greer. F., Sicherer, S.H., Burks, A.W. y Committee on Nutrition, Section on Allergy and Immunology *et al.* (2019). The Effects of Early Nutritional Interventions on the Development of Atopic Disease in Infants and Children: The Role of Maternal Dietary Restriction,

Breastfeeding, Hydrolyzed Formulas, and Timing of Introduction of Allergenic Complementary Foods. *Pediatrics. 143*(4), e20190281.

Grimshaw, K.E., Maskell, J., Oliver, E.M., Morris, R.C., Foote, K.D., Mills, E.N., Roberts, G. y Margetts, B.M. (2013). Introduction of Complementary Foods and The Relationship to Food Allergy. *Pediatrics. 132*(6), e1529-538.

Halken, S., Muraro, A., de Silva, D., Khaleva, E., Angier, E., Arasi, S., Arshad, H., Bahnson, H.T., Beyer, K., Boyle, R., du Toit, G., Ebisawa, M., Eigenmann, P., Grimshaw, K., Hoest, A., Jones, C., Lack, G., Nadeau, K., O'Mahony, L., Szajewska, H., Venter, C., Verhasselt, V., Wong, G.W.K., Roberts, G. y European Academy of Allergy and Clinical Immunology Food Allergy and Anaphylaxis Guidelines Group (2021). EAACI Guideline: Preventing the Development of Food Allergy in Infants and Young Children (2020 update). *Pediatric Allergy Immunol. 32*(5), 843-858.

Hammons, A. (2001). Is Frequency of Shared Family Meals Related to the Nutritional Health of Children and Adolescents? *Pediatrics. 127*(6), 1565-1574.

Harb, T., Matsuyama, M., David, M. y Hill, R.J. (2016). Infant Colic-What Works: A Systematic Review of Interventions for Breast-fed Infants. *J Pediatr. Gastroenterol. Nutr. 62*(5), 668-686.

Health Promotion Unit of the Department of Health and Children (2006). *Starting to Spoonfeed Your Baby*. www.healthpromotion.ie

Heaney, R.P., Davies, K.M., Chen, T.C., Holick, M.F. y Barger-Lux, M.J. (2003). Human Serum 25-hydroxycholecalciferol Response to Extended Oral Dosing with Cholecalciferol. *Am J Clin Nutr. 77*(1), 204-210.

Henrich, J., Heine, S.J. y Norenzayan, A. (2010). The Weirdest People in the World? *Behav Brain Sci. 33*(2-3), 61-83.

Hesselmar, B., Hicke-Roberts, A., Lundell, A.C., Adlerberth, I., Rudin, A., Saalman, R., Wennergren, G. y Wold, A.E. (2018). Pet-Keeping in Early Life Reduces the Risk of Allergy in a Dose-Dependent Fashion. *PLoS One. 13*(12), e0208472.

Hoekzema, E., Barba-Müller, E., Pozzobon, C., Picado, M., Lucco, F., García-García, D., Soliva, J.C., Tobeña, A., Desco, M., Crone, E.A., Ballesteros, A., Carmona, S. y Vilarroya, O. (2017). Pregnancy Leads to Long-Lasting Changes in Human Brain Structure._Nat Neurosci. 20*(2), 287-296.

Hoekzema, E., Tamnes, C.K., Berns, P., Barba-Müller, E., Pozzobon, C., Picado, M., Lucco, F., Martínez-García, M., Desco, M., Ballesteros, A., Crone, E.A., Vilarroya, O. y Carmona, S. (2020). Becoming a Mother Entails Anatomical Changes in the Ventral Striatum of the Human Brain that Facilitate its Responsiveness to Offspring Cues. *Psychoneuroendocrinology*. 112, 104507.

Høst, A., Halken, S., Jacobsen, H.P., Christensen, A.E., Herskind, A.M. y Plesner, K. (2002). Clinical Course of Cow's Milk Protein Allergy/Intolerance and Atopic Diseases in Childhood. *Pediatr Allergy Immunol.* *13*(suppl 15), 23-28.

Health Professional Fact Sheet [HPFS]. https://ods.od.nih.gov/factsheets/VitaminD-HealthProfessional/#en57

Huang, F. y Wu, X. (2021). Brain Neurotransmitter Modulation by Gut Microbiota in Anxiety and Depression. *Front Cell Dev Biol.* 9, 649103.

Huang, Y.Y., Gau, M.L., Huang, C.M. y Lee, J.T. (2009) Supplementation with Cup-Feeding as a Substitute for Bottle-Feeding to Promote Breastfeeding. *Chang Gung Med J.* *32*(4), 423-431.

Huysentruyt, K., Koppen, I., Benninga, M., Cattaert, T., Cheng, J., De Geyter, C., Faure, C., Gottrand, F., Hegar, B., Hojsak, I., Miqdady, M., Osatakul, S., Ribes-Koninckx, C., Salvatore, S., Saps, M., Shamir, R., Staiano, A., Szajewska, H., Vieira, M., Vandenplas, Y. y BITSS working group (2019). The Brussels Infant and Toddler Stool Scale: A Study on Interobserver Reliability. *J Pediatr Gastroenterol Nutr.* *68*(2), 207-213.

International Lactation Consultant Association [ILCA] (2014). *Guía clínica para el establecimiento de la lactancia materna exclusiva.*

Italianer, M.F., Naninck, E.F.G., Roelants, J.A., van der Horst, G.T.J., Reiss, I.K.M., Goudoever, J.B.V., Joosten, K.F.M., Chaves, I. y Vermeulen, M.J. (2020). Circadian Variation in Human Milk Composition, a Systematic Review. *Nutrients.* 12, E2328.

Jarvinen, K.M. y Chatchatee, P. (2009). Mammalian Milk Allergy: Clinical Suspicion, Cross-Reactivities and Diagnosis. *Curr Opin Allergy Clin Immunol.* 9, 251-258.

Jašarević, E., Howard, C.D., Misic, A.M., Beiting, D.P. y Bale, T.L. (2017). Stress During Pregnancy Alters Temporal and Spatial Dynamics of the Maternal and Offspring Microbiome in a Sex-Specific Manner. *Sci Rep.* *7*(7), 44182.

Jensen, C.L., Voigt, R.G., Llorente, A.M., Peters, S.U., Prager, T.C., Zou, Y.L., Rozelle, J.C., Turcich, M.R., Fraley, J.K., Anderson, R.E. y Heird,

W.C. (2010). Effects of Early Maternal Docosahexaenoic Acid Intake on Neuropsychological Status and Visual Acuity at Five Years
of Age of Breast-Fed Term Infants. *J Pediatr.* 157, 900-905.

Kam. R.L., Amir, L.H. y Cullinane, M. (2021). Is There an Association
Between Breast Hypoplasia and Breastfeeding Outcomes? A Systematic Review. *Breastfeed Med.* 16(8), 594-602.

Kassing, D. (2002). Bottle-Feeding as a Tool to Reinforce Breastfeeding. *J Hum Lact.* 18(1), 56-60.

Keller, M.A. y Goldberg, W.A. (2004). Co-Sleeping: Help or Hindran-
ce for Young Children's Independence? *Infant and Child Development.* 13(5), 369-388.

Kempler, L., Sharpe, L., Miller y C.B. y Bartlett, D.J. (2016). Do Psycho-
social Sleep Interventions Improve Infant Sleep or Maternal Mood
in The Postnatal Period? A Systematic Review and Meta-Analysis
of Randomized Controlled Trials. *Sleep Med Rev.* 29, 15-22.

Khanna, S.S., Dhaimade, P.A. y Malhotra, S. (2017). Oral Health Status
and Fertility Treatment Including IVF. *J Obstet Gynaecol India.*
67(6), 400-404.

Kılıç, B. (2019). Clinical Features and Evaluation in Terms of Pro-
phylaxis of Patients with Febrile Seizures. *Sisli Etfal Hastan Tip Bul.*
53(3), 276-283.

Kochanska, G., Philibert, R.A. y Barry, R.A. (2009). Interplay of Ge-
nes and Early Mother-Child Relationship in the Development of
Self-Regulation from Toddler to Preschool Age. *J Child Psychol
Psychiatry.* 50, 1331-1338.

Koletzko, S., Niggemann, B., Arato, A., Dias, J.A., Heuschkel, R., Husby,
S., Mearin, M.L., Papadopoulou, A., Ruemmele, F.M., Staiano, A.,
Schäppi, M.G., Vandenplas y European Society of Pediatric Gas-
troenterology, Hepatology, and Nutrition. (2012). Diagnostic
Approach and Management of Cow's-milk Protein Allergy in In-
fants and Children: ESPGHAN GI Committee Practical Guidelines.
J Pediatr Gastroenterol Nutr. 55(2), 221-229.

Kostandy, R.R. y Ludington-Hoe, S.M. (2019). The Evolution of The
Science of Kangaroo (Mother) Care (Skin-To-Skin Contact). *Birth
Defects Res.* 111(15), 1032-1043.

Kral TRA, et al. (2018). Impact of short- and long-term mindfulness
meditation training on amygdala reactivity to emotional stimuli.
Neuroimage. 181:301-31.

Kuo, P.X., Braungart-Rieker, J.M., Burke Lefever, J.E., Sarma, M.S., O'Neill, M. y Gettler, L.T. (2018). Fathers' Cortisol and Testosterone in the Days Around Infants' Births Predict Later Paternal Involvement. *Horm Behav*. 106, 28-34.

Kurlansky, M. (2002). *Salt: A World History*. Nueva York: Penguin Random House.

Lahr, M.B., et al. (2005). Bedsharing and Maternal Smoking in a Population-based Survey of New Mothers. *Pediatrics*. *116*(4), e530-542.

Larke, N.L., Thomas, S.L., dos Santos Silva, I. y Weiss, H.A. (2011). Male Circumcisionanded Penile Cancer: A Systematic review and Meta-analysis. *Cancer Causes Control*. 22(8), 1097-1110.

Lasselin, J., Álvarez-Salas, E. y Grigoleit, J.S. (2016). Well-being and Immune Response: A Multi-System Perspective. *Curr Opin Pharmacol*. 29, 34-41.

Latirgue, T. y Vives, J. (1994). *Guía para la detección de alteraciones en la formación del vínculo materno-infantil durante el embarazo*. México: Universidad Iberoamericana.

Lee, J., Xu, Y., Lu, L., Bergman, B., Leitner, J.W., Greyson, C., Draznin, B. y Schwartz, G.G. (2009). Multiple Abnormalities of Myocardial Insulin Signaling in a Porcine Model of Diet-Induced Obesity. *Am J Physiol Heart Circ Physiol*. 298, H310-H319.

Lee, S. y Kelleher, S. (2016). Biological Underpinnings of Breastfeeding Challenges: The Role of Genetics, Diet, and Environment on Lactation Physiology. *Am J Physiol Endocrinol Metab*. 311, E405-E422.

Lerman, S.E. y Liao, J.C. (2001). Neonatal Circumcision. *Pediatr Clin North Am*. *48*(6), 1539-1557.

Li, R., Fein, S.B. y Grummer-Strawn, L.M. (2010). Do Infants Fed from Bottles Lack Self-Regulation of Milk Intake Compared With Directly Breastfed Infants? *Pediatrics*. *125*(6), e1386-393.

Lu, W.A., Chen, G.Y. y Kuo, C.D. (2011). Foot Reflexology Can Increase Vagal Modulation, Decrease Sympathetic Modulation, and Lower Blood Pressure in Healthy Subjects and Patients With Coronary Artery Disease. *Altern Ther Health Med*. *17*(4), 8-14.

Lutter, C.K., Grummer-Strawn, L. y Rogers, L. (2021). Complementary Feeding of Infants and Young Children 6 to 23 Months of Age. *Nutr. Rev*. *79*(8), 825-846.

Machado, V., Botelho, J., Proença, L. y Mendes, J.J. (2020). Comparisons of Periodontal Status between Females Referenced for Fertility Treatment and Fertile Counterparts: A Pilot Case–Control Study. *Int. J. Environ. Res. Public Health. 17*(15), 5281.

Makki, K., Deehan, E.C., Walter, J. y Bäckhed, F. (2018). The Impact of Dietary Fiber on Gut Microbiota in Host Health and Disease. *Cell Host Microbe. 23*(6), 705-715.

Margolis, K.G., Cryan, J.F. y Mayer, E.A. (2021). The Microbiota-Gut-Brain Axis: From Motility to Mood. *Gastroenterology. 160*(5), 1486-1501.

Martínez, J.L., Fajardo, A., Garmendia, L., Hernández, A., Linares, J.F., Martínez-Solano, L. y Sánchez, M.B. (2009). A Global View of Antibiotic Resistance. *FEMS Microbiol Rev. 33*(1), 44-65.

Mawe, G.M. y Hoffman, J.M. (2013). Serotonin Signalling in the Gut. Functions, Dysfunctions and Therapeutic Targets. *Nat Rev Gastroenterol Hepatol. 10*(8), 473-486.

McDonald, B. y McCoy, K.D. (2019). Maternal Microbiota in Pregnancy and Early Life. *Science.* 365, 984-985.

McKenna, J. (2020). *Safe Infant Sleep. Expert Answers to Your Cosleeping Questions.* Washington, D.C.: Platypus Media.

McKenna J.J. y McDade, T. (2005). Why Babies Should Never Sleep Alone: A Review of The Co-Sleeping Controversy in Relation to SIDS, Bedsharing and Breast Feeding. *Paediatr Respir Rev. 6*(2), 134-152.

McKenna, J.J., Ball, H.L. y Gettler, L.T. (2007). Mother-infant Cosleeping, Breastfeeding and Sudden Infant Death Syndrome: What Biological Anthropology Has Discovered About Normal Infant Sleep and Pediatric Sleep Medicine. *Am J Phys Anthropol.* Suppl 45, 133-161.

McKenna, J.J. y Gettle, L.T. (2016). There Is No Such Thing as Infant Sleep, There Is No Such Thing as Breastfeeding, There Is Only Breastsleeping. *Acta Paediatrica. 105*(1), 17-21.

Mead, M.N. (2008). Contaminants in Human Milk: Weighing The Risks Against The Benefits of Breastfeeding. *Environ Health Perspect.* 116, A427-A434.

Medina-Serdán, E. (2013). Diferencias entre la depresión posparto, la psicosis posparto y la tristeza posparto. *Perinatol Reprod Hum. 27*(3), 185-193.

Meek, J.Y. y Noble, L. (2022). Policy Statement: Breastfeeding and The Use of Human Milk. *Pediatrics. 150*(1), e2022057988.

Mensink, R.P. (2016). *Effects of Saturated Fatty Acids on Serum Lipids and Lipo-proteins.* Ginebra: World Health Organization.

Merritt, R.J., Fleet, S.E., Fifi, A., Jump, C., Schwartz, S., Sentongo, T., Duro, D., Rudolph, J., Turner, J. y NASPGHAN Committee on Nutrition *et al.* North American Society for Pediatric Gastroenterology, Hepatology, and Nutrition Position Paper. (2020). Plant-based Milks. *J Pediatr Gastroenterol Nutr. 71*(2), 276-281.

Mindell, J.A. y Williamson, A.A. (2018). Benefits of a Bedtime Routine in Young Children: Sleep, Development, and Beyond. *Sleep Med Rev.* 40, 93-108.

Mohammadi Bourkheili, A., Mehrabani, S., Esmaeili Dooki, M., Haji Ahmadi, M. y Moslemi, L. (2021). Effect of Cow's-Milk-Free Diet on Chronic Constipation in Children; A Randomized Clinical Trial. *Caspian J Intern Med. 12*(1), 91-96.

Molad, M., Ashkenazi, L., Gover, A., Lavie-Nevo, K., Zaltsberg-Barak, T., Shaked-Mishan, P., Soloveichik, M., Kessel, I., Rotschild, A. y Etzioni, T. (2019). Melatonin Stability in Human Milk. *Breastfeed Med.* 14, 680-682.

Moon, R.Y. y Task Force on Sudden Infant Death Syndrome (2011). SIDS and other Sleep-Related Infant Deaths: Expansion of Recommendations for a Safe Infant Sleeping Environment. *Pediatrics. 128*(5), 1030-1039.

Moon, R.Y., Carlin, R.F., Hand, I. y Task Force on Sudden Infant Death Syndrome and The Committee on Fetus and Newborn. (2022). Sleep-Related Infant Deaths: Updated 2022 Recommendations for Reducing Infant Deaths in the Sleep Environment. *Pediatrics. 150*(1), e2022057990

Moore, E.R., Bergman, N., Anderson, G.C. y Medley, N. (2016). Early Skin-to-skin Contact for Mothers and Their Healthy Newborn Infants. *Cochrane Database Syst Rev. 11*(11), CD003519.

Mori, F., Barni, S., Liccioli, G. y Novembre, E. (2019). Oral Immunotherapy (OIT): A Personalized Medicine. *Medicina (Kaunas). 55*(10), 684.

Mosko, S., Richard, C. y McKenna, J. (1997). Maternal Sleep and Arousals During Bedsharing With Infants. *Sleep. 20*(2), 142-150.

Moynihan, P., Tanner, L.M., Holmes, R.D., Hillier-Brown, F., Mashayekhi, A., Kelly, S.A.M. y Craig, D. (2019). Systematic Review of Evidence Pertaining to Factors that Modify Risk of Early Childhood Caries. *JDR Clin Trans Res. 4*(3), 202-216.

Narváez, D., (2013). *Evolution, Early Experience and Human Development: From Research to Practice and Policy.* Oxford: Oxford University Press.

Narváez, D. y Witherington, D. (2018). Getting to Baselines for Human Nature, Development, and Wellbeing. *Arch Sci Psychol.* (6), 205-213.

Naylor, A.J. (ed.), Morrow, A. (co-ed.) (2001). *Developmental Readiness of Normal Full-Term Infants to Progress from Exclusive Breastfeeding to The Introduction of Complementary Foods: Reviews of The Relevant Literature Concerning Infant Immunologic, Gastrointestinal, Oral Motor and Maternal Reproductive and Lactational Development.* Washington, D.C.: Wellstart International and the Linkages Project/Academy for Educational Development.

Neelakantan, N., Seah, J.Y.H. y van Dam, R.M. (2020). The Effect of Coconut Oil Consumption on Cardiovascular Risk Factors: A Systematic Review and Meta-Analysis of Clinical Trials. *Circulation.* 141, 803-814.

Nelson, E.A., Taylor, B.J., Jenik, A., Vance, J., Walmsley, K., Pollard, K., Freemantle, M., Ewing, D., Einspieler, C., Engele, H., Ritter, P., Hildes-Ripstein, G.E., Arancibia, M., Ji, X., Li, H., Bedard, C., Helweg-Larsen, K,, Sidenius, K., Karlqvist, S., Poets, C., Barko, E. *et al.* (2001). International Child Care Practices Study: Infant Sleeping Environment. *Early Hum Dev. 62*(1), 43-55.

Netting, M.J., Middleton, P.F. y Makrides, M. (2014). Does Maternal Diet During Pregnancy and Lactation Affect Outcomes in Offspring? A Systematic Review of Foodbased Approaches. *Nutrition. 30*(11-12), 1225–1241.

New Mexico's Memorial Task Force on Children and Families and the Coalition for Children, 1990. Committee On Hospital Care and Institute For Patient-and Family-Centered Care (2012). Patient-And Family-Centered Care And The Pediatrician's Role. *Pediatrics.* 129(2), 394-404.

Northstone, K., Emmett, P., Nethersole, F. y ALSPAC Study Team. Avon Longitudinal Study of Pregnancy and Childhood (2001). The Effect of Age of Introduction to Lumpy Solids on Foods Eaten and Reported Feeding Difficulties at 6 and 15 Months. *J Hum Nutr Diet.* 14(1), 43-54.

Nwaru, B.I., Erkkola, M., Ahonen, S., Kaila, M., Haapala, A.M., Kronberg-Kippilä, C., Salmelin, R., Veijola, R., Ilonen, J., Simell, O., Knip,

M. y Virtanen, S.M. (2010). Age at The Introduction of Solid Foods During The First Year and Allergic Sensitization at Age 5 Years. *Pediatrics. 125*(1), 50-59.

Olivares-García, V., Torre-Villalvazo, I., Velázquez-Villegas, L., Alemán, G., Lara, N., López-Romero, P., Torres, N., Tovar, A.R,. y Díaz-Villaseñor, A. (2015). Fasting and Postprandial Regulation of The Intracellular Localization of Adiponectin and of Adipokines Secretion by Dietary Fat in Rats. *Nutr Diabetes. 5*(11), e184

Organización Mundial de la Salud [OMS] (2017). WHO Recommendations on Newborn Health Ginebra.

_____ (2019). *Ending Childhood Dental Caries: WHO Implementation Manual*. Ginebra.

Ownby, D.R., Johnson, C.C. y Peterson, E.L. (2002). Exposure to Dogs and Cats in the First Year of Life and Risk of Allergic Sensitization at 6 to 7 Years of Age. *JAMA*. 288, 963-972.

Pajno, G.B., Fernández-Rivas, M., Arasi, S., Roberts, G., Akdis, C.A., Álvaro-Lozano, M., Beyer, K., Bindslev-Jensen, C., Burks, W., Ebisawa, M., Eigenmann, P., Knol, E., Nadeau, K.C., Poulsen, L.K., van Ree, R., Santos, A.F., du Toit, G., Dhami, S., Nurmatov, U., Boloh, Y., Makela, M., O'Mahony, L., Papadopoulos, N., Sackesen, C., Agache, I., Angier, E., Halken, S., Jutel, M., Lau, S., Pfaar, O., Ryan, D., Sturm, G., Varga, E.M., van Wijk, R.G., Sheikh, A., Muraro, A. y EAACI Allergen Immunotherapy Guidelines Group. (2018). EAACI Guidelines on Allergen Immunotherapy: IgE-Mediated Food Allergy. *Allergy. 73*(4), 799-815.

Pearce, J. y Langley-Evans, S.C. (2013). The Types of Food Introduced During Complementary Feeding and Risk of Childhood Obesity: A Systematic Review. *Int J Obes (Lond). 37*(4), 477-485.

Pérez-Escamilla R. (2016). Síndrome de leche insuficiente. En T. González de Cosío y S. Hernández (coords.). *Lactancia materna en México* (83-86). México: Academia Nacional de Medicina de México.

Peters, R.L., Krawiec, M., Koplin, J.J. y Santos, A.F. (2021). Update on Food Allergy. *Pediatr Allergy Immunol. 32*(4), 647-657.

Petersen, P.E. y Ogawa, H. (2016). Prevention of Dental Caries Through the Use of Fluoride: The WHO Approach. *Community Dent Health. 33*(2), 66-68.

Kozhimannil, K.B., Attanasio, L.B., Jou, J., Joarnt, L.K., Johnson, P.J. y Gjerdingen, D.K. (2014). Potential Benefits of Increased Access to Doula Support During Childbirth. *Am J Manag Care. 20*(8), 340-352.

Reed, G., Johnson, C. y Phartiyal, P. (2016). *Hooked for Life. How Weak Policies on Added Sugars Are Putting a Generation of Children at Risk*. Union of Concerned Scientists (ucs). www.ucsusa.org

Richardson, H.L., Walker, A.M. y Horne, R.S. (2009). Minimizing the Risks of Sudden Infant Death Syndrome: To Swaddle or Not to Swaddle? *J Pediatr. 155*(4), 475-481.

Riedy, S.M., Smith, M.G., Rocha, S. y Basner, M. (2021). Noise as a Sleep Aid: A Systematic Review. *Sleep Med Rev.* 55, 101385.

Romero-Velarde, E., Villalpando-Carrión, S., Pérez-Lizaur, A.B., Iracheta-Gerez, M.L., Alonso-Rivera, C.G., López-Navarrete, G.E., García-Contreras, A., Ochoa-Ortiz, E., Zárate-Mondragón, F., López-Pérez, G.T., Chávez-Palencia, C., Guajardo-Jáquez, M., Vázquez-Ortiz, S., Pinzón-Navarro, B.A., Torres-Duarte, K.N., Vidal-Guzmán, J.D., Michel-Gómez, P.L., López-Contreras, I.N., Arroyo-Cruz, L.V., Almada-Velasco, P., Saltigeral-Simental, P., Ríos-Aguirre, A., Domínguez-Pineda, L., Rodríguez-González, P., Crabtree-Ramírez, Ú., Hernández-Rosiles, V. y Pinacho-Velázquez, J.L. (2026). Consenso para las prácticas de alimentación complementaria en lactantes sanos. *Bol Med Hosp Infant Mex. 73*(5), 338-356.

Rudzik, A.E., Robinson, L. y Ball, H.L. (2016). Infant Sleep Duration and Melatonin Levels in Exclusively Breastfed and Exclusively Formula Fed Infants. *Am J Hum Biol.* 28, 294.

Rudzik, A.E.F., Robinson-Smith, L. y Ball, H.L. (2018). Discrepancies in Maternal Reports of Infant Sleep vs. Actigraphy by Mode of Feeding. *Sleep Med.* 49, 90-98.

Sabillón, F. y Abdu, B. (1997). Composición de la leche materna. *Honduras Pediátrica. XVIII*(4).

Sacks, F.M. (2020). Coconut Oil and Heart Health: Fact or Fiction? *Circulation. 141*(10), 815-817.

Salvatore, S., Agosti, M., Baldassarre, M.E., D'Auria, E., Pensabene, L., Nosetti, L. y Vandenplas, Y. (2021). Cow's Milk Allergy or Gastroesophageal Reflux Disease-Can We Solve the Dilemma in Infants? *Nutrients. 13*(2), 297.

Samady, W., Campbell, E., Aktas, O.N., Jiang, J., Bozen, A., Fierstein, J.L., Joyce, A.H. y Gupta, R.S. (2020). Recommendations on Complementary Food Introduction Among Pediatric Practitioners. *JAMA Netw Open. 3*(8), e2013070.

Savino, F., Castagno, E., Bretto, R., Brondello, C., Palumeri, E. y Oggero, R. (2005). A Prospective 10-Year Study on Children Who Had Severe Infantile Colic. *Acta Paediatr Suppl.* 94, 129-132.

Schwartz, D.J., Langdon, A.E. y Dantas, G. (2020). Understanding the Impact of Antibiotic Perturbation on the Human Microbiome. *Genome Med. 12*(1), 82.

Segura-Pérez, S., Richter, L., Rhodes, E.C., Hromi-Fiedler, A., Vilar-Compte, M., Adnew, M., Nyhan, K. y Pérez-Escamilla, R. (2022). Risk Factors for Self-Reported Insufficient Milk During the First 6 Months of Life: A Systematic Review. *Matern Child Nutr.* (Suppl 3), e13353.

Sezici, E. y Yigit, D. (2018). Comparison Between Swinging and Playing of White Noise Among Colicky Babies: A Paired Randomised Controlled Trial. *J Clin Nurs. 27*(3-4), 593-600.

Shamah-Levy, T., Rivera-Dommarco, J. y Bertozzi, S. (2020). *Encuesta Nacional de Salud y Nutrición 2018-2019: Resultados Nacionales.* Cuernavaca: Instituto Nacional de Salud Pública.

Shin, A., Preidis, G.A., Shulman, R. y Kashyap, P.C. (2019). The Gut Microbiome in Adult and Pediatric Functional Gastrointestinal Disorders. *Clin Gastroenterol Hepatol. 17*(2), 256-274.

Sinkiewicz-Darol, E., Martysiak-Żurowska, D., Puta, M., Adamczyk, I., Barbarska, O., Wesołowska, A. y Bernatowicz-Łojko, U. (2022). Nutrients and Bioactive Components of Human Milk After One Year of Lactation: Implication for Human Milk Banks. *J Pediatr Gastroenterol Nutr. 74*(2), 284-291.

Skeer, M.R. y Ballard, E.L. (2013). Are Family Meals as Good for Youth As We Think They Are? A Review of the Literature on Family Meals As They Pertain to Adolescent Risk Prevention. *J Youth Adolesc. 42*(7), 943-963.

Slykerman, R.F., Coomarasamy, C., Wickens, K., Thompson, J.M.D., Stanley, T.V., Barthow, C., Kang, J., Crane, J. y Mitchell, E.A. (2019). Exposure to Antibiotics in the First 24 Months of Life and Neurocognitive Outcomes at 11 Years of Age. *Psychopharmacology (Berl). 236*(5), 1573-1582.

Secretaría de Salud [SSA] (2022). *Entornos habilitantes para una experiencia positiva durante la atención integral de la salud materna y perinatal. Lineamiento técnico para la implementación y operación de salas de labor-parto-recuperación en las redes de servicios.* México.

Stapel, S.O., Asero, R., Ballmer-Weber, B.K., Knol, E.F., Strobel, S., Vieths, S., Kleine-Tebbe, J. y EAACI Task Force (2008). Testing for IgG4 against Foods is Not Recommended as a Diagnostic Tool: EAACI Task Force Report. *Allergy*. 63, 793-796.

Stegman, P., Stirling, B., Corner, B., Schnure, M., Mali, D., Shihepo, E., Kripke, K. y Njeuhmeli, E. (2019). Voluntary Medical Male Circumcision to Prevent HIV: Modelling Age Prioritization in Namibia. *AIDS Behav*. *23*(Suppl 2), 195-205.

Stewart, C.J., Ajami, N.J., O'Brien, J.L., Hutchinson, D.S., Smith, D.P., Wong, M.C., Ross, M.C., Lloyd, R.E., Doddapaneni, H., Metcalf, G.A., Muzny, D., Gibbs, R.A., Vatanen, T., Huttenhower, C., Xavier, R.J., Rewers, M., Hagopian, W., Toppari, J., Ziegler, A.G., She, J.X., Akolkar, B. y Lernmark, A. (2018). Temporal Development of the Gut Microbiome in Early Childhood From the TEDDY Study. *Nature*. *562*(7728), 583.

Tang. Y.Y., Hölzel, B.K. y Posner, M.I. (2015). The Neuroscience of Mindfulness Meditation. *Nat Rev Neurosci*. *16*(4), 213-225.

Taylor, R.W., Williams, S.M., Fangupo, L.J., Wheeler, B.J., Taylor, B.J., Daniels, L., Fleming, E.A., McArthur, J., Morison, B., Erickson, L.W., Davies, R.S., Bacchus, S., Cameron, S.L. y Heath, A.M. (2017). Effect of a Baby-Led Approach to Complementary Feeding on Infant Growth and Overweight: A Randomized Clinical Trial. *JAMA Pediatr*. *171*(9), 838-846.

Tovar, A.R., Díaz-Villaseñor, A., Cruz-Salazar, N., Ordaz, G., Granados, O., Palacios-González, B., Tovar-Palacio, C., López, P. y Torres, N. (2011). Dietary Type and Amount of Fat Modulate Lipid Metabolism Gene Expression in Liver and in Adipose Tissue in High-Fat Diet-Fed Rats. *Arch Med Res*. *42*(6), 540-553.

Townsend, E. y Pitchford, N.J. (2012). Baby Knows Best? The Impact of Weaning Style on Food Preferences and Body Mass Index in Early Childhood in a Case-Controlled Sample. *BMJ Open*. *2*(1), e000298.

Trapp, L. y Will, J. (2010). Acquired Methemoglobinemia Revisited. *Dent Clin North Am*. *54*(4), 665-675.

Trevathan, W.R. (2011). Human Birth: An Evolutionary Perspective. Nueva York: Routledge.

United Nations International Children's Emergency Fund [UNICEF] (2020). *Improving Young Children's Diets During the Complementary Feeding Period*. UNICEF Programming Guidance. Nueva York.

U.S. Department of Agriculture (s/f). *Food Data Central*. https://fdc.nal. usda.gov/

Utter, J., Larson, N., Berge, J.M., Eisenberg, M.E., Fulkerson, J.A., Neumark-Sztainer, D. (2018). Family Meals Among Parents: 113, 7-12.

Valentine, J.C. y Wagner, C.L. (2013). Nutritional Management of the Breastfeeding Dyad. *Pediatr Clin N Am*. 60, 261-274.

Vandenplas, Y., Bajerova, K., Dupont, C., Eigenmann, P., Kuitunen, M., Meyer, R., Ribes-Koninckx, C., Salvatore, S., Shamir, R. y Szajewska, H. (2022). The Cow's Milk Related Symptom Score: The 2022 Update. *Nutrients*. *14*(13), 2682.

Wahl, S., Engelhardt, M,. Schaupp, P., Lappe, C. e Ivanov, I.V. (2019). The Inner Clock-Blue Light Sets the Human Rhythm. *J Biophotonics*. *12*(12), e201900102.

Walsh, J., Meyer, R., Shah, N., Quekett, J. y Fox, A.T. (2016). Differentiating Milk Allergy (IgE and non-IgE Mediated) from Lactose Intolerance: Understanding the Underlying Mechanisms and Presentations. *Br J Gen Pract*. *66*(649), e609-11.

Wang, H.X. y Wang, Y.P. (2016). Gut Microbiota-brain Axis. *Chin Med J* (Engl). *129*(19), 2373-2380.

Wasser, H.M., (2013). Who's Feeding Baby? Non-maternal Involvement in Feeding and its Association with Dietary Intakes Among Infants and Toddlers. *Appetite*. 71, 7-15.

Weinberg, M.K. y Tronick, E.Z. (1996). Infant Affective Reactions to the Resumption of Maternal Interaction After The Still-Face. *Child Dev*. *67*(3), 905-914.

Williams Erickson, L., Taylor, R.W., Haszard, J.J., Fleming, E.A., Daniels, L., Morison, B.J., Leong, C., Fangupo, L.J., Wheeler, B.J., Taylor, B.J., Te Morenga, L., McLean, R.M. y Heath, A.M. (2028). Impact of a Modified Version of Baby-Led Weaning on Infant Food and Nutrient Intakes: The BLISS Randomized Controlled Trial. *Nutrients*. *10*(6), 740.

Williams, K.E., Berthelsen, D., Walker. S. y Nicholson, J.M. (2017). A Developmental Cascade Model of Behavioral Sleep Problems and Emotional and Attentional Self-Regulation Across Early Childhood. *Behav Sleep Med*. *15*(1), 1-21.

Wolke, D., Bilgin, A. y Samara, M. (2017). Systematic Review and Meta-Analysis: Fussing and Crying Durations and Prevalence of Colic in Infants. *J Pediatr*.185, 55-61 e4.

Xu, M., Wang, J., Wang, N., Sun, F., Wang, L. y Liu, X.H. (2015). The Efficacy and Safety of the Probiotic Bacterium *Lactobacillus reuteri* DSM 17938 for Infantile Colic: A Meta-Analysis of Randomized Controlled Trials. *PLoS One*. 10, e0141445.

Yano, J.M., Yu, K., Donaldson, G.P., Shastri, G.G., Ann, P., Ma, L., Nagler, C.R., Ismagilov, R.F., Mazmanian, S.K. y Hsiao, E.Y. (2015). Indigenous Bacteria from the Gut Microbiota Regulate Host Serotonin Biosynthesis. *Cell*. 161, 264-276.

Ziegler, E.E. (2011). Consumption of Cow's Milk as a Cause of Iron Deficiency in Infants and Toddlers. *Nutr. Rev.* 69 Suppl. 1, S37-42.

Zimmerman, E. y Thompson, K. (2015). Clarifying Nipple Confusion. *J Perinatol. 35*(11), 895-899.

Zimmermann, M.B. (2012). Are Weaning Infants at Risk of Iodine Deficiency Even in Countries with Established Iodized Salt Programs? *Nestle Nutr Inst Workshop Ser.* 70, 137-146.

Zurita-Cruz, J.N., Rivas-Ruiz, R., Gordillo-Álvarez, V. y Villasis-Keever, M.A. (2017). Breastfeeding for Acute Pain Control on Infants: A Randomized Controlled Trial. *Nutr. Hosp. 34*(2), 301-307.

Acerca de la autora

Elisa Gaona nació en la Ciudad de México, pero su infancia estuvo más influida por los volcanes nevados de Chalco, en el Estado de México, y por la libertad selvática de Colombia. Motivada por un fuerte deseo de servicio social, se formó durante once años como médico, pediatra y gastropediatra en la Universidad Panamericana y en el Hospital Infantil de México "Federico Gómez".

Fundó en 2012 el Centro de Atención Integral para la Salud (ATIN) y es pionera del método de alimentación complementaria de Baby-Led Weaning (BLW) en México. Su deseo de ofrecer un acompañamiento integral en salud la ha llevado a prepararse en prácticas de atención plena, crianza a conciencia, puericultura del sueño, porteo y lactancia materna, para incorporarlas en su ejercicio clínico.

Encontró a Franz, su compañero de vida, en el Camino de Santiago de Compostela, con quien disfruta de la cotidianidad al lado también de sus dos hijos. Es una entusiasta divulgadora de información sobre salud en diversos medios de comunicación, enfocada en empoderar a las familias en la crianza y bienestar de sus hijos.

Crianza sin gurús
se terminó de imprimir en la Ciudad de México
en noviembre de 2022 en los talleres de Impresora
Peña Santa, S. A. de C. V., Sur 27 núm. 475,
col. Leyes de Reforma, 09310, Ciudad de México.
En su composición se utilizaron tipos
Museo slab y Noteworthy.